国家卫生和计划生育委员会"十二五"规划教材
全国高等医药教材建设研究会"十二五"规划教材
全国高等学校临床药学专业第二轮规划教材
供临床药学专业用

临床药学导论

第2版

主　编　蒋学华

编　者　(以姓氏笔划为序)

马满玲（哈尔滨医科大学附属第一医院）

王　凌（四川大学华西药学院）

叶　云（泸州医学院）

许雄伟（福建医科大学附属第一医院）

贡　庆（复旦大学药学院）

李　华（大连医科大学）

邹　颖（南京医科大学第一附属医院）

张毕奎（中南大学湘雅二医院）

张志清（河北医科大学第二医院）

张景劼（重庆医科大学）

赵明沂（沈阳药科大学）

栾家杰（皖南医学院弋矶山医院）

高　晨（首都医科大学天坛医院）

唐富山（遵义医学院）

蒋学华（四川大学华西药学院）

魏群利（徐州医学院）

人民卫生出版社

图书在版编目（CIP）数据

临床药学导论/蒋学华主编.—2版.—北京:人民卫生出版社,2014

ISBN 978-7-117-19679-6

Ⅰ.①临…　Ⅱ.①蒋…　Ⅲ.①临床药学-医学院校-教材　Ⅳ.①R97

中国版本图书馆 CIP 数据核字（2014）第 202067 号

| 人卫社官网　www.pmph.com | 出版物查询，在线购书 |
| 人卫医学网　www.ipmph.com | 医学考试辅导，医学数据库服务，医学教育资源，大众健康资讯 |

临床药学导论

第 2 版

主　　编：蒋学华

出版发行：人民卫生出版社（中继线 010-59780011）

地　　址：北京市朝阳区潘家园南里 19 号

邮　　编：100021

E - mail：pmph @ pmph.com

购书热线：010-59787592　010-59787584　010-65264830

印　　刷：北京虎彩文化传播有限公司

经　　销：新华书店

开　　本：787×1092　1/16　印张：20

字　　数：487 千字

版　　次：2007 年 7 月第 1 版　　2014 年 10 月第 2 版
　　　　　2023 年 5 月第 2 版第 9 次印刷（总第11次印刷）

标准书号：ISBN 978-7-117-19679-6/R·19680

定　　价：38.00 元

打击盗版举报电话：010-59787491　E-mail：WQ @ pmph.com
（凡属印装质量问题请与本社市场营销中心联系退换）

出 版 说 明

随着医药卫生体制改革不断深化，临床药学快速发展，教育教学理念、人才培养模式等正在发生着深刻的变化。为使教材建设跟上教学改革发展步伐，更好地满足当前临床药学专业的教学需求，在广泛调研的基础上，全国高等医药教材建设研究会、人民卫生出版社于2013年5月全面启动了全国高等学校临床药学专业第二轮规划教材的论证、修订与出版工作。

全国高等学校临床药学专业第二轮规划教材充分借鉴国际临床药学教育教学的发展模式，积极吸取近年来全国高等学校临床药学专业取得的教学成果，进一步完善临床药学专业教材体系和教材内容，紧密结合临床药学实践经验，形成了本轮教材的编写特色，具体如下：

（一）切合培养目标需求，突出临床药学专业特色

本套教材作为普通高等学校临床药学专业规划教材，既要确保学生掌握基本理论、基本知识和基本技能，满足本科教学的基本要求，同时又要突出专业特色，紧紧围绕临床药学专业培养目标，以药学、医学及相关社会科学知识为基础，充分整合医药学知识，实现临床知识与药学知识的有机融合，创建具有鲜明临床药学专业特色的教材体系，更好地服务于我国临床药学课程体系，以培养能够正确开展合理用药及药物治疗评估、从事临床药学及相关工作、融药学与医学为一体的综合性和应用型临床药学人才。

（二）注重理论联系实践，实现学校教育与药学临床实践有机衔接

本套教材强调理论联系实践，基础联系临床，特别注重对学生临床药学实践技能的培养。尤其是专业核心课程的编写，如本轮新编的教材《临床药物治疗学各论》，由内、外、妇、儿等临床课程与药物治疗学课程内容整合而成，将临床知识与药物治疗学知识有机融合，同时与国家卫生和计划生育委员会临床药师培训基地的专科要求紧密对接，充分吸收临床药师继续教育工作的宝贵经验，实现学校教育与药学临床实践的有机衔接，为学生在毕业后接受继续教育和规范化培训奠定良好基础。

（三）引入案例与问题的编写形式，强化理论知识与药学临床实践的联系

本套教材特别强调对药学临床实践案例的运用，使教材编写更贴近药学临床实践，将理论知识与岗位实践有机结合。在编写形式上，既有实际案例或问题导入相关知识点的介绍，使得理论知识的介绍不再是空泛的、抽象的阐述，更具针对性、实践性；也有在介绍理论知识后用典型案例进行实证，使学生对于理论内容的理解不再停留在凭空想象，而是源于实践。案例或问题的引入不仅仅是从编写形式上丰富教材的内容，更重要的是进一步

3

加强临床药学教材理论与实践的有机融合。

（四）优化编写团队，搭建院校师资携手临床专家的编写平台

临床药学专业本科教育课程，尤其是专业核心课程的讲授，多采用学校教师与临床一线专家联合授课的形式。因此，本套教材在编写队伍的组建上，不但从全国各高等学校遴选了具有丰富教学经验的一线优秀教师作为编写的骨干力量，同时还吸纳了一大批来自医院的具有丰富实践经验的临床药师和医师参与教材的编写和审定，保障了一线工作岗位上实践技能和实际案例作为教材的内容，确保教材内容贴近临床药学实践。

（五）探索教材数字化转型，适应教学改革与发展需求

本套教材为更好地满足广大师生对教学内容数字化的需求，积极探索教材数字化转型，部分教材配套有网络在线增值服务。网络在线增值服务采用文本、演示文稿、图片、视频等多种形式，收录了无法在教材中体现的授课讲解、拓展知识、实际案例、自测习题、实验实训、操作视频等内容，为广大师生更加便捷、高效的教学提供更加丰富的资源。

本轮规划教材主要涵盖了临床药学专业的核心课程，修订和新编主干教材共计15种（详见全国高等学校临床药学专业第二轮规划教材目录）。其中，《临床药物化学》更名为《药物化学》，内科学基础、外科学总论等临床课程不再单独编写教材，而是将相应内容整合到临床药物治疗学中，按照《临床药物治疗学总论》、《临床药物治疗学各论》进行编写。全套教材将于2014年7月起，由人民卫生出版社陆续出版发行。临床药学专业其他教材与医学、药学类专业教材共用。

本套教材的编写，得到了第二届全国高等学校临床药学专业教材评审委员会专家的热心指导和全国各有关院校与企事业单位骨干教师和一线专家的大力支持和积极参与，在此对有关单位和个人表示衷心的感谢！更期待通过各校的教学使用获得更多的宝贵意见，以便及时更正和修订完善。

全国高等医药教材建设研究会

人民卫生出版社

2014年6月

全国高等学校临床药学专业第二轮规划教材
（国家卫生和计划生育委员会"十二五"规划教材）

目　录

　　说明：本轮规划教材除表中所列修订、新编教材外，还包括了与临床医学、药学专业共用的教材，其中与临床医学专业共用的教材有《病理学》、《病理生理学》、《医学遗传学》、《医学伦理学》；与药学专业共用的教材有《高等数学》、《物理学》、《有机化学》、《分析化学》、《生物化学》、《药学分子生物学》、《微生物与免疫学》、《人体解剖生理学》、《药理学》、《药事管理学》、《药物毒理学》、《药物分析》。

　　*为教材有网络增值服务。

胡　欣　北京医院
徐群为　南京医科大学
高　申　第二军医大学
梅　丹　北京协和医院
崔一民　北京大学第一医院
韩　英　第四军医大学附属西京医院
甄健存　北京积水潭医院
蔡卫民　复旦大学药学院
魏敏杰　中国医科大学

前　言

2007 年，为顺应临床药学学科发展，尤其是临床药学教育的兴起，我们在全国高等医药教材建设研究会、卫生部教材办公室和人民卫生出版社的指导与组织下，编写了我国第一本临床药学专业学生的启蒙和学习向导教材《临床药学导论》。历经 7 年，临床药学学科建设的成就和临床药学教育的进展促使我们再一次聚首，对教材内容进行了修订。此次奉献给各位的是来自我国 15 家医药院校及其附属医院的老师们对临床药学的理解，希望我们能帮助学生在进入专业学习之前对临床药学有概念性的系统了解，激发学生对临床药学的热情和兴趣，引导后期课程的学习，培养学生的专业意识、职业使命感和科学素养。同时，教材也为相关专业学生提供了了解临床药学基本知识、拓宽视野的窗口。

本书概念性地介绍了临床药学学科的基本内容，可作为学生的专业启蒙和专业学习向导。全书内容共分十六章。第一章绪论，介绍临床药学学科与临床药师职业；第二章药品与药学，介绍药品特性与药学学科；第三章疾病与临床，介绍疾病与健康的概念、疾病的特征与疾病的临床处理方法；第四章医疗机构药品应用管理，介绍医疗机构药品应用管理与医疗机构临床药师制建设；第五章药物治疗的药动学基础，介绍药物体内过程及其影响因素、给药方案制定与临床药动学的关系等；第六章药物治疗的药效学基础，介绍药物作用的基本特征与类型；第七章药物治疗作用的影响因素与临床合理用药，介绍合理用药的基本概念和影响药物治疗结果的因素；第八章临床药物治疗学，介绍疾病的药物治疗过程、临床药师在药物治疗中的作用、药物治疗的基本原则等；第九章药源性疾病与药物急性中毒的处置，介绍药源性疾病与药物急性中毒概念、临床药师在药源性疾病与临床急性中毒防治中的作用等；第十章药物临床研究，介绍药物临床研究的基本内容与方法；第十一章药物流行病学，介绍药物流行病学的基本方法和在临床药学实践中的应用；第十二章药物经济学，介绍药物经济学的基本方法和在临床药学实践中的应用；第十三章循证药学，介绍循证药学的基本内容及其在临床药学实践中的作用；第十四章药学信息服务，介绍药学信息的概念与内容、药学信息服务的基本内容与基本方法；第十五章医药伦理学，介绍医药伦理与道德的概念和内容、讨论临床药学职业活动中的伦理与道德问题；第十六章临床心理与职业沟通技巧，描述患者临床心理的一般特征，讨论临床药师职业活动中的交流沟通问题。其中，第三、第四、第十章是第 2 版教材新增内容。

参加本教材编写的人员均为临床药学学科和临床药师职业的倡导者或践行者，他们在临床药学教学、实践及研究领域中进行了卓有成效的探索，教材内容也在一定程度上展示了他们的教学经验和探索成果。参加各章编写的人员依次为：第一章蒋学华、第二章张景勍、第三章魏群利、第四章叶云、第五章许雄伟、第六章李华、第七章邹颖、第八章张志清、第九章张毕奎、第十章王凌、第十一章栾家杰、第十二章唐富山、第十三章赵明沂、第十四章马满玲、第十五章贡庆和第十六章高晨。

本教材在编写过程中，注重临床药学的学科体系介绍，强调了临床药学学科与临床药师职业的实践性特点，因此，除了适用于临床药学或药学类专业学生的教学之用外，也可供医院药学工作者或药学相关专业人士了解临床药学学科与临床药师职业之用。

在第 2 版教材即将提交书稿之际,特别感谢因各种原因未能参加第 2 版教材编写的原第 1 版编委:广东药学院杨帆、武汉大学丁虹、沈阳药科大学杨静玉、大连医科大学李淑媛、中南大学李焕德、南京医科大学欧宁、复旦大学叶桦与雷婷、首都医科大学赵志刚等,本版教材包含着他们的辛勤劳动,他们为此次修订编写奠定了基础。

本书的编写得到了人民卫生出版社和各有关院校的大力支持和帮助,本教材编写委员会编委兼秘书王凌博士在编者联系和书稿校对中做了大量工作,华西药学院临床药学专业硕士与博士研究生在书稿的整理中付出了辛勤的劳动,在此一并感谢。

《临床药学导论》的编写是我们从学科建设的角度思考临床药学,从工作模式与工作内容思考临床药学,从知识与能力构建角度思考临床药学,从教材建设角度规范临床药学教育所做出的努力。尽管我们尽力追求完美,但由于本人的学识所限,加之各位编委工作繁忙,导致书中错漏难免,衷心期待各位读者给予批评指正。

蒋学华
四川大学华西药学院
2014 年 7 月

目　录

第一章 绪 论

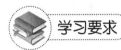

学习要求

1. 掌握临床药学与临床药师的基本概念。
2. 熟悉临床药学的学科特色和临床药师的职业特征。
3. 了解临床药学与相关学科的关系及临床药学的职业发展。

在人类生存繁衍的漫长历史里,人类从未停止过与疾病的抗争,而疾病的药物治疗,则是人类在这场战役中最重要的方法。药品的应用成为人类健康最有效的保护手段。随着社会的发展,工业化、城镇化、老龄化及环境问题,导致今日我们面对愈加复杂的疾病、人数众多的患者与愈加复杂的药物治疗。人们对健康的需求愈加强烈,合理用药成为社会关注的焦点。临床药学学科与临床药师职业应运而生并逐渐发展起来。在促进合理用药的研究与实践过程中,临床药学工作者实现着自身的价值,也体现着药学学科的价值。

第一节 临床药学产生的背景

一、人类的健康需求

人类对健康的需求是临床药学产生的根本原因。

健康(health)是指一个人在身体、精神和社会等方面都处于良好的状态。在这种状态下人体查不出任何疾病,其各种生物参数都稳定地处在正常变异范围以内,对外部环境(自然的和社会的)日常范围内的变化有良好的适应能力。健康的人,表明其生理、心理和社会适应性等三个最重要的方面处于生命存在的最佳状态。健康是人与自然、社会最和谐的相处。

疾病(disease)是在一定病因的损害性作用下,机体自稳调节紊乱而发生的异常生命活动过程,是人健康状态的偏离。在此过程中,机体对病因及其损伤产生抗损伤反应;组织、细胞发生功能、代谢和形态结构的异常变化;患者出现各种症状、体征及社会行为的异常,对外部环境(同样包含自然和社会的)的适应能力降低和劳动能力减弱甚至丧失。疾病是健康的对立面,疾病患者在生理、心理和社会适应性等方面处于生命存在的不良状态,是人与自然、社会不和谐的相处。

以心脑血管疾病、恶性肿瘤、糖尿病、慢性呼吸系统疾病为代表的慢病是迄今威胁人类健康的最主要疾病,也成为世界上最主要的公共卫生问题。2008 年全球有 5700 万人死于慢病,占所有死亡人数的 63%,预计到 2030 年将上升到 75%,全球约 1/4 的慢病相关死亡发生于 60 岁以下的劳动力人群。我国因慢病死亡的人数已经占到我国居民总死亡人数构成的 85%,45% 的慢病患者死于 70 岁前,全国因慢病过早死亡的人数占过早死亡人数的 75%,慢病造成的疾病负担占我国总疾病负担的 70%。《中国心血管病报告 2011》披露,我国心血管病患者约为 2.3 亿,每 10 个成年人中就有 2 人患心血管病,我国每年约有 350 万人死于心血管病,每天因心血管病死亡 9590 人,估计每 10 秒钟就有 1 人因心血管病而死亡。2012 年底全国肿瘤登记中心发布的《2012 中国肿瘤登记年报》显示,我国每年新发肿瘤病例约为 312 万例,平均每天 8550 人,全国每分钟有 6 人被诊断为癌症。2013 年 9 月,我国的一个研究团队在 JAMA 上发表研究论文称,中国已成为糖尿病人口大国,成人糖尿病患者数量估计超过 1 亿,可能已达"警戒级别",专家认为,糖尿病人群不断增多,将对中国社会与公共卫生构成挑战……

疾病成为人类生命与健康的最可怕威胁,也是人类社会发展的巨大障碍。

健康是人的基本权利,是生活质量保障的基础,是人生最宝贵的财富之一。健康不仅是个人的追求,也成为社会的奋斗目标。但疾病则是人类面临的重大挑战,在人类发展的历史长河中,保护人类健康、消除疾病成为永恒的话题。尽管疾病的处置有众多的方法,但药物治疗是其中最重要、最常用的方法之一。人类对健康的需求,导致了对高质量、高效率的药品保障的需求,也导致了对高质量、高效率的药学服务的需求。以药品保障与药学服务促进人类健康与社会和谐发展已成为药学学科在新时代的社会任务,也催生和促进了临床药学的产生与发展。

二、药品应用面临严峻的问题

人类面临的严峻用药问题是临床药学产生的重要动因之一。

严峻的用药问题来源于威胁人类的疾病谱不断发生变化以及药品与药物信息的快速增加。这使药物临床应用愈来愈复杂,对药物临床应用技术提出了更大挑战。

疾病谱的改变对药物治疗提出了更高的要求,使药物治疗面临新的困难。20 世纪初,威胁人类健康的主要疾病是急性和慢性传染病、营养不良性疾病以及寄生虫病等。而今,以心脑血管疾病、恶性肿瘤、糖尿病、慢性呼吸系统疾病为代表的慢病是威胁人类健康的最主要疾病,也成为世界上最主要的公共卫生问题。慢病是一种长期存在的疾病状态,表现为逐渐的或进行性的器官功能降低,治疗效果不显著,有些慢病几乎不能治愈。慢病对个人而言,主要造成脑、心、肾等重要脏器的损害,易造成伤残,影响劳动能力和生活质量,且医疗费用极其昂贵,增加家庭的经济负担。慢病对社会而言,则阻碍经济增长,增加社会负担,降低国家发展的潜力。慢病通常是终身性疾病,具有患病人数多、医疗成本高、患病时间长、服务内容更加依赖于合理用药等特点。在疾病的药物治疗中,药物的长期暴露、多药联用等特点,使药品安全问题愈加严峻,加大了药品应用的技术难度。针对慢病的特殊性,医疗保健体系正在从治疗疾病的急性发作转向预防控制,预防与治疗的逐渐融合使得药物治疗手段变得更加复杂。

近 30 年来,随着科学技术的进步,药品研究与开发能力得到长足发展,药品的品种和数量均以惊人的速度增加。图 1-1 显示了 1990 年至 2012 年美国 FDA 批准上市的新化学药数量。与新药品种增加同步,药学研究文献浩如烟海。临床药物治疗面临的药品选择越发丰富并且困难。

面对复杂的疾病及高难度的药物治疗,药品应用的安全性问题日渐严峻。药源性疾病的死亡人数是主要传染病死亡人数的 10 倍,且有逐年增长的趋势。

2013 年,国家药品不良反应监测网络共收到药品不良反应/事件报告 131.7 万余份,比 2012 年增长 9.0%。其中,新的和严重的药品不良反应/事件报告 29.1 万份,占同期报告总

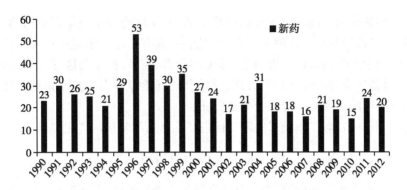

图 1-1　1990—2012 年美国 FDA 批准的新化学药数量
(郭颖,郭宗儒. 浅析 2000—2012 年 FDA 批准的新药. 中国新药杂志.
2012(21). 24:2831)

数的 22.1% 。目前,国家药品不良反应监测数据库累计收集药品不良反应/事件报告已达
500 余万份。

2012 年 3 月 16 日,世界卫生组织(World Health Organization,WHO)总干事陈冯富珍在
哥本哈根会议上,向全世界发出了滥用抗生素的风险警告。她说:"由于抗生素的滥用,有许
多细菌产生了对抗生素的耐药性。受耐药性细菌感染的疾病死亡率比原来增加了 50% 。如
果不制止抗生素的滥用,人类将面临着擦破膝盖都可能致命的风险。"

WHO 统计资料显示,各国住院患者药物不良反应发生率为 10% ~20% ,5% 因用药不当
死亡,在全世界死亡人口中有 1/3 死于不合理用药,而不是疾病本身。

上述情况无不表明,药品应用面临严峻的问题,合理用药已是当务之急。针对药物应用
中出现的各种问题开展研究工作,在医疗机构中构建结构合理的医疗团队以促进药物的合
理使用,将药物安全性问题带来的威胁降至最低,已成为社会发展的需求。正是这种社会需
求促使临床药学学科与临床药师职业迅速发展起来。临床药师开展药物应用方法研究,参
与药物治疗活动,为患者与医疗团队提供专业的药学服务,为促进合理用药,整体地提高医
疗技术水平发挥着积极的作用。

三、医院药学工作模式的转变

医院药学工作是医院医疗工作的重要组成部分,是实现合理用药的重要条件。以药物
提供为特点的传统医院药学工作模式,曾经为解决缺医少药问题发挥了积极的作用。但是,
面对药品应用的新挑战,传统的医疗机构药学工作内容与模式已经不能适应社会发展的要
求。现代医学模式和医药科技的发展,以及医疗体制改革和公众健康需求的发展,要求医院
药学工作重心从"药"转移到"人";工作模式从传统的"供应保障为主"向"技术服务为主"
转变;医院药学工作者的主要工作内容向临床药学服务转变,由此产生了药学监护工作模
式。药学监护(pharmaceutic care)是以维护用药者健康、改善其生活质量为目的而提供的直
接的、负责的、全程的药学服务。因此,以服务于患者为宗旨的临床药学工作内容和药学监护
工作模式,促使医院药学工作融入医疗机构的医疗实践主流,成为医院药学的主要发展方向。

医院药学工作由传统的药物供应转变为直接面向患者和医疗团队的药学技术服务,其
目的是提供负责的药物治疗。负责的药物治疗是多学科、多方面共同的目标和责任,需要结

构合理的医疗团队作为基础。在这样的医疗团队中,临床药师围绕负责的药物治疗开展工作,必须具备正确选择和评价药物治疗方案的能力,拥有拟定药学监护计划并实施的能力,从而体现临床药学工作的高技术性特点;必须与患者、医师、护士及医疗管理人员建立良好的合作关系,具备法律与法规、伦理、心理、哲学及经济学等方面的必要知识和理念,从而表现出临床药学工作的人文科学与社会科学特征。

医院药学工作内容与工作模式的转变促进了临床药学学科的产生和发展。

四、药学学科的自身发展

药学是一个充满生气的学科,在自身的发展与完善过程中,需要吸纳相关学科发展所取得的成果,寻求新的增长点和新的研究内容,从而担负起促进社会发展和科学技术进步的学科责任。

药学作为生命科学的重要组成部分,愈来愈多地利用生命科学的研究成果,讨论药物与机体的相互关系问题,在药学研究中,也愈来愈多地选择了生命科学的研究思路、方法与技术。在科学发展的大环境下,更多地关注疾病、关注药物在疾病处置中的作用、作用规律和作用结果,已成为药学学科发展的必然选择。在药学学科发展的现阶段,其与医学尤其是临床医学的联系愈来愈密切。临床药学将药学学科的关注点由药品转移到人,将学科视野扩大到药物应用环节与应用结果,为药学学科提供了更加广阔的发展空间。临床药师越来越多地参与药物临床应用工作,加速了临床医学与药学的学科融合,这种融合在药学研究的思路、方法及内容上都将产生出新的学科增长点。

其次,临床药学实践对临床药师的需求,从药学教育的角度对药学学科定位提出了改革要求。药学是一个综合性的应用技术学科,其职业领域涵盖从药物发现、研究开发、生产、流通、使用、质量控制与药品管理等不同特点的药学实践环节,可想而知,药品的工业生产与药品的临床使用由同一个专业的学生去承担,将面临极大的困难。传统的药学教育定位为学"药",通过对药品特性的了解,实现对人类健康提供优良药品的目标,以研究型、创新型专业人才培养为主,重视学生在药品研究开发、质量控制、生产流通等环节的能力培养,但对药品应用与应用结果关注不足。临床药学教育则定位为学"用药",通过对药品与机体、疾病相互关系的了解,实现对人类健康提供优良药学服务的目标,以应用型和技能型专业人才培养为主,强调服务意识与责任意识,突出职业教育的特点。临床药学教育提倡生物-心理-社会模式,既强调良好的科学精神与技能培养,又强调良好的人文素养培养。

第三,在临床药学发展过程中产生和发展起来的临床药物治疗学、临床药理学、临床药动学、生物药剂学、药物经济学、药物流行病学、循证药学等新的学科,一方面完善了药学学科体系,促进形成更加完整的药学概念。另一方面,这些新学科的研究方法、研究思路与研究结果对药学学科基础理论的完善也将起到积极的推动作用。

第二节 临床药学与临床药师

一、概 述

临床药学(clinical pharmacy)是以提高临床用药质量为目的,探索药物与机体、疾病相互关系,研究和实践药物临床合理应用方法的综合性应用技术学科。学科的基本社会任务是提供药学服务,促进合理用药。

临床药师(clinical pharmacist)是以系统临床药学专业知识为基础,熟悉药物性能与应用,了解疾病治疗要求和特点,参与药物治疗方案制定、实施与评价的专业技术人员。

临床药学作为医药结合的桥梁,是药学领域中产生的新学科,以探索药物与机体、疾病相互关系作为学科的科学内涵,关注用药者,关心用药方法与用药结果。临床药师则是以系统的临床药学知识为背景,以满足人们日益增长的健康需求,适应医疗机构药学工作模式转变而产生的药学新职业。他们参与药物临床应用,关注药物应用结果,提高临床用药水平,从而对药学学科与药学职业进行了新的阐释,在医药学领域发挥着愈来愈积极的作用。

在临床药学研究领域,从宏观到微观地揭示影响药物应用结果的影响因素与影响规律,以探索药物与机体、疾病相互关系为基础,药物临床应用方法研究为核心的药学新学科正在产生并发展起来,临床药物治疗学、临床药理学、临床药动学、生物药剂学、药物经济学、药物流行病学、循证药学等新学科,促进着临床药学学科体系的完善,推动着药学学科的发展,并以此提高医疗技术水平的整体水平。

在临床药学的实践领域,医疗机构中的临床药师通过直接参与临床药物治疗活动,向患者、医师、护士和管理人员提供最新的药物信息和合理用药咨询,提高临床药物治疗水平,减少毒副反应和降低医疗费用支出。临床药师正在成为医疗团队中不可缺少的重要成员,承担为患者与社会提供药学服务的重要责任,在健康教育、慢病管理诸多环节发挥专业作用,与临床医师、护理人员等专业技术人员组成的现代医疗团队,共同推动着医疗水平发展。

临床药学学科与临床药师职业是社会发展与科学技术进步的必然结果,尽管其发展的过程漫长而艰难,但新学科与新职业显现的蓬勃生机与科学诱惑力是显而易见的。目前,临床药学已成为药学学科最具活力的方向之一,临床药师也正在成长为药学学科发展的中坚力量。

二、临床药学的发展

(一)国外临床药学的发展简况

美国是临床药学的主要发源地,美国药学院校联合会(American association of colleges of pharmacy,AACP)在1948年提出以合理用药为核心的临床药学体制和设立临床药师岗位的建议。1957年,美国密歇根大学药学院 Donald Francke 教授建议,医院药师需要实行6年制药学博士(doctor of pharmacy,Pharm. D)培训计划,并强调生物医学的教学内容,临床药学专业就此设立。1990年,美国的 Hepler 和 Strand 两位专家提出了药学服务的新模式——药学监护,其核心就是倡导以患者为中心的药学服务模式代替以药物为中心的传统医院药学工作模式,Pharm. D 专业教育成为了实践以患者为中心的药学服务新模式的必然选择。因此,美国药学教育委员会通过了 Pharm. D 专业教育实施程序认证标准指南,规定从2000年6月1日起,全面实施 Pharm. D 教育。经过美国药学教育委员会认证的所有药学院都要在2004年前将传统的4年制药学教育改为6年制的 Pharm. D 学位教育,并在2005年后停止传统的药学教育,至此,6年制的 Pharm. D 教育成为美国药学教育的主流。Pharm. D 成为美国执业药师的准入学位要求。

美国医院药师协会(American Society of Health-System Pharmacists,ASHP)依据临床药学

工作内容的变化,将美国临床药学的发展过程分为3个阶段。第一阶段是20世纪50~80年代,即以医院药学被动服务为主的临床药学阶段,此阶段药师主要在医院里开展工作,通过药物提供与质量控制,确保临床所用药物的质量,药师对患者的药物治疗结果不承担直接责任;第二阶段是20世纪80~90年代,为从临床药学向药学监护的过渡时期,临床药学工作范围逐渐扩大,临床药师参与对患者的具体治疗工作,注重直接对患者提供服务,并开始将目光转向院外患者的药物治疗,如在健康中心开展合理用药工作;第三阶段为药学监护阶段,即20世纪90年代以后,临床药师的职业观念发生了根本改变,以药物为中心的工作模式,转变为了以患者为中心的工作模式,药师的职能进一步扩展。与此同时,美国的临床药师队伍随着该学科的发展而逐渐产生并壮大,成为医疗机构不可缺少的专业技术人员之一,具有法定的职称。

在英国,临床药学的开展与国民医疗保障体制和报销制度结合紧密。英国国家保健服务系统(national health service,NHS)管理着全英国的公立医院。由于英国实行全民享受免费的医疗服务,所以保证患者生命健康安全和充分合理使用NHS预算,是英国公立医院高度重视的问题。而临床药学工作的开展,对提高医疗技术水平,保障药物合理使用,节约医疗卫生资源都具有积极的作用。因此,临床药学在医院的开展受到高度重视。1978年,英国第一个临床药学硕士培训班在Manchester创立。药学本科毕业后继续学习1~2年的课程,学生可获得临床药学研究生文凭(PG certificate/diploma of clinical pharmacy)。20世纪90年代,英国设立了药学硕士荣誉学位M. Pharm,大学本科直接攻读,学制为4~5年,学生毕业后直接参加皇家药学会的药师资格认证。2005年一份调查显示,NHS管辖的公立医院中,94%的医院提供临床药学服务,对所有的病房进行药师查房的医院占2/3;大多数的医院许可药师对处方中药物的名称、计量、用药途径进行修改而不需事前与处方者联系。

日本二战后各方面的发展几乎与美国亦步亦趋。1962年,日本引入美国药物信息服务的理念,并逐渐意识到药师的真正角色和专业职责。根据日本《国家卫生保险标准》,临床药学服务包括检查药物制度、药物治疗监测、指导患者用药、为住院患者配药等内容。2002年,日本公立、私立药学院协会和日本药学会筹划新的药学教育课程,侧重临床药学,包括实习训练。2004年,日本政府通过立法增加了6年制药学教育模式,开始了药学教育的新纪元。新的药学教育体系分为两个方向:临床药学和药学科研。前4年的课程相同,4年级结束时分流为临床药学和药学科研两个方向。只有选择临床药学类型的学生毕业后可以考取药师执照。二者的主要区别是4年后的实践课程内容,临床药学方向必须完成6个月的临床实习训练,以医疗活动中的药学服务为主,培养临床药物应用的技能,以适应医疗卫生事业发展对药师社会职责提出的新要求。

(二) 我国的临床药学发展简况

我国的临床药学学科从20世纪60年代提出到现在,已经走过了50年的路程。

早在1964年的全国药剂学研究工作经验交流会上,老一代医院药学工作者就提出了在医院开展临床药学工作的建议。在20世纪70年代末至80年代初,一些医院开始开展临床药学工作,药师开始到病房了解药物使用情况,并给予一定的建议。1978年,国内正式提出了以患者为中心,以合理用药为核心的临床药学发展方向。1982年,卫生部在"全国医院工作及医院药剂条例"中首次列入临床药学的内容。1983年,中国药学会在黄山召开了全国首届临床药学学术研讨会。在20世纪80年代,原华西医科大学、原上海医科大学、原北京医科大学、原南京药学院等医药院校举办了多届临床药学学习班,积极地推动了我国医院临床药学工作的开展。1989 年,原华西医科大学药学院(现为四川大学华西药学院)开始探索 5 年制临床药学本科教育。1991 年,原卫生部在医院分级管理中首次规定三级医院必须开展临床药学工作,并将其作为考核标准之一。

21 世纪以来,临床药学学科和临床药师职业进入快速发展阶段。2002 年,我国颁布的《医疗机构药事管理暂行规定》中提出:"药学部门要建立以患者为中心的药学监护工作模式,开展以合理用药为核心的临床药学工作,参与临床药物诊断、治疗,提供药学技术服务,提高医疗质量",并明确要求"逐步建立临床药师制"。2004 年,四川大学华西药学院放弃此前药剂学专业下设临床药学研究方向的研究生培养方式,开始了临床药学专业的硕士与博士学位研究生教育。针对我国严重缺乏临床药师的问题,原卫生部自 2005 年底,设置了 19 个医院作为临床药师培训基地,开始了临床药师培训试点工作,截至 2014 年 5 月,共设置有 153 家临床药师培训基地和 13 家带教师资培训基地,共培训结业 2825 名临床药师。2006 年 7 月,全国高等医药教材建设研究会与卫生部教材办公室成立了"全国高等学校临床药学专业(方向)教材评审委员会",开始了有规划的临床药学教材建设。2010 年 11 月,原卫生部启动了临床药学国家临床重点专科建设项目。2012 年 9 月教育部正式颁布实施的《普通高等学校本科专业目录(2012 年)》中,将 5 年制临床药学专业作为国家特设专业和国家控制布点专业列入,至 2014 年 5 月,经教育部备案,招收临床药学专业本科学生的院校达到 24 所。因此,21 世纪初是我国临床药学学科确立和临床药师职业产生的时期。

三、临床药学的学科特色

临床药学是一门以促进合理用药为己任的学科。

合理用药(rational administration of drug)是以安全、有效、经济、适当为指标,对适时的药品信息、疾病信息和患者信息进行综合分析、权衡利弊后,选择和实施的临床药物治疗。

合理用药的概念,伴随着我们对药品特性和对药物治疗特点的认识不断深化而不断完善。由概念可知,合理用药是社会和医疗团队在药物治疗中追求的目标,但无论从临床指标,还是时间与空间上来讲,合理用药都具有相对性。通常,每一次药物治疗决策,都是通过对疾病信息、患者信息与药品信息的收集、评估,结合临床治疗目标,综合分析、权衡利弊而得到。因此,每一次药物治疗都类似于一次科学研究,临床药学实践是技术性显著的创作活动。在针对临床药物应用问题开展的研究工作基础上,通过临床药物应用实践,形成了临床药学学科体系。伴随着临床药学的研究与实践活动,临床药学的学科体系逐渐发展和完善起来。与药学领域中的其他学科比较,临床药学的学科特色可以概括为创新性、综合性、实践性和社会性几个方面。

(一) 创新性特色

临床药学将传统药学的关注点从"药"转向"人",促使药学形成以药品保障与药学服务促进人类健康与社会和谐发展的新目标。这种社会责任的转变和关注点的转变,无疑导致学科内涵、学科思路、学科方法和学科体系的创新。同时,建立在临床药学学科基础上的药学新职业——临床药师,无论从工作职责、工作内容、工作方法上都有别于原有药学职业,是一个创新的职业。临床药学学科发展与临床药师职业发展都呼唤药学教育的改革,人才标准、培养目标、课程设置、课程内容、教学方法等都需要有所创新。无疑,只有用开拓创新的思维和胆略才能构建好这一创新的学科。

（二）综合性特色

临床药学是药学与医学结合的产物，它还涉及社会学、法学、经济学、心理学、管理学等多个学科，内涵丰富、涉及面广，是一门综合性很强的应用技术学科。同时，学科目的、药物治疗、临床药学实践各方面都决定了临床药学学科的综合性特色。

临床药学学科的目的是促进"合理用药"，实现此目标的途径一方面是针对药物临床应用问题开展的临床药学研究，另一方面是参与药物治疗活动，提供药学服务。围绕药物与机体、疾病的相互关系来研究药物临床合理应用方法，所涉及的科学问题非常广泛，需要综合性地采用各种相关学科的方法与技术在一项具体的研究工作中，也需要在研究思路、研究方法及研究结果的解释上创造性地运用各种相关学科的成功经验。临床药学需要从相关学科中汲取营养完善自身的理论体系，这一特点决定了临床药学综合性的学科特色。

药物治疗（pharmacotherapy，drug therapy）是以实现控制疾病发展、促进身体康复为目的，运用药物对人体或病原体的形态和功能进行干预的过程。

通常，影响药物治疗结果的因素可以概括为机体、药物和药物应用方法三个方面。机体方面的因素有遗传、年龄、性别、精神、心理、生理、疾病类型与疾病状态等。药物方面的因素包括药品结构表现出的所有性质与制剂特点，主要涉及构效关系与构动关系。药品应用方法主要包括给药途径、给药剂量、给药时机、给药频率、疗程及联合用药等。这些因素不仅可使药物效应在强弱与持续时间上存在差异，有时也可表现为质的不同。在临床药物应用过程中，面对不同的个体、不同的疾病、不同的疾病分型和病程、不同的病因，每一项药物治疗决策都各具特点，加之上述内容对同一患者而言，在不同时间都发生着变化，使治疗决策更加困难。参与药物治疗、提供药学服务，临床药学学科需要构建临床药学思维所需的理论体系与知识系统，让临床药学工作者具有临床药学思维能力。临床药学思维（clinical pharmacy thinking）是指通过收集和评价药物、疾病、患者信息，综合分析三者关系对治疗结果的影响，从而不断优化药物治疗方案与药学监护计划的决策思维过程。临床药学要达到促进合理用药的目的，必须充分应用药学与临床医学的研究方法和研究成果，充分掌握与药物治疗相关的药品信息、患者信息、疾病信息的完整内容；在实践中不仅应该具有药品信息、患者信息、疾病信息的收集与评价能力，而且还应该具备将这些纷繁复杂的信息进行综合分析、判断，形成药物治疗决策和药学监护计划的能力，因此，其综合性特点是十分显著的。

此外，药物治疗是一个动态的发展过程，包括设计、执行、监测、评价并修改（完善）患者药物治疗方案，如此往复循环。任何一个步骤都是收集、解释和应用药物、机体、疾病的适时信息作出正确判断的过程。此判断过程，是药学理论与临床医学理论综合应用的过程。

临床药学以提高临床用药质量为目的，而药物治疗水平的提高是多学科、多方面共同的目标和责任。临床药学实践是直接面向患者与医疗团队的药学技术服务。作为现代医疗团队中的成员之一，临床药师需要与医师、护士等医疗保健专家建立良好的关系，同时积极地通过健康教育的方式提高患者对疾病和药物的认知，提高患者的依从性，进而促进合理用药。这都要求临床药师具备丰富的社会学理论知识和交流沟通技能，涉及内容包括法律与法规、伦理、心理、管理学及经济学等，可见，临床药学的实践需要综合技能。

（三）实践性特色

临床药学的实践性是由学科目的决定的，促进合理用药的过程必然是在临床药物应用实践中,目的是否达到也必然是通过关注临床药物应用结果来进行评价。

临床药学的学科价值是临床药师通过临床实践而展现出来的。临床药师的临床实践内容构成了临床药学的核心部分,离开了临床药师的临床实践,临床药学学科就失去了存在与发展的基础。因此,相对于药学领域的其他学科而言,临床药学是一门临床实践性很强的应用技术学科,掌握丰富临床药学知识的临床药师直接面向患者,活跃在药物治疗的第一线,在疾病的药物治疗过程中发挥着关键而不可替代的作用。

在临床药物应用中发现科学问题、针对临床药物应用发现的科学问题进行研究,是临床药学研究工作的特点。由此可以知道,没有临床实践,就没有临床药学的研究。临床药学通过临床实践开展科学研究,通过临床实践来实现学科的目的,在临床实践中体现学科的价值。因此,临床药学学科的重要特点之一是实践性。

(四) 社会性特色

临床药学的产生和发展,体现了丰富的人性关怀,学科的内涵也具有丰富的人文思想。

临床药学关注的对象是同时具有自然属性和社会属性的人。无论是临床药学研究还是实践,都体现出与社会的紧密联系,社会因素影响临床药学学科发展和临床药学实践。

伴随社会、科学、文化与经济的发展,医学模式经历了神灵主义模式、自然哲学医学模式、生物医学模式和生物-心理-社会模式等不同阶段。心理、社会因素对人类健康的影响日益受到重视,人们对健康标准和医疗服务要求不断提高,促使临床医学服务模式从传统的"一个医师、一个患者、开一个处方、做一个手术"的单纯治疗型向群体、保健、预防和主动参与模式转变。医疗服务从以疾病为主导向以健康为主导转变;从以单个患者为中心向以各种群体乃至全体人群为中心转变;从以医院为基础向以社会为基础转变;从以诊断治疗为重点向以预防保健为重点转变;从单纯依靠医学科技和医疗卫生部门自身向依靠众多学科和全社会参与转变;从以疾病防治与身心健康为目标向以身心健全及其与环境和谐统一为目标转变。临床药学作为医疗服务中的重要学科之一,其研究工作与临床实践已不仅仅是以人的生物属性为基础,更重要的是考虑人的社会性,关注心理、环境、社会等因素对药物应用结果的影响。

医疗服务是一个多部门协作、紧密衔接、共同以患者的健康为主导进行的工作。同时,提供优质的临床药学服务,要求临床药师具有高尚的职业道德,而具有丰富的人性关怀与人文素养是高尚的职业道德的重要内涵。

此外,临床药学研究,不论是药物的临床评价,还是药物应用方法,都涉及法律与法规、伦理、心理、管理学及经济学等。因此,临床药学学科具备鲜明的社会性。

四、临床药师的职业特征

临床药学学科产生的背景、临床药学学科的特征以及临床药师的工作任务决定了临床药师的如下职业特征。

(一) 临床药师的专业特征

原卫生部、国家中医药管理局和总后勤部卫生部颁发的《医疗机构药事管理规定》中指出,"医疗机构药学部门具体负责药品管理、药学专业技术服务和药事管理工作,开展以病人为中心,以合理用药为核心的临床药学工作,组织药师参与临床药物治疗,提供药学专业技术服务。"其中,提出医疗机构药师工作职责包括:①负责药品采购供应、处方或者用药医嘱审核、药品调剂、静脉用药集中调配和医院制剂配制,指导病房(区)护士请领、使用与药品管理;②参与临床药物治疗,进行个体化药物治疗方案的设计与实施,开展药学查房,为患者提供药学专业技术服务;③参加查房、会诊、病例讨论和疑难、危重患者的医疗救治,协同医师做好药物使用遴选,对临床药物治疗提出意见或调整建议,与医师共同对药物治疗负责;④开展抗菌药物临床应用监测,实施处方点评与超常预警,促进药物合理使用;⑤开展药品质量监测,药品严重不良反应和药品损害的收集、整理、报告等工作;⑥掌握与临床用药相关的药物信息,提供用药信息与药学咨询服务,向公众宣传合理用药知识;⑦结合临床药物治疗实践,进行药学临床应用研究,开展药物利用评价和药物临床应用研究,参与新药临床试验和新药上市后安全性与有效性监测;⑧其他与医院药学相关的专业技术工作。可见,在药品供应保障的基础上,药品应用的技术服务与管理已成为如今医疗机构药师的主要职责。

从目前我国的临床药师转岗培训内容与结业考核内容可知,作为医疗机构药师中的一员,临床药师的职责可以大体上归纳为:①参与临床药物治疗,参与药物治疗方案的设计、评价与实施;②对特殊的生理、病理患者开展药学查房,实施药学监护;③参加查房、会诊、病例讨论和疑难、危重患者的医疗救治;④参与医疗机构药品应用管理;⑤开展合理用药宣传与患者用药指导;⑥承担临床药学教学和实习带教等工作;⑦结合临床药物治疗实践,开展临床药学研究;⑧承担其他与临床药师相关的药学技术工作。针对患者适时状况,充分考虑其个体特征拟定和实施的药物治疗被称为个体化用药(personalized medicine/individualized medication),而拥有临床药学思维能力,利用 TDM 及基因检测技术实现个体化用药则成为临床药师最突出的专业特征。

临床药师的核心任务是提供负责的药物治疗,改善患者生活质量,包括治愈疾病、消除或减轻症状、阻止或延缓疾病进程、防止疾病或症状发生。临床药师的工作内容、工作方式和专业特长有助于其与医、药、护之间的密切合作。同时,在平等、关怀和信任基础上与患者建立起的开放式沟通关系,使临床药师成为现代医疗团队中的重要成员。

(二) 临床药师的服务特征

临床药学这一新兴学科把传统的药学工作重点由"药"转向"人"。药学服务成为贯穿临床药学工作的主要特征。临床药师的工作对象是人,工作内容是将高度综合的临床药学知识直接服务于个体或群体,以达到促进合理用药、促进人类健康的目标。

1. 服务于用药者　在 2011 年我国开始施行的《医疗机构药事管理规定》中,明确了"医疗机构药事管理,是指医疗机构以病人为中心,以临床药学为基础,对临床用药全过程进行有效的组织实施与管理,促进临床科学、合理用药的药学技术服务和相关的药品管理工作。"要求"医疗机构应当配备临床药师。临床药师应当全职参与临床药物治疗工作;对患者进行用药教育,指导患者安全用药。"药学部门"开展以病人为中心,以合理用药为核心的临床药学工作,组织药师参与临床药物治疗,提供药学专业技术服务。"此外,面对慢病对人类健康的影响,药学服务不仅局限在医院的各个科室,还应该拓展到养老院、社区医疗、家庭病床等社会保健机构。

不论是在医疗机构还是在社区药房中的临床药师,所开展的临床药学工作主要是直接对用药者提供服务。药学服务内容包括:①通过交流获取患者的疾病情况、过敏史、用药史及当前用药信息,了解患者用药的依从性。②为患者设计合理的给药方案,提醒患者用药的注意事项,告知可能发生的药物不良反应以及预防、避免药物不良反应发生的措施,告知预期的治疗效果,以提高患者用药的依从性。③提供药学监护,随访药物应用结果,尤其是不良反应的发生情况,对药物治疗作出综合评价,及时调整给药方案,及时纠正药物不良反应。④对自我药疗的患者进行药学教育,开展非处方药的推介及宣传工作。⑤解答用药者提出的有关药物应用相关的问题。

2. 服务于现代医疗团队 随着临床药学学科的发展,医疗机构的临床药师不仅通过实验室和药学情报资料室的工作为临床服务,而且更多是通过直接参与临床药物应用,在查房、会诊、疑难病例讨论和治疗药物监测工作中为临床提供药学服务。在医师、药师、护士组成的现代医疗团队中,临床药师提供的主要服务包括:①综合分析药品、患者及疾病信息,为优化给药方案出谋划策;②选择并实施适宜用药方法以促进合理用药目标的实现;③发现、解决、预防潜在的或实际存在的用药问题;④为医疗团队解答药物治疗中的问题;⑤检索收集药学信息,提供最新的药学情报。

在医疗团队为患者提供服务的同时,医、药、护的相互交流与沟通也促进了学科融合,为临床药学围绕临床工作开展科学研究,用研究结果服务于医、药、护的医疗团队创造了条件。

3. 服务于社会 临床药学学科与临床药师职业是为满足日益增长的人类健康需求而产生和发展起来的,通过各种途径为社会提供健康相关的药品应用知识,是临床药师的基本任务之一。

临床药师通过在临床药物治疗学、临床药理学、临床药动学、生物药剂学、药物流行病学、药物经济学、循证药学和药物临床评价等方面的研究工作,为新药开发研究、基本药物目录制定、医疗保险用药目录制定、临床治疗指南制定及卫生政策的决策等方面提供重要的科学依据,并通过在卫生政策、医疗保险政策、药品政策及药物开发与应用等方面的影响,服务于社会。

(三) 临床药师的社会心理特征

由于临床药师承担的社会角色不同,服务的社会群体不同,产生了相应的社会心理特征。

医疗机构和社会药房中的临床药师基本社会角色是相近的,都关注药物应用的全过程,关注患者的用药结果,都有直接服务于患者的责任,但二者执业的社会心理又各有侧重。相同的是,二者都要掌握将临床药学知识用易于患者理解的语言进行表述,增强与患者交流沟通的能力,关心患者疾病状况与心理活动,尊重和保护在职业活动中所获得信息的机密性,获得患者的信任,以便顺利开展药学服务。

临床药师应有效地关注用药者在用药过程中和用药结束时的状况,及时获取患者反馈的信息;对重点患者实施药学监护,针对已经出现或可能出现的用药问题提出可行的解决方法,及时化解可以避免的药患纠纷。同时,医疗机构中的临床药师还应注重在医疗团队中所起的作用,要恰当地处理与医学、护理及相关专业人员的关系,营造专业互补互利的协作氛围,使临床药学知识得以在医疗团队中充分发挥作用。社会药房中的临床药师则更侧重于药物咨询、OTC 药物推介、药物相互作用及药物不良反应等方面的药学服务。

正确理解临床药师服务于患者的服务特征,有助于培养临床药师的服务意识和理念,使其具备以人为本、高度人文关怀的社会心理。在临床药学服务中,临床药师需要维护患者的生命权、隐私权,尊重患者的知情权和选择权,规范执业行为。

当临床药学专业人士参与卫生部门、医疗保险部门、药品监管部门等国家管理机构的药物相关政策决策时,服务对象是社会群体,应本着全社会的立场进行科学的方案设计与研究,获得公正、科学、客观、真实的结果,以便于决策者的决策把握,促进有限的卫生资源合理分配。

药物研发机构、合同研究组织(contract research organization,CRO)及药品流通领域中的临床药学专业人员,其工作重心应着眼于新药的市场调研、新药研究开发、临床研究、注册申报、药物经济学评价、市场推广及药物上市后的再评价等。由于其所处的立场不同,表现出不同的社会心理特征。有的偏重科学、客观、真实地调查了解市场需求、进行市场预测及开展药物经济学评价;有的偏重科学、伦理、规范、经济、如期地完成新药临床研究及申报工作;也有的偏重医师用药的心理与习惯,熟悉药品推介宣传的多种形式,通过新药的发布、推介、学术推广和宣传为临床提供新药信息。

临床药学专业人员的各种社会心理特征是与其所承担的不同职业相联系的,因此,也应该在变换社会角色时及时地转变执业心理,以适应社会的需求。

第三节　临床药学与相关学科的关系

临床药学是药学与医学结合的产物,还涉及社会学、法学、经济学、心理学和管理学等多个学科,内涵丰富、涉及面广,是一门综合性很强的应用技术学科。临床药学与临床医学、药学有着密不可分的紧密联系,但各自的侧重点不同。临床医学的侧重点在于对疾病的了解;药学的侧重点在于对药物的了解。临床药学则是以药品、疾病、患者间关系的探索,研究和实施药物治疗方法的新学科。临床药学以系统的药学知识直接服务于临床,以药物为武器解决临床问题,因此,临床药学是沟通药学与临床医学两大学科的桥梁。

一、临床药学与药学

如前所述,临床药学的产生和发展,得益于药学学科的自身完善。而临床药学的产生和发展又完善了药学学科体系,扩大了药学学科的视野,扩展了学科研究范畴,从而影响着药学学科发展思路与研究思路,促进了药学学科的整体发展。

临床药学充分展示了药学学科的人性关怀。临床药学重点关注药物临床合理应用,以提高药物临床治疗水平为学科宗旨,因此,它首先改变了以药为本的传统药学观念,侧重于以人为本,倡导与临床医学、临床护理学等学科一样承担为患者健康服务的责任。其次,由于对药物应用结果的关注,导致了临床药学的研究内容、研究思路及研究方法都发生了改变,更多地运用生物学、临床医学和社会学方法从微观到宏观进行药物与机体相互关系的探索,以解决临床药物应用问题。第三,临床药学的产生和发展,使药学有了新时代的完整表达,药学(pharmacy)是探索药物与人体、健康、疾病相互关系,围绕药物的发现、开发、生产、流通、使用与管理进行研究与实践的科学。也使药学学科的社会任务有了新时代的完整表达,以药品保障与药学服务促进人类健康与社会和谐发展。

临床药学的产生与发展促进了药学教育改革,导致药学教育在人才标准、培养目标、课程设置、课程内容、教学方法等都需要有所创新。临床药学教育定位为应用型与技能型人才培养,其重要特征在于以培养临床合理用药能力为核心,强调服务理念与责任意识。为满足临床药学的学科发展,培养合格的临床药师,临床药学专业的学生在掌握药学专业知识的同时,必须加强对疾病的认识,并重视临床实践能力以及与患者、医护人员交流沟通能力的培养。只有将药学与医学有机地结合,熟练地运用临床药学专业知识为患者、医师、护士和管理人员提供高水平药学服务,才能寻求良好的职业发展。

临床药学促使药学在学科发展中,更多地思考药物临床应用问题,更多地利用临床研究结果改善和提高药物治疗水平,在职业发展中,倡导临床药师主动地为患者服务、为患者用药承担责任。

临床药学的基础是药学相关学科。对药品的深刻认识是通过药学相关学科的研究来完成的,如果没有系统的药学理论,就没有临床药学。传统药学学科揭示的药物分子结构、药物理化性质、药物剂型、药品质量控制方法、药物作用机制、构-动关系、构-效关系、量-效关系、药物相互作用以及药物体内动态变化规律等药学理论知识,成为构建合格临床药师的基础,也成为临床药师参与合理用药、设计与评价给药方案和药学监护计划所必需的知识。在医疗团队与各类专业人员的合作中,这些知识成为临床药师的优势,有利于为其他专业人员提供更多技术支持,提高团队的药物治疗水平,更好地为患者服务。

临床药学以关注药物应用结果、提高药物治疗水平对药学学科进行了新的阐释,它的发展也可以促进药学相关学科的进步。同时,临床药学的实践,也实现了药学学科与药学人员的社会价值,展示了药学学科的人性关怀。临床药学与药学相关学科之间具有紧密地联系,存在着互为支持、互为促进的关系。在面对临床药物应用环节的众多科学问题时,首先是解决这些科学问题的有效需求对药学研究提出了更高的要求;其次是在解决这些科学问题中产生了药学研究的新课题、新思路和新方法;第三,临床药学的研究结果应用于药学研究的各个领域,促进了药学学科整体水平的提高。

二、临床药学与医学

临床药学关注药物应用结果,临床药师参与药物临床应用过程,促进了药学与临床医学的紧密结合。

临床药学以提高临床药物治疗水平为学科宗旨,对疾病的认识就必然是学科的基础。临床药师通过医学相关课程了解人体生理结构与功能、了解病理和病因知识;通过临床实践培养临床药学思维、培养疾病处置技能。无论是临床药学的理论体系构建,还是临床药学的研究与实践,都与临床医学密切相关。而临床药学的学科发展和临床药师的临床实践,又可以为解决临床各种用药问题发挥积极作用,改善医疗团队的知识结构、提高医疗服务的整体水平。

此外,临床药学使药学与临床医学更加密切地沟通起来,通过学科的深度融合,在生命科学领域里产生新的视点、新的思路与新的方法,促进了生命奥秘的探索。

三、临床药学与社会科学

人既有生物性,又有社会性。人的社会性决定了临床药学与社会科学之间的密切关系。

生物-心理-社会的医学模式更加关注人的社会属性以及人的社会心理需要。法学、伦理学及心理学成为临床药学知识体系中的重要组成,为临床药师解决职业活动中的法律、伦理及道德问题提供了基本的思路与方法。道德素质、法律素质、专业素质和交流沟通能力,是高素质临床药师所必备的条件。

第四节 临床药学学科的可持续发展

一、临床药学教育体系构建

建设一支具有系统临床药学知识结构和实践能力的人才队伍,是临床药学可持续发展的基本条件。人才队伍建设取决于教育体系的构建与完善。在我国现有的高等药学教育与医疗机构工作状况下,系统的临床药学教育体系至少包括学校(学历)教育、毕业后教育、岗位培训和继续教育。临床药学学校教育中,本科教育是临床药学人才培养的基础,研究生教育是培养学科带头人的有效途径。毕业后培训是临床药学专业的学生向临床药师或临床药学工作者转变的重要环节。而岗位培训则是针对医疗机构其他药学岗位专业人员向临床药师岗位转变的重要手段。继续教育是临床药师提高专业竞争力和学科可持续发展的重要举措。临床药学工作者唯有在完善的临床药学教育体系中践行终身学习的理念,方能不断提升自我,进而推动学科快速发展。

(一) 临床药学学校教育

美国自 1950 年,第一个 Pharm. D 计划由南加利福尼亚大学(University of Southern California)药学院发起,1974 年,美国药学教育委员会(American council on pharmaceutical education,ACPE)开始执行新的 Pharm. D 学位标准,要求同时有临床理论知识与实践经验;1975 年,ACPE 将 Pharm. D 定义为临床教育项目,要求临床实践时间不得少于 1500 小时,并制定了单独的资格鉴定方案。1993 年,ACPE 决定将 Pharm. D 学位作为药师的唯一一上岗资格;2000 年起,所有药学专业改为 6 年制 Pharm. D;目前,美国在 129 个药学院校均设置有 Pharm. D。Pharm. D 的学制分为两种,分别是 3 + 4 和 2 + 4,近年在很多公立学院开始实施的 3 + 4 学制,是先经 3 年的 pre- pharmacy 学习(任何院校),而后经入学考核,进入药学院学习 4 年的 Pharm. D 课程和实习。

我国临床药学的学校教育开始于 1989 年,原华西医科大学药学院(现四川大学华西药学院)开始招收 5 年制临床药学本科生;历经 10 年后,于 1998 年,因国家的专业目录调整,临床药学专业被并入大药学专业,成为后期分流的一个方向;2006 年,"全国高等学校临床药学专业(方向)教材评审委员会"成立,我国第一套针对临床药学专业而建设的教材开始启动,同年教育部审批通过 5 年制临床药学作为少数院校试办专业恢复招生;2012 年教育部正式颁布实施的《普通高等学校本科专业目录(2012 年)》中,5 年制临床药学专业作为国家特设专业和国家控制布点的 62 种专业之一被列入。截至 2014 年 3 月,我国经教育部备案同意设置临床药学专业全日制的高校一共 24 所。

早年的临床药学研究生培养,大都在药剂学、药理学等专业中设置临床药学专业方向。2004 年,原华西医科大学药学院以自主设置专业并向学位委员会备案的方式,设置了临床药学专业的博士与硕士研究生培养点。2010 年 1 月,国务院学位委员会第 27 次会议审议通过了 19 种硕士专业学位设置方案,决定在我国设置药学硕士专业学位,从 2011 年开始,许多院校都开始了以临床药学为专业方向的药学硕士专业学位研究生培养。至 2014 年,我国招收临床药学专业硕士研究生的院校达到 20 个,其中,多数在药理学、药剂学、药物分析等专业中设临床药学方向。目前,我国有 6 个临床药学博士点,分别设于中国药科大学、沈阳药科大学、四川大学、第二军医大学、中南大学和北京大学。

临床药学本科培养方案中,沿用了药学专业原有的课程名称,增加了医学基础与临床医学课程。但临床药学专业并不是医学和药学的简单相加,如何以药学相关学科为基础,融合临床医学相关学科的基本理论与方法而构建新的课程,或在原有药学课程名称下,将相关课程知识与药物应用更好地结合在一起,在内涵与教学方法上有所变革,是临床药学教育对所有教育参与者提出的新要求。由于影响药物临床应用结果的因素众多,导致临床药学涉及的面非常广泛。尽管如此,从临床药学以促进合理用药为目标的角度看,临床药学专业的核心能力应该是临床药物应用。因此,所有的课程都是为药物临床应用能力的培养而服务。临床药物治疗学、生物药剂学、临床药理学、临床药动学、药物化学、药理学、药剂学、诊断学、内科学、药物流行病学、药物经济学、循证药学及医药伦理学等课程则构成了临床药学课程体系的核心内容。

（二）临床药师培训

规范化培训是培养临床药师的重要环节,其占据了临床药学终生教育承前(学校教育)启后(继续教育)的重要地位,是临床药师队伍形成过程的关键所在。

以美国为例,其药师培训(pharmacy residency training)分为毕业后第一年培训(postgraduate year one,PGY-1)和毕业后第二年培训(postgraduate year two,PGY-2)。

PGY-1 的培训目标是在 Pharm. D 的基础之上,进一步提高学员以患者为中心的关怀和服务能力,优化专业价值和态度,提高应用专业知识解决复杂临床问题和临床决策能力,为一般性、广泛性培训,采取转科轮转(每月一科)的形式进行,是通科培训。PGY-2 总体目标则是建立在 PGY-1 的基础上,培养药师在一个特定的专业领域的工作能力,注重深度,提高药师在药物治疗和临床决策方面的专业水平,采取固定在选定科室进行专科培训,如内布拉斯加州大学医学中心的 PGY-2 是肿瘤科与 ICU 两个科,是专科培训。

在美国,Pharm. D、PGY-1、PGY-2 是一个衔接紧密的针对医疗机构临床药学工作岗位专业人员培养的过程,各阶段有各自不同的目标与要求。Pharm. D 课程设置本身就具有很强的实践性,是在 pre-pharmacy 的基础上,通过三年的临床药学相关专业课程学习和逐步深化的实践学习,以及最后一年的临床或相关轮转实践,为培养具有扎实临床知识和实践能力的药师型人才打下坚实的基础。而 PGY-1 和 PGY-2 的设置以 Pharm. D 毕业生为基础,进一步培养临床药师的综合能力和专业能力。总的来说,美国住院药师培训项目作为 Pharm. D 的毕业后培训,显示了其与 Pharm. D 良好的衔接性和明确的阶段性培养目标。

尽管我国临床药学本科教育始于 1989 年,但针对临床药师岗位进行培训的工作在 2005 年底才开始,且以医疗机构药学人员的转岗培训为主,至 2014 年 5 月,我国共设置有 153 家临床药师培训基地,共培训结业 2825 人。

我国临床药师的培训除基础培训项目外,另有 12 个专业,每个专业都有各自的培训指南;培训内容主要由综合素质培训、临床知识与技能培训、药物知识与临床用药实践技能培训、沟通与交流技能培训、专业理论知识培训等组成。所有培训内容以药物临床用药实践技能为中心,以此对在临床科室实践轮转的类别和时间做出相应的规定,培训内容与要求紧密结合临床药物治疗的实际需求,培训时间为期一年(目前,有关部门正在拟定新的培训计划,将基础培训确定为半年,其他各专业培训要求在基础培训结业后进行半年的培训)。药师全脱产参与培训;其全年实际工作日不少于 49 周,其中临床实践不少于 1765 小时,理论学习不少于195小时;期满后培训考核由培训过程评估、床边考核、培训作业评估、案例考核等四个部分组成。

鉴于我国临床药学教育历经了诸多挫折,医疗机构临床药师制度建立尚在开始阶段,大部分临床药学专业学生从学校毕业后未经岗前培训就直接分配到医院从事临床工作,其药物应用能力和水平相当程度上取决于所在医院的条件,尤其是药学工作内容与工作模式严重影响了临床药师队伍的建设。因此,只有经过临床药师岗位培训或毕业后规范化培训的"准临床药师"才能将学校教育获得的知识转化为临床药物应用的技能,完成由学生成长为临床药师的转变。

二、临床药师制建设

广泛参与药物临床应用,建设临床药师制,促进合理用药,让临床药学工作融入医疗活动的主体,是学科发展的基本条件,也是实现学科发展目标的基本条件。

临床药师制(system for clinical pharmacist)是指为规范和保障临床药师参与临床药物治疗工作,以提高医疗水平、保障医疗安全的相关管理办法和制度。在医疗机构中推行临床药师制,可以改变医院药师的工作职责,促进医院药学工作融入医疗活动的主体。传统的医院药学任务以保障药品供给为主,此工作模式导致药师远离临床,对药物应用结果关注不足。而临床药学倡导的以患者为中心的工作模式则要求临床药师工作在临床第一线,直接服务于患者。临床药师承担参与药物治疗,改善了医疗服务的专业结构,促进了更加合理的临床医疗团队形成。

为了在医疗机构中推行临床药师制,培养高素质的临床药师、制定临床药师工作规范、明确临床药师工作职责与内容、探索临床药师参与临床药物治疗的工作方式、研究提高药物治疗水平的新理论与新方法、培养临床药师快速获得药品信息的能力均已成为目前临床药学学科的重要任务。

在临床药师制建设过程中,正确处理临床药学工作与医院药学的其他工作的关系、临床药师与医疗机构其他药学人员的关系,是临床药学学科发展需要认真对待的事情。医疗机构应该以推动临床药学学科建设和临床药师队伍建设为契机,带动医院药学各环节工作的转变,树立新时期医院药学的新形象。临床药师应该与医院药学其他岗位工作人员密切配合,相互学习,共同提高。临床药师有责任为医院药学其他岗位工作人员药品应用能力培养、处方审核能力培养及其他药学服务能力培养作出努力,带领医疗机构药师队伍走专业化的药学服务之路,使医院药学工作融入医疗活动的主体,这应该是医疗机构发展临床药学的重要使命。

尽管在医疗机构推行临床药师制的进程中存在诸多的困难,但社会发展和科学技术进步的脚步是不可阻挡的。对于临床药学学生或工作者而言,应该知难而进,开拓创新,为承担起历史赋予我们的光荣使命而不懈地努力。

三、针对临床用药问题开展临床药学研究

作为充满勃勃生机的新学科,临床药学本身必须实现可持续发展,从而推动整个学科不断成长,欣欣向荣。

临床药学的研究,以探索药物与机体、疾病相互关系为基础,药物临床应用方法为核心。

临床药学研究的特点主要表现在:研究内容是针对临床用药问题,从宏观到微观地揭示影响药物应用结果的影响因素与影响规律;研究方法则更多地运用生物学、临床医学和社会学方法探索药物与机体的相互作用;研究中的观察指标更多的是药物应用结果。临床药学科学研究主要涉及的领域包括:①研究重点患者的药学监护计划、主要疾病的治疗指南。②开展循证药学研究工作,为临床药物治疗决策、医院处方集制定和基本药物目录制定提供科学依据。③针对患者药物治疗依从性、用药教育的内容与方法等开展研究工作。④联合用药的基础研究,尤其是体内药物相互作用研究,获取合理的临床联合用药依据。⑤结合临床开展临床药动学和药效学研究,揭示药物在患者体内的药动学和药效学规律,为患者设计个体化给药方案提供科学依据。⑥研究临床药学工作模式、临床药师工作业绩评估指标与方法、药学伦理、职业道德,促进临床药学服务质量提高。⑦开展药物流行病学研究和药品不良反应监测,对上市药物进行全面的再评价。⑧利用药物经济学研究方法,结合临床疗效,评价疾病的处置方法和药物治疗方案,为提高药物治疗水平、节约卫生资源、制定国家药品政策提供科学依据。⑨根据临床实际需要,进行新制剂、新剂型研究,对医院所用药品质量评价进行研究。⑩利用转录物组学(transcriptomics)、蛋白组学(proteomics)、基因组学(genomics)、代谢组学(metabolomics)和代谢物组学(metabonomics)等新学科的研究方法,探索个体化用药的分子生物学基础和临床合理用药方法。针对临床药物应用问题开展研究,是完善和提高学科水平的必然选择,也是临床药师自身发展的需要。临床药学通过实践临床药物治疗和探索合理的药物应用方法,产生临床药学新理论与新技术,不仅为提高临床药学实践水平提供了保障,也推动了临床药学学科的可持续发展。

第五节 临床药学的职业发展

一、医疗机构临床药学的职业发展

医疗机构中临床药学的职业发展主要是临床药师岗位。临床药师是以系统临床药学专业知识为基础,熟悉药物性能与应用,了解疾病治疗要求和特点,参与药物治疗方案制定、实施与评价的专业技术人员。临床药师的核心任务是提供专业的药学服务,以促进合理用药,改善用药者生活质量。在履行临床药师职责的过程中,感受职业快乐,实现人生价值。

临床药师要承担前述的工作职责,在相关专业领域内开展药学服务,就需要具有系统的临床药学知识;以人为本的临床工作思路与方法;较强的临床药物应用技能;良好的交流沟通能力;较强的新信息、新知识、新技能获取能力。具有积极进取精神和开拓创新精神也成为临床药师的基本素质要求。为此,临床药师的知识体系主要通过临床药物治疗学、生物药剂学、临床药理学、临床药动学、药物化学、药理学、药剂学、诊断学、内科学、药物流行病学、药物经济学、循证药学及医药伦理学等核心课程来构建。临床药师的基本技能则需通过临床实践获得,包括收集与评价药品信息、患者信息、疾病信息的能力;将药学知识应用于临床药物治疗的能力;阅读和分析本专业领域相关的实验室检查、病理学检查、影像学检查等文件或报告的能力;发现、解决、预防潜在的或实际存在的用药问题的能力;开展药学查房,进行处方及医嘱审核、优化的能力;具有与患者和医疗团队成员沟通交流的能力;具有参与本专业领域常见疾病的药物治疗管理的能力等。

临床药师通过对药品的深入了解和对疾病的基本认识,以其在药学知识方面的优势参与药物临床应用,促进临床用药水平提高,从而整体地提高医疗技术水平。

二、制药企业的临床药学职业发展

制药企业是一个高度复杂且分工精细的组织,而接受临床药学教育的专业人士因其知识结构的优势,可活跃在制药企业的多个部门。

在制药企业销售部门,临床药学专业人员主要负责拓展药品的销售渠道,不断寻找并建立新的客户群联系,努力增加药品销售的市场份额。制药企业的市场部门与销售部门关系密切,但更侧重于项目的发展运作。其工作内容包括市场调查、项目管理、药品招标的标书撰写、广告、促销策划以及价格制定等。临床药学专业人员接受了系统的临床药学教育,尤其经过药物应用的临床培训,具有与医疗机构各类专业人员和患者交流沟通的能力,能够很好地适应上述两方面工作。

在制药企业的研发部门,临床药学专业人员主要承担新产品的研究与开发。临床药学专业人员在新药研究开发中的职业发展主要基于临床药学知识与技能培训,具有将医学与药学知识综合应用的能力,其在项目选择、项目实施中的学科间协调沟通等环节具有优势,尤其是作为项目负责人、临床研究的监察员(monitor)及办理药品注册申请事务的人员等。

药品研究开发的临床前研究(preclinical study)与临床研究(clinical study)有着密切的联系。从药品研究开发立项开始,就应该关注临床疾病及其药物治疗问题。了解疾病的发病机制、疾病的流行规律、疾病的药物治疗目标、同类药物或相关药物的临床应用情况等,这些信息无疑对拟开发品种的选择或研究开发的方向起着重要的指导作用。新药研究开发是一个系统工程,需要进行系统的组织,研究中的主要角色——申办者(sponsor)、药学研究者和临床研究者,需协调配合,才能使项目顺利地实施并达到最终目的。而经过临床药学知识与技能培训的人在这两个研究阶段的沟通中最具有学科优势。

按国际惯例,临床试验方案(protocol)是由申办者制定后交由临床试验研究者负责实施,我国《药物临床试验质量管理规范》(good clinical practice, GCP)中规定,临床试验方案应由研究者与申办者共同商定并签字,报伦理委员会审批后实施。为使新药的临床试验切实按设计方案进行并保证研究质量,新药的申办者需在临床试验的全过程中设置监察员。监察员(monitor)的工作贯穿在整个临床试验工作的始终,其职责是:在试验前确认承担单位已具有合格的条件;检查受试者是否取得知情同意书;了解受试者的入选及试验的进展状况;确认所有数据的记录与报告正确完整;确认所有病例报告表填写正确,并与原始资料一致;核实所有不良反应事件均应记录在案;核实试验用药品是否按照有关法规进行供应、储藏、分发、回收,并作完整记录;协助研究者进行必要的通知及申请事宜,向申报者报告试验数据和结果。因此,监察员应有适当的药学、医学或相关专业的学历和知识,并经过训练,熟悉GCP和有关法规,熟悉临床试验用药的临床前及临床研究方面的信息,熟悉临床试验的方案及相关资料、文件。可见,具有临床药学知识背景同时掌握与研究者(临床医师和药师)的交流技巧,熟悉医疗机构工作流程的临床药学专业人员是监察员最适宜人选之一。

三、药品流通领域的临床药学职业发展

社会药房是公共卫生体系不可缺少的组成部分,在社区保健事业,尤其在慢病的管理中

承担着重要使命。随着医疗卫生体制改革的不断深入,药品最大的使用群体不是在医院,而是在社区,相当一部分患者在药店购药,且比例呈增大的趋势。局限于医院内部的临床药学实践已不能满足公众的要求。据统计,我国城市居民中44%的人已经开始尝试自我药疗和自我保健。但是我国国民总体文化程度较低,能全部读懂药品说明书的人不多,加之目前药品说明书不尽规范,这都成为不合理用药的隐患。因此,在社会零售药房开展药学监护是药学实践的必然趋势,是广大药品消费者安全、合理用药的根本保证。临床药学服务不应仅仅局限于医院内的诊治期,还要服务于缓解期、预防期、保健期和从药店购药的医院外用药人群。

1992年国际药学联合会(FIP)根据"药学服务"的理念起草了《优良药房工作规范》(good pharmacy practices,GPP),并于1993年FIP东京世界药学大会上通过了"GPP"宣言。中国非处方药协会在2003年也发布了我国自己的GPP。为了促进高水平临床药学服务工作的开展,中国药学会医院药学专业委员会针对医疗机构药学部门与社会药房,于2005年底也发布了《优良药房工作规范》(2005年版)。GPP提出社会药房是医疗保健体系中为大众提供服务的最终环节,社会药房从业人员的首要责任是确保患者或消费者获得高质量的药学服务。GPP是衡量药师在药品供应、促进健康、提高患者自我保健和改善处方质量等活动中实施药学监护的具体标准。

社会药房是最倾向于服务导向的经营行业,消费者对药学服务的期望也会越来越高。在保证药品质量和价格合理的前提下,药学技术和药品信息方面的深层次服务是消费者最迫切需要的。优良的药学服务将是消费者首选的"产品",并将成为社会药房生存发展的关键因素和核心竞争力。

我国社会药房临床药学工作的开展有广泛的发展空间和市场需求。一方面,非处方药的消费者和患有慢性疾病需长期服药的患者,需要有专业人员能够为他们提供关于药品选择和使用方面的咨询服务,实施有效的慢病管理;另一方面,随着居民生活水平的提高,对健康的需求也随之增加,人们更多地注重疾病预防和日常保健。发达国家的实践表明,接受过临床药学知识与技能培训的专业人员,在确保大量医院外患者合理用药方面,以及疾病防治保健知识的宣传方面可以发挥积极的作用,并且使得居民在社区附近即可享受到专业的医疗服务。

开展社区临床药学服务,参与患者用药过程,可随时发现与药物不良反应有关的病例和信息,尤其是非处方药(OTC)的不良反应,并及时做好药物不良反应监测上报工作,形成药物不良反应监测网络的网底,促进合理用药,保障用药者的生命健康。临床药师的工作在减少消费者盲目用药危险性的同时,可以采用药物流行病学的方法调查研究OTC药在社区中的使用现状和流行趋势,积极参与上市药品的质量与疗效的追踪监察,为OTC药的增补与淘汰提供可靠依据。对药物进行评价,可以改进用药模式,提高药物治疗质量,减少不必要的费用。

四、其他药学相关领域的临床药学职业发展

目前,我国食品药品监督管理部门是综合监督食品、保健品、化妆品安全管理和主管药品监管的机构,主要负责对药品的研究、生产、流通、使用进行行政监督和技术监督。具有临床药学专业背景的人员在其中可参与的工作主要有:药品注册、国家药品标准拟订或修订、

保健品市场准入标准与审批、处方药和非处方药分类管理、国家基本药物遴选、药品不良反应监测、药品再评价、药品淘汰以及执业药师注册与再教育等。

我国卫生与计划生育行政主管部门是拟定有关卫生工作的法律、法规、规章，编制卫生事业中长期发展规划和年度计划，制订卫生标准，制订主要疾病防治规划，并组织实施的管理机构。其中，药品临床应用管理的法规、规章、政策的拟定和实施；医学科技发展规划、医学基础性研究、重大疾病研究、应用研究相关政策和措施的拟定和实施；医疗机构药学专业技术人员的执业标准与准入资格拟定和实施；药学教育发展规划、专业技术岗位培训和成人教育管理办法的拟定和实施等均有临床药学专业技术人员职业发展的空间。

劳动和社会保障部门的工作涉及城镇企业职工和机关、事业单位人员医疗保险和生育保险工作的综合管理。其中，医疗保险的基本政策、改革方案和发展规划拟定和实施；医疗保险费率确定办法、基金征缴政策、待遇项目和给付标准拟定和实施；医疗保险费用社会统筹政策、医疗保险个人账户管理政策拟定和实施；医疗社会保险基金管理政策、规则拟定和实施；基本医疗保险的药品范围及支付标准拟定和实施；定点医院、药店的管理办法及费用结算办法拟定和实施；国家基本医疗保险药品目录制订等工作内容也给临床药学专业人员的职业发展提供了广阔的空间。

在我国，医疗保险可以划分为社会医疗保险和商业医疗保险，二者的组织形式、经营主体和管理方式都不尽相同，但都有保险范围、支付标准、筛选定点医院与药店、费用结算等与药品应用密切相关的专业技术问题。利用对药品合理使用的专业技能承担这些工作，或者是使有限的社会资源应用更加科学合理，或者是确保企业在合理合法的基础上获取更多的利润，或者是造福于受保险者，都是临床药学专业技术人员职业发展有意义的领域。

自20世纪80年代以来，各国对新药研究开发管理法规不断完善，药品的研究开发过程也相应地变得更为复杂，更为耗时且费用更高。据统计，在美国，一个新药从实验室被发现到进入市场平均约需12年，大约耗资3.5亿美元。通常70%的费用和2/3的时间用于临床试验。在此背景下发展起来的合同研究组织（CRO）凭借其高可变性、多种服务、低成本的优点越来越受到制药公司的青睐。在美国，CRO承担了将近1/3的新药开发工作，所有的Ⅱ期临床试验中，有CRO参与的占2/3。目前已有许多大型CRO在全世界几十个国家和地区建立了分支机构，形成了强大的跨国研究网络。我国的CRO企业正处于新兴起步阶段。CRO的业务范围主要包括早期药物发现、临床前研究、参与各期临床试验、药物基因组学实验、信息学服务、临床文件管理、政策法规咨询、产品生产和包装、产品发布和市场推广、药物经济学分析、商业咨询及药效追踪。分析CRO的业务范围不难看出，CRO的核心竞争力就是专业化，通晓政府有关药品的管理法规和实施细则，了解药品临床试验的国际惯例和指导思想，拥有在多个学科领域从事药品临床试验的经验，科学地选择研究者，组织制定有效可行的试验计划，按国际化标准操作程序组织实施临床试验等构成专业化服务的主要特点。要满足这样的要求，CRO必须由高素质的人才组成。临床药学的专业人员所掌握的综合性专业知识迎合了CRO的专业需求，在这一新的职业领域中有较强的竞争力和专业优势。

思考题:

1. 简述临床药学概念及其产生的原因。
2. 简述临床药师概念及其职业特点。
3. 简述临床药学与药学、医学的关系。
4. 什么是合理用药? 怎样理解合理用药的相对性?
5. 什么是临床药学思维? 怎样理解临床药学思维与临床药学教育的关系?
6. 拥有临床药学系统知识的专业人员在职业发展中的优势有哪些?

(蒋学华)

第二章 药品与药学

 学习要求

1. 掌握药品与药学的定义。
2. 熟悉药品的特殊性及药品上市的过程。
3. 了解药学学科的发展与药学核心课程。

药品是人类对付疾病最有力的武器,在人类漫长的生存斗争中保障了人类的健康。在发现、使用药品的过程中药学学科得到了迅速发展。运用药学知识,人类开发出了有效的药物,并可通过药物的科学应用更好地保障人类健康。

第一节 药品及其特点

一、药品的定义

按照《中华人民共和国药品管理法》的定义,药品(drugs,medicine)是指用于预防、治疗、诊断人的疾病,有目的地调节人的生理功能并规定有适应证或者功能主治、用法和用量的物质,包括中药材、中药饮片、中成药、化学原料药及其制剂、抗生素、生化药品、放射性药品、血清、疫苗、血液制品和诊断药品等。

二、药品的特点

药品具有商品的一般属性,通过流通渠道进入消费领域,药品的生产规模同样受价值规律的调控。但是,药品与患者的健康甚至生命相关,是极为特殊的商品,人们必须对药品的某些环节进行严格控制,才能保证药品质量,保障人们能安全、有效、经济、适当地用药。药品的特殊性主要表现在:

1. 生命关联性 生命关联性是药品首要的特殊性。药品可用于人们疾病的预防、治疗和诊断,满足人们的健康需求。科学、合理地使用合格药品,可以保障患者的生命健康;使用质量不合格的药品或不合理地使用药品,则可能延误治疗或损害患者健康。

2. 质量重要性 药品质量只有合格与不合格的区分。这是因为药品的含量、性状和稳定性等质量特性与药品的有效性和安全性紧密相关。法定的国家药品标准是保证药品质量和划分药品合格与否的唯一依据。进入市场的药品必须合格,不合格的产品不能在市场上廉价出售。

药品的质量特性是药品与满足预防、治疗、诊断人的疾病,有目的地调节人的生理功能的要求有关的固有特性,表现在:①有效性。有效性指药品在规定的适应证、用法和用量的情况下,能满足预防、治疗、诊断人的疾病,有目的的调节人的生理功能的要求。我国将药品的有效程度分为"痊愈"、"显效"和"有效",有的国家采用"完全缓解"、"部分缓解"和"稳定"来区别。②安全性。安全性指按规定的适应证和用法、用量使用药品后,人体产生毒副作用反应的程度。大多数药品均有不同程度的不良反应。药品只有在有效性大于不良反应的情况下才能使用。假如某物质对防治、诊断疾病有效,但是具有致癌、致畸、致突变的严重损害,甚至致人死亡,就不能作为药品。新药审批中要求有的药品提供急性毒性、长期毒性、致畸、致癌、致突变等数据。③稳定性。稳定性指药品在规定的条件下保持有效性和安全性的能力。规定的条件指药品在有效期内,以及药品生产、贮存、运输和使用的条件。不稳定的、极易变质的物质,虽然具有防治、诊断疾病的有效性和安全性,也不能作为药品。④均一性。均一性指药品制剂的每一单位产品都符合有效性和安全性的规定要求。药物制剂的单位产品是指一片药、一支注射剂、一瓶糖浆、一包颗粒剂等。药品若无均一性,则使用时可能达不到药效,或因效应过强产生中毒甚至死亡现象。⑤经济性。经济性是指药品生产过程中形成的价格水平。药品经济性对药品价值的实现影响较大,若成本价格过高,超过人们的承受能力,普通患者就不能使用。药品的经济性对药品生产企业十分重要,在保证社会福利性的同时可适当提高企业的经济效益。安全性和有效性是药品最主要和最关键的质量特性。

3. 高技术性　高技术性主要表现在:①药品从发现、研究、开发到生产,都具有高技术性特征。②药品质量是否合格,只能由药学专业技术人员利用其掌握的药学知识来判断,有时还必须借助专门的仪器设备和法定检测方法。③药品的合理使用,患者常需要依靠具备专门医药学知识的执业医师、临床药师和执业药师指导。④药品的管理需要严格而科学的药事管理制度和机构。

4. 公共福利性　药品具有社会福利性,药品定价应合适。有的药品即使研发和生产成本较高,其定价也不应过高,否则患者不能承受,药品的使用价值将受到限制。中国对基本医疗保险药品目录中的药品实行政府定价,对药品促销手段和广告实行管理。药品生产企业必须保证生产供应人们需要的可能毫无利润或利润较低的药品,药品经营部门平时应该适当储备人们需要但需要量少、有效期短的药品。

第二节　药品的类别

一、中药与天然药物、化学药物、生物药物

根据我国药品注册管理的相关规定,药品分为中药与天然药物、化学药物、生物药物。

(一)　中药与天然药物

天然药物(natural medicine),系指在现代医药理论指导下使用的天然药用物质及其制剂。中药(traditional chinese medicine,TCM),系指在中医药理论指导下,依据中医用药法度,用于防病治病的药物。天然药物与绝大多数中药均源于大自然,有着"药物"的属性,用于预防、治疗、诊断疾病,因而有较多的药物品种既作为中药使用,又作为天然药物应用。2010年版《中国药典》一部收载药材及饮片、植物油脂和提取物、成方和单味制剂等,品种共计2136种。《美国药典》已正式收载银杏、月见草油、金丝桃素、人参等20多种畅销的药材及其制剂的质量标准。

中药材的采收通常以入药部位的成熟程度为依据,在有效成分含量最多时进行采收。

中药材在应用或制成各种制剂之前进行的加工处理称为炮制,主要是为了减毒增效。中药配伍是中医临床用药的主要形式,是指根据病情需要和药材特点,有选择地将两味及以上的中药材配合应用。配伍合理可提高药物疗效,扩大使用范围,减低毒副作用。中药的用药禁忌包括配伍禁忌、妊娠用药禁忌和服药时饮食禁忌等。

(二) 化学药物

化学药物(chemical drugs,pharmaceuticals)具有明确元素组成和化学结构,分为无机药物、合成有机药物、天然有机药物。由于历史原因,抗生素和生物制品也包括在化学药物内。1881 年霍奇斯特公司从染料苯肼中制造出安替比林(antipyrine);1886 年拜尔公司发现了非那西汀(acetophenetidin),其是来自于染料生产中的一种副产品,从此打开了药物开发的新局面。化学药物种类繁多,数目庞大,2010 年版《中国药典》二部收载化学药品、抗生素、生化药品、放射性药品以及药用辅料等,品种共计 2348 种。

化学结构改造是将药物化学结构加以衍化或者进行显著改变,化学结构修饰是指在药物基本结构的基础上仅对某些功能基团进行化学结构改变,它们都是获得新药的常用方法。化学药物的合成路线及工艺条件的优化,可实现化学药物质量和产量的提高、生产成本的降低。

(三) 生物药物

生物药物(biopharmaceuticals)指利用生物体、生物组织及其成分,综合运用生物学、生物化学、微生物学、免疫学、物理化学和现代药学的原理方法制造成的用于预防、诊断和治疗疾病的制品。广义的生物药物包括从动物、植物、微生物和海洋生物等生物体中制取的各种天然活性物质及其人工合成或半合成物,包括生化药物、微生物药物、生物制品及其相关的生物医药产品。生物技术药物指用 DNA 重组技术等生物技术研制的蛋白质或核酸类药物。2010 年版《中国药典》三部收载生物制品,品种共计 131 种。

生物药物按结构和功能主要分为干扰素类、白介素类和肿瘤坏死因子、造血系统生长因子类、生长因子类、重组蛋白质与多肽类激素、作用于血液和凝血系统的药物、疫苗与单抗制品、基因治疗与反义药物,用于抗肿瘤、提高机体免疫力、组织再生和创伤治疗等。近年生物技术疫苗发展迅速,年增加品种达 44%,用于癌症、艾滋病、类风湿关节炎等多种疾病。生物技术药物还试用于感冒、帕金森病、遗传性慢性舞蹈症等。

二、处方药与非处方药

处方药与非处方药是根据用药者获得药品途径不同,在药品应用管理上的界定,不是药品本质的属性,其分类管理可控制药品分发,保证公众用药安全。20 世纪 50 ~ 60 年代,西方发达国家将药品分为处方药和非处方药,并制定了相应法规。1999 年我国原国家药品监督管理局颁布了《非处方药专有标识及管理规定》(暂行),2000 年颁布实施了《处方药与非处方药分类管理办法》(试行)和《处方药与非处方药流通管理暂行规定》,2004 年印发了《非处方药注册审批补充规定》和《关于开展处方药与非处方药转换评价工作的通知》,2005 年发布了《关于做好处方药与非处方药分类管理实施工作的通知》,明确规定了我国对药品实行处方药与非处方药分类管理。

(一) 处方药与非处方药概念

处方药(prescription drugs)是指凭执业医师或执业助理医师处方才可调配、购买和使用的药品。非处方药(nonprescription drugs,over the counter,OTC)是指由国务院药品监督管理部门公布的,不需执业医师或执业助理医师处方,消费者可自行判断、购买和使用的药品。根据药品的安全性,非处方药分为甲、乙两类。非处方药也有安全性问题,也要求对症用药,需要临床药学服务。

(二) 非处方药的遴选原则

1. 应用安全 根据文献和长期临床使用证实安全性大的药品;药物无潜在毒性,不易引起蓄积中毒,中药重金属限量不超过国内或国外标准;基本无不良反应;不引起依赖性,无"三致"作用;抗肿瘤药、毒麻药、精神药物不能列入,个别用于复方制剂者例外;组方合理,无不良相互作用,中成药处方中无"十八反"、"十九畏"。

2. 疗效确切 功能主治明确;不需经常调整剂量;连续使用不引起耐药性。

3. 质量稳定 质量可控;在规定条件下性质稳定。

4. 使用方便 用药时不需做特殊检查和试验;以口服、外用、吸入等剂型为主。

(三) 国家非处方药目录概况

由医学、药学专家按照"安全有效、慎重从严、结合国情、中西药并重"的指导思想和"应用安全、疗效确切、质量稳定、使用方便"的原则,进行遴选、审评,并征求国务院药品监督管理部门意见后确定。原国家药品监督管理局于1999年公布了第一批国家非处方药(化学药品制剂和中成药制剂)目录,共有325个品种,每个品种含有不同剂型;于2001年公布了第2批国家非处方药目录,包括1557个药品制剂,至2003年11月25日原国家食品药品监督管理局共公布了六批4326个非处方药制剂品种。原国家食品药品监督管理局组织对OTC的监测和评价,对存在不安全隐患或不再适宜按非处方药管理的品种将转换为处方药管理。

三、国家基本药物

2002年世界卫生组织(WTO)将基本药物(essential medicines)定义为:满足人们基本的健康需要,根据公共卫生的现状、有效性和安全性,以及成本-效果比较的证据所遴选的药品。其在任何时侯均有足够数量和适宜剂型,价格是个人和社区能够承受得起的药品。WHO基本药物目录已历经15个版本,种类增加了1倍。目前全球已有160多个国家制定了本国的《基本药物目录》。我国原卫生部和国家医药管理局于1981年颁布了《国家基本药物目录》,原卫生部于2009年发布了《国家基本药物目录》(2009年版),2013年发布了《国家基本药物目录》(2012年版),自2013年5月1日起施行。

我国的基本药物需适应基本医疗卫生需求,剂型适宜,价格合理,能够保障供应,公众可公平获得。政府举办的基层医疗卫生机构全部配备和使用基本药物,其他各类医疗机构也须按规定使用基本药物。我国基本药物制度对基本药物的遴选、生产、流通、使用、定价、报销、监测评价等环节实施有效管理,与公共卫生、医疗服务、医疗保障体系相衔接。

(一) 制定国家基本药物的目的

在满足广大人民群众防病治病的基本需要的同时,使国家有限的卫生资源得到合理有效的利用,达到最佳的社会和经济效益。列入基本药物的品种,国家要按需求保证生产和供应,并制定公费医疗报销药品目录。未列入基本药物的品种,国家仍予以发展,继续生产使用,但不属于公费医疗报销范畴。

（二）国家基本药物遴选原则

1. 防治必需　是预防、诊断、治疗疾病必需的药物。

2. 安全有效　疗效确切、不良反应小，质量稳定。

3. 使用方便　剂型合适，包装适宜，有利于运输和储藏，适于不同规模的医疗机构使用，方便医生和患者使用。

4. 中西药并重　中药和西药在同等重要的地位。

5. 基本保障　能够满足绝大部分人的卫生保健需要，任何时候都有合适的品种数量保证供给，故基本药物以国产药品为主。

6. 临床首选　疗效明确，尽量为临床一线用药。

（三）国家基本药物目录收载品种概况

2012 年版《国家基本药物目录》包括化学药品和生物制品 317 种、中成药 203 种，比 2009 年版增加了 213 种。新版目录补充了抗肿瘤和血液病用药，注重与常见病、多发病特别是重大疾病以及妇女、儿童用药的衔接。新版目录涉及剂型 850 余个、规格 1400 余个，有利于招标采购、供应及监管。新版目录注重与医保（新农合）支付能力相适应，确保能以较高的比例报销。2012 年版目录充实了儿童专用药品、剂型和规格，包括了所有儿童用的国家免疫规划疫苗。目录中可用于儿童的药品近 200 种，其中儿童专用剂型、规格 70 余个，涵盖颗粒剂、口服溶液剂、混悬液、干混悬剂等适宜剂型。

四、基本医疗保险药品

国务院劳动和社会保障部组织制定并于 2004 年发布了《国家基本医疗保险和工伤保险药品目录》（以下简称《药品目录》），以建立和完善社会保险制度，保障城镇职工基本用药，合理控制药品费用。人力资源和社会保障部 2009 年发布了 2009 年版《国家基本医疗保险、工伤保险和生育保险药品目录》，分西药、中成药和中药饮片 3 部分：西药和中成药部分用准入法，规定基金准予支付费用的药品，基本医疗保险支付时区分甲、乙类，工伤保险和生育保险支付时不分甲、乙类；中药饮片部分用排除法，规定基金不予支付费用的药品。《药品目录》将《国家基本药物目录》中的治疗性药品全部纳入《药品目录》甲类。甲类为保障性药品，由基本医疗保险基金全额支付。乙类的药品费用由医疗保险基金部分支付，即各地根据基金承受能力，先设定一定的个人自付比例，再按基本医疗保险的规定给付。

五、特殊管理药品

特殊管理药品是指麻醉药品、精神药品、医疗用毒性药品与放射性药品。麻醉药品与精神药品容易造成滥用，各国政府均对其实行了严厉的管制。医疗用毒性药品与放射性药品，由于使用的不安全性，我国政府亦将其列入特殊管理范围。特殊药品如管理不善或使用不当易成瘾、中毒或产生依赖性，危害人体健康，危及社会治安。

（一）麻醉药品和精神药品

麻醉药品（narcotics）具有依赖性潜力，滥用或不合理使用易产生身体依赖性，分为阿片类、阿片生物碱类、可卡因类、大麻类、人工合成麻醉药类及国务院药品监督管理部门指定的其他易成瘾癖的药品、药用植物及其制剂。精神药品（psychotropic substances）作用于中枢神经系统，能使之兴奋或抑制，连续使用能产生精神依赖性。国务院分别于 1987 年和 1988 年发布了《麻醉药品管理办法》和《精神药品管理办法》。2013 年 11 月 11 日药品监督管理部门、公安部、国家卫计委公布了 2013 年版《麻醉药品品种目录》和《精神药品品种目录》,要求自 2014 年 1 月 1 日起施行。

1961 年 115 个国家缔结了《1961 年麻醉药品单一公约》,1972 年该公约修订,称为《经修订 1961 年麻醉药品单一公约议定书》,联合国于 1971 年签订了《1971 年精神药物公约》,中国于 1985 年加入了上述 2 个公约。

(二) 医疗用毒性药品

医疗用毒性药品(poisonous substances)简称"毒性药品",毒性剧烈、治疗剂量与中毒剂量相近,使用不当会致人中毒或死亡。1988 年中国颁布了《医疗用毒性药品管理办法》。1990 年原卫生部药政局进行了补充规定。

(三) 放射性药品

放射性药品(radiopharmaceuticals)指用于临床诊断或治疗的放射性同位素制剂或者其标记药物,一类为放射性同位素本身就是药物的主要成分;另一类为放射性同位素标记的药物。中国于 1989 年颁布了《放射性药品管理办法》,对放射性药品的定义、品种范围、生产、经营、运输等作了规定。

第三节 药品的上市过程

药学活动的主要环节可以归纳为发现、研究开发、生产、流通、使用。本节主要介绍与药品上市过程有关的发现、研究开发、生产、流通各环节。

一、新药研究与开发过程

《药品注册管理办法》规定:新药申请,是指未曾在中国境内上市销售的药品的注册申请。对已上市药品改变剂型、改变给药途径、增加新适应证的药品注册按照新药申请的程序申报。仿制药申请,是指生产国家食品药品监督管理局已批准上市的已有国家标准的药品的注册申请;但是生物制品按照新药申请的程序申报。中药和天然药物、化学药品和生物制品的注册分类分别是 9 类、6 类和 15 类。

(一) 制订研究计划和制备新化合物阶段

主要进行调查研究、收集资料、整理文献、制订计划、进行实验和制备化合物,即根据医疗卫生发展需要和科研水平,在了解国内外研究动态的基础上制订新药研究计划和实验设计,进行化学合成或天然产物提取,进行基本特性研究,确定结构和有关性质。

(二) 药物临床前研究

包括药物的合成工艺、提取方法、理化性质及纯度、剂型选择、处方筛选、制备工艺、检验方法、质量指标、稳定性、药理、毒理、动物药动学。中药制剂还包括原药材的来源、加工及炮制。生物制品包括菌种、细胞株、生物组织等起始材料的质量标准、保存条件、遗传稳定性及免疫学的研究。临床前研究中的安全性评价研究必须执行《药物非临床研究质量管理规范》(good laboratory practice for non-clinical laboratory studies,GLP)。

(三) 新药临床研究

包括临床试验和生物等效性试验。临床试验必须执行《药物临床试验质量管理规范》

（good clinical practice，GCP）。临床试验分为Ⅰ、Ⅱ、Ⅲ、Ⅳ期。Ⅰ期是为了观察人体对于新药的耐受程度和药动学，为制定给药方案提供依据。Ⅱ期是为了初步评价药物对目标适应证患者的治疗作用和安全性。Ⅲ期是为了进一步验证药物对目标适应证患者的治疗作用和安全性。Ⅳ期是在新药上市后由申请人自主进行的应用研究阶段，考察药物的疗效和不良反应等。生物等效性试验是以人为受试者评价两种或两种以上药物临床效应是否一致的临床研究，可以选择临床试验或临床药动学方法进行。以临床药动学方法进行的生物等效性试验又被称为生物利用度（bioavailability）试验。生物利用度指制剂中药物被吸收进入体循环的速度与程度。

（四）　药品的申报与审批

省级药品监督管理部门负责初审，其内容是对申报资料进行形式审查，组织对研制情况及条件进行现场考察，抽取检验用样品，向指定的药检所发出注册检验通知，然后将审查意见、考察报告、申报材料上报国家食品药品监督管理总局（China Food and Drug Administration，CFDA）。药检所负责样品检验和申报的药品标准复核。CFDA负责新药技术审批和资料的全面审评，发给新药证书和药品批准文号，发布药品注册标准和说明书。

（五）　新药监测期的管理

CFDA对批准生产的新药设立监测期，监测期内不批准其他企业进口和生产。新药的监测期自批准该新药生产之日算起，不超过5年。设立监测期的新药从批准之日起2年内没有生产的，CFDA可以批准其他药品生产企业生产该新药的申请，并继续进行监测。监测期内药品生产企业应经常考虑生产工艺、质量、稳定性、疗效及不良反应等情况，每年向所在地省、自治区、直辖市药品监督管理局报告。省、自治区、直辖市药品监督管理局对于新药有严重质量问题、严重的或非预期的不良反应，应当立即组织调查，并报告CFDA。

二、药品生产及其管理

药品生产企业获得新药证书和生产批文后，就可以正式生产药品。药品质量是在生产过程中形成的，药品生产管理是保证和提高药品质量的关键环节。

（一）　药品生产管理的特点

1. 药品生产的特点　药品的性质、作用及其特点决定药品生产具有以下特点：①机械化、自动化程度要求高；②生产过程中使用的仪器设备较多，生产设备具有多用性（即同样的设备用于生产不同药品）；③卫生要求严格；④对生产条件要求较高，需要严格控制温度、湿度、空气洁净度；⑤产品有严格的质量基线要求。药品必须是符合要求的合格品，一旦出现质量问题，通常不能"返修"，必须销毁。

2. 药品生产管理的特点　世界上绝大多数国家都采用法律的手段对药品生产过程实行规范化管理，严格按《药品生产质量管理规范》组织药品的生产。

药品生产管理的特点是：①质量第一，预防为主。药品质量检验属于破坏性检验，故不能做到全部检验，药品生产管理的核心要确保药品质量稳定、均一，符合相关标准。②企业内部的自觉管理与企业外部的有效推动、监督、检查相结合。药品质量的专业性等特点决定了由第三方进行质量认证的必要性。③执行强行性的质量标准。药品标准是对药品质量、规格及其检验方法所作的技术规定，其实质是药品质量特性的定量表现。④实行规范化的生产。质量形成和实现过程的质量通常直接关系到结果的质量，药品生产尤为如此。

（二） 药品生产质量管理规范

《药品生产质量管理规范》(good manufacturing practice for drugs，GMP) 是在药品生产过程中，用科学、合理、规范化的条件和方法来保证生产符合预期标准的优良药品的一整套系统的、科学的管理规范，是药品生产和质量管理的基本准则。

1. GMP 的种类 按照其适用范围可分为：①适用于多个国家和地区的 GMP，如 WHO（世界卫生组织）的 GMP、欧洲自由贸易联盟制订的 GMP、东南亚国家联盟的 GMP 等；②国家权力机构制订的、适用于某个国家的 GMP，如美国的 FDA（食品药品管理局）、英国卫生和社会保险部、日本厚生省及我国的 CFDA（国家药品食品监督管理总局）等制订的 GMP；③工业组织制订的、仅适用于行业或组织内部的 GMP，如美国制药工业联合会、中国医药工业公司、瑞典工业协会等制订的 GMP。

2. GMP 的主导思想和特点 药品质量形成于生产过程，且药品的质量检验具有破坏性，实现药品在生产过程中的质量控制与保证的关键在于有效的预防。因此，在药品生产过程中，要有效控制所有可能影响药品质量的因素，保证所生产的药品不混杂、无污染、均匀一致，再经取样检验分析合格。

GMP 的目的是保证所生产的药品安全、有效、均一，这决定了 GMP 具有以下特点：①具有时效性，不断发展完善；②GMP 条款仅严格规定所要求达到的标准，并不限定实现标准的具体办法。

3. 我国的 GMP 1982 年中国医药工业公司和中国药材公司分别制定了《药品生产管理规范（试行版）》和《中成药生产质量管理办法》，这是我国制药工业组织制定的 GMP。1985 年由原国家医药管理局修订后作为《药品生产管理规范》推行本颁发，由中国医药工业公司编制《药品生产管理规范实施指南》（1985 年版）。1984 年颁布的《中华人民共和国药品管理法》规定，药品生产企业必须按照国务院卫生行政部门制定的《药品生产质量管理规范》的要求，制定和执行保证药品质量的规章制度和卫生要求。原卫生部分别于 1988 年和 1992 年颁布了我国第 1 版和第 2 版《药品生产质量管理规范》，2011 年发布《药品生产质量管理规范（2010 年修订）》，自 2011 年 3 月 1 日起施行。

三、药品流通及其管理

（一） 药品流通的概念和特点

药品流通（drugs distribution）是药品从生产者转移到患者的活动、体系和过程，属宏观经济范畴。药品流通是很复杂的过程和体系，管理难度大，具有以下特点：①流通过程中对药品质量要求高，最低要求是禁止假药流通；流通过程中合格药品不得变为不合格药品。②药品品种、规格很多，分类复杂。③参与流通的机构人员很多，药师是保证药品质量的关键。④药品定价和价格控制难度大。⑤药品广告宣传要求高，虚假、误导的药品广告可能会影响人们生命健康。

（二） 药品流通渠道

又称为药品销售渠道，指药品从生产者转移到消费者手中所经过的途径。药品生产企业生产药品是为了满足医疗保健市场需要，只有通过流通过程才能实现价值，保证药品生产企业再生产过程顺利进行。药品流通渠道是沟通生产者和消费者不可缺少的纽带，其类型分为：①药品生产企业自己的销售体系，在法律上和经济上并不独立，财务和组织受企业控制,只能经销自己企业的药品。②独立的销售系统,它们在法律上和经济上都是独立的,是具有独立法人资格的经济组织,如医药批发公司和社会药房。③没有独立法人资格,经济上由医疗机构统一管理的医疗机构药房。④受企业约束的销售系统,在法律上是独立的,但经济上通过合同形式受企业约束,如医药代理商。

（三）药品流通的监督管理

原国家食品药品监督管理局颁布的《药品流通监督管理办法(暂行)》于 1999 年施行,2006 年通过的新的《药品流通监督管理办法》于 2007 年 5 月起施行,规定药品生产、经营企业、医疗机构应当对其生产、经营、使用的药品质量负责。药品监督管理部门鼓励个人和组织对药品流通实施社会监督。

（四）药品经营质量管理规范

为加强药品经营质量管理,规范药品经营行为,保障人体用药安全、有效,根据《中华人民共和国药品管理法》《中华人民共和国药品管理法实施条例》制定,原卫生部于 2012 年通过了《药品经营质量管理规范》(good supply practice for pharmaceutical products, GSP),自 2013 年 6 月 1 日起施行,其实施办法和实施步骤由国家食品药品监督管理总局规定。GSP 是药品经营企业质量管理的基本准则,对药品批发企业、药品零售企业的质量要求分别作了详细的阐述和解释,对药品的购进、储存、运输、销售等环节实行质量管理。

第四节　药学学科及其特点

一、药学学科的定义

（一）药学的定义

药学(pharmacy)是探索药物与人体、健康、疾病相互关系,围绕药物的发现、开发、生产、流通、使用与管理进行研究与实践的科学。药学学科的基本社会任务是以药品保障与药学服务促进人类健康与社会和谐发展。

化学是药学的理论基础,人体是由化学物质构成的,生理活动由化学物质的特性决定。药物是特殊的化学物质,作用于人体,以治疗为目的。化学在药学研究中的应用有:①根据化学反应理论合成有特定生物效应的化合物,研究其结构-性质-生物效应关系,筛选出高效低毒药物。②从动植物以及人体组织、体液中分离提取有生物活性的物质或有疗效的成分,研究体内的代谢过程,了解其性质与活性的关系。有的还需要修饰或结构改造,即半合成。③测定药物的组成和结构或测定某种植物药材里含有的有效成分。按药典规定对药物进行定性定量测定,控制质量。④用化学动力学和化学热力学研究反应机制、条件及在体内的调节和控制,用化学的理论、知识和概念解释药物作用原理。

医学为药学研究提供理论指导。药学发展初期,医学工作者同时也具备丰富的药学知识,也是药学研究者,即"医药同源"。治疗疾病,需要研究疾病的发生机制,找出病症后,再根据药学知识对症下药。瑞典神经药理学家阿尔维德·卡尔森运用药动学、药理学等方法最早证明了多巴胺(dopamine, DA)是脑内的神经递质,他用天然生物碱利血平(reserpine)耗竭神经突触内的神经递质,发现实验动物丧失了自主运动功能;而用 DA 的前体物质左旋多巴(L-dopa)治疗,动物恢复了正常的自主运动,与此同时,脑内的 DA 水平也恢复正常,说明

DA 对躯体运动控制至关重要。卡尔森发现,利血平引起的症状与帕金森病(parkinson's disease,PD)的症状很相似,实验证明左旋多巴治疗帕金森病可取得很好效果,至今仍是治疗帕金森病的主流药物。可见,药学的发展也会促进医学的发展。

(二) 药学的主要任务

1. **药品保障**　药品是医药工作者对付疾病最强有力的武器。研究新药,开发疗效显著、毒副作用小的特效药,并根据药物理化性质及临床给药需要制备适宜剂型非常重要。研究药物与机体或病原体相互作用而发挥疗效的途径,有助于发现特异性药靶及毒副作用的产生途径,开发高效低毒的药物。目前较成熟的药靶约有 500 个,全世界正在使用的 2000 多种药物中 85% 是针对这些药靶,但估计人类基因中可能作为药靶的有 3000 个以上。研究药物制备工艺要考虑降低成本,控制生产时间,提高药物质量,降低毒副作用,提高药物稳定性,防止污染等。世界各国均实行严格的药品质量监督管理,保障人们合理用药。在药品生产和流通过程中,基本经济规律起着主导作用,但同时须对药品的某些环节进行严格控制。

2. **药学服务**　药品具有两重性,既有治疗疾病的作用,又可产生不良反应和毒副作用,药学服务应该促进、评估及保证药物治疗质量。药学服务的中心是患者,是以患者为中心的主动服务,故要求药学人员在药物治疗过程中,除了注重药物治疗的安全性、有效性和经济性以外,还应关心患者的心理、行为、环境等影响药物治疗的各种社会因素。药学服务的目的是使患者得到合理的药物治疗,实现治疗患者疾病和改善患者生活质量的结果。药师应在整个卫生保健体系中表明自己在药物使用控制方面的能力。随着"三医(医疗、医药、医保)改革"的不断深入、国家药品监督体制的健全和完善,临床药学人员应为患者提供包括临床应用在内的全程化服务。

二、药学学科的特点

(一) 综合性

药学学科兼有自然科学与社会科学的特点,又兼具理科性质、工科性质和医科性质。药学学科的综合性特征,表现在药品研究开发是多部门、多学科参与的系统工程。如药物作用靶点的寻找或疾病治疗目标的确定,涉及医学从基础到临床的学科;药物分子设计、先导化合物筛选及先导化合物的优化,涉及计算机科学、生物信息学等学科;临床前药学研究,涉及药物化学、植物化学等学科。药学学科的综合性特征,还表现在药品应用结果的影响因素众多,药品、药品应用方法、疾病种类、疾病程度、并发症及患者心理和家庭状况等都将对治疗结果产生影响。

(二) 前沿性

药学学科已由经验模式、化学模式进入到化学-生物学-医学-社会科学模式。药学学科融合了多个学科,基因组学等新兴学科不断渗入药学,各个学科的最新科研进展迅速地应用到药学研究与实践中,各个学科间相互促进,共同发展。

(三) 实践性

药学学科的基本任务决定了药学学科的实践性。药学学科围绕药物的发现、开发、生产、流通、使用与管理进行研究与实践,研究成果集中在"药品"和"药品的应用方法"方面,为社会提供药品,解决药物应用中的某一问题或提出疾病药物治疗的新方法。

（四） 药学实践的严格管理

各国政府都严格管理药事活动,我国药品监督管理工作涉及多个政府职能部门。CFDA主管全国药品监督管理工作,负责对药品研究、生产、流通和使用进行行政和技术监督;卫生行政部门负责建立国家基本药物制度等;涉及药学的其他政府部门还有国家中医药管理局、国家发展与改革委员会、国家人力资源和社会保障部、工商行政管理部门、工业和信息化管理部门、商务管理部门及海关等。

第五节 药学学科体系

一、药 物 化 学

药物化学(medicinal chemistry)是发现与发明新药,合成化学药物,阐明药物化学性质,研究药物分子与机体细胞(生物大分子)之间相互作用规律的综合性学科。

（一） 药物化学的任务

药物化学的主要任务是:①为有效利用现有药物提供化学基础。认识药物组成、结构、理化性质和构效关系,确保药物质量,达到用药安全有效的目的。②为生产化学药物提供更好的工艺方法,提高产品质量和产率,降低成本,获得更好的经济效益。③为新药的发现,新工艺、新剂型的改进提供理论基础和可行方法。

（二） 药物结构与理化性质的关系

结构决定性质,性质反映结构。化学结构不同的药物,熔沸点、溶解度、气味、颜色、光谱特征、酸碱度等物理性质有差异,水解性、还原性、氧化性等化学性质也不一样。

（三） 药物结构与药效和药动学的关系

1. 构效关系　构效关系(structure- activity relationship,SAR)是研究药物效应与药物结构间的关系。药物同机体相互作用产生生物活性,是药物与受体的理化性质和化学结构间相互适配和作用的结果,药物分子结构的改变会引起理化性质、电子云密度分布、键合特性、立体结构等因素的改变,从而使活性发生强度的变化(即量变)或类型的变化(即质变)。药物产生药效和毒副作用,本质上是化学反应或物理化学的平衡过程。阐明构效关系有助于认识药物作用机制和方式。研究构效关系有助于新药的设计与合成,为开发新药提供理论根据和实际指导。

2. 构动关系　构动关系(structure- pharmacokinetics relationship,SPR)是研究药物在体内的动力学特征与药物结构间的关系。药动学(pharmacokinetics)用动力学的原理和方法研究药物在体内的吸收、分布、代谢和排泄等过程。药物分子结构的变化会引起药动学改变,药物或其代谢产物的时间和空间决定其对机体的作用强度和持续时间。

（四） 药物结构修饰和优化

对药物结构进行修饰和优化是为了提高药物的治疗效力,降低药物毒性及副作用,或适应制剂要求,便于临床应用。①设计先导物的类似物以期获得疗效更好,毒副作用更小的新药,是目前先导物优化的主要方法。②先导物的药动学优化主要是改善先导物的转运与代谢。③先导物结构简化可解决资源短缺和成本高昂的问题。④先导物的立体结构优化。药物作用的靶点是人体内的生物大分子,基本都具有手性。几何上对称的对映异构体可能被机体作为完全不同的物质处理而具有显著的药效差异。⑤设计前药。将有活性的药物合成无活性的衍生物,后者在体内经酶或非酶解作用释放出原药而发挥疗效。⑥设计软药。根据药物的代谢机制,希望设计只经一步代谢即可转变为无毒、无活性化合物的药物,从而使药物的副作用降到最低,这就是软药的原理。

二、药 剂 学

药剂学(pharmaceutics)是研究药物制剂基本理论、处方设计、制备工艺、质量控制和合理应用的综合性学科。原料药不能直接用于疾病的防治,必须制成适合患者应用的最佳给药形式,即药物剂型。合适的药物剂型可以改变药物理化性质,增加稳定性,调节释放速度,提高疗效,减小毒副作用,方便使用。

(一) 药剂学主要任务

药剂学的主要任务是:①研究药剂学的基本理论,促进药学的发展。②研发新剂型与新技术,满足高效、速效、低毒、控释和定向给药等要求。③研发新辅料,满足研制新剂型和医药工业发展需要。④研发新机械和新设备,促进制剂的发展和质量的控制。制剂生产机械和设备正向高效、连续化和自动化的方向发展。⑤研发中药新剂型,继承、整理、发展和改进中药传统剂型,促进中西药结合。⑥研发生物技术药物制剂。生物技术药物活性强、剂量小、性质不稳定、价格昂贵,制成适宜制剂是药剂学的艰巨任务。⑦研发医药新技术,使制剂品种和数量增加,质量提高。

(二) 给药途径和给药剂型

1. 给药途径 给药途径主要分为胃肠道给药和非胃肠道给药。非胃肠道给药途径包括血管给药、呼吸道给药、皮肤给药、黏膜给药和腔道给药等。

2. 给药剂型 药物剂型(dosage form)是将药物加工制成适合患者需要的给药形式。常用的剂型有40余个,按分散系统分为:①溶液型,如芳香水剂、溶液剂、糖浆剂、甘油剂、醑剂、注射剂;②胶体溶液型,如胶浆剂、火棉胶剂、涂膜剂;③乳剂型,如口服乳剂、静脉注射乳剂、部分搽剂等;④混悬型,如混悬剂;⑤气体分散型,如气雾剂;⑥微粒分散型,如微球剂、微囊剂、纳米粒;⑦固体分散型,如散剂、颗粒剂、胶囊剂、片剂等。

(三) 药物制剂新技术

随着科学技术的飞速发展,新辅料、新材料、新设备、新工艺的不断涌现,药物新技术不断发展。

1. 固体分散技术 固体分散体是药物以分子、胶态、微晶或无定形分散在载体物质中形成的体系,可进一步加工成胶囊剂、片剂等。固体分散体的特点是:①药物高度分散。②亲水性载体可增加难溶性药物的溶解度和溶出速率,提高生物利用度;难溶性载体可延缓或控制药物释放。③可延缓药物的水解和氧化。④可掩盖药物的不良气味和刺激性。⑤液体药物固体化。⑥久贮易老化。

2. 包合技术 包合技术是将小分子药物作为客分子包合在具有空穴结构的主分子内(如环糊精)形成分子囊的新技术,可增加难溶性药物的溶解度、提高稳定性、掩盖不良味道、缓解局部刺激、控制释放。

3. 微型包囊技术 利用天然或合成的高分子材料(囊材)作为囊膜,将固体或液体药物(囊心物)包裹成微型胶囊,即微囊。药物微囊可提高药物稳定性;掩盖不良气味及口味;将液态药物固体化;避免复方制剂的配伍禁忌或有利于配伍;缓释或控释;具有靶向性等。

4. 脂质体技术 脂质体是将药物包封于类脂质双分子层内形成的微型囊泡,由磷脂和适当的附加剂组成。脂质体具靶向性;具缓释性;有很好的细胞亲和性和组织相容性;可降低毒性;提高稳定性,改善口服吸收效果。

三、药理学

药理学(pharmacology)研究药物与机体(包括病原体)相互作用的规律及原理,是药学与医学、基础医学与临床医学的桥梁。药理学提供有关药物的基础理论和基本知识,为合理使用药物防治疾病提供依据。药理学通常包括研究药物对机体作用规律的药效学和研究机体对药物作用规律的药动学:药效学(pharmacodynamics)研究药物对机体的作用及作用机制;药动学(pharmacokinetics)研究药物在体内的动态变化规律。自 20 世纪 70 年代开始,药动学又逐渐发展成为独立的学科。

(一) 药理学的任务

药理学的学科任务包括:①阐明药物与机体相互作用的基本机制和规律,指导临床合理用药;②是新药研究、开发工作中的重要组成部分;③为阐明生物机体的生物化学及生物物理学现象提供科学资料,推动生命科学发展。

(二) 药物作用的基本原理

药物的作用机制多种多样,药物可以作用于细胞外,也可以作用于细胞膜上或细胞内而产生效应。了解药物的作用机制有利于指导合理用药。①改变理化环境。如口服抗酸药物通过酸碱中和作用,使胃液的 pH 升高。②补充机体所缺乏的物质。如补充维生素、激素。③影响酶的活性。如卡托普利通过抑制血管紧张素 I 转化酶,减少血管紧张素 II 的生成,产生降压作用。④影响细胞膜的离子通道。钙通道阻滞药(如硝苯地平)通过阻滞血管平滑肌细胞膜上的钙离子通道,减少钙离子内流,使血管平滑肌松弛,血管舒张而产生降压作用。⑤影响神经递质的合成、释放或灭活等过程。麻黄碱能促进去甲肾上腺素能神经末梢释放去甲肾上腺素,产生拟肾上腺素作用。⑥药物与受体的相互作用。如异丙肾上腺素激动支气管平滑肌细胞上的 β_2 肾上腺素受体,可松弛支气管平滑肌,缓解哮喘。

(三) 药物作用的靶点

1. 酶 凡能与关键酶作用的化学物质,常具有特定的药理活性,有可能成为治疗药物。如借助羧肽酶 A,发现了血管紧张素转换酶抑制剂,开发了系列降压药卡托普利、依那普利及赖诺普利等。

2. 受体 受体是存在于细胞膜上或细胞液内的特殊蛋白质(糖蛋白或脂蛋白)。受体是神经递质、激素、生长因子、药物分子发挥生物效应的作用部位。受体的结构研究与受体亚型的发现为设计选择性好的药物提供了依据,如组胺 H_2 受体拮抗剂西咪替丁、雷尼替丁能治疗胃及十二指肠溃疡。

3. 离子通道 离子通道类似于活化酶,对离子通过细胞膜具有高度选择性,参与调节多种生理功能。如硝苯地平、维拉帕米等钙通道阻滞药是治疗高血压、心律失常或心绞痛的有效药物。

4. 核酸 通过阻断 DNA 复制、转录和翻译的不同水平,可以设计抗肿瘤、抗病毒和抗菌药。如环磷酰胺、顺铂、博来霉素和阿霉素能与 DNA 形成共价键,使其失活或破坏 DNA 的氢键而发挥抗肿瘤作用。

（四）药物的药理学评价

临床前研究是在动物上进行的试验,包括药效学研究、一般药理学研究、药动学研究以及毒理学研究。临床研究包括Ⅰ、Ⅱ、Ⅲ、Ⅳ期临床试验。Ⅰ期临床试验是通过健康的志愿者进行的人体药动学研究,为Ⅱ期确定合理治疗方案。Ⅱ期临床试验在适应证患者中进行,观察新药的治疗效果和不良反应,病例数一般为200~300个。Ⅲ期临床试验是新药上市前的扩大的临床试验,以进一步确定新药的安全性和有效性,病例数在300个以上。Ⅳ期临床试验在新药批准上市后通过对大量患者的实际应用,监测新药的安全性。

四、生 药 学

生药指天然的、未经加工或只经简单加工的植物、动物和矿物类药材,是相对经加工炮制和制成制剂的"熟药"而言的。生药学(pharmacognosy)是用本草学、植物学、动物学、天然药物化学、植物化学分类学、中医药学等学科的理论知识和技术来研究生药的名称、来源、生产、采制、鉴定、化学成分、生物合成、细胞组织培养、品质评价、药效药理、毒性和资源开发利用等的科学,是一门传统而又充满生机的学科。

（一）生药学的主要任务

生药学的主要任务是:①加强中医药应用基础研究,阐明中药疗效的物质基础,即有效成分和作用机制。②研究开发现代中药,参与国际市场竞争。在注重传承中医药传统特色和优势的同时,对中药进行系统化研究,提升现代中药研制。③实施GAP和GMP,规范药材生产标准化,建立从定性向定量转变的质量检测体系,确保中药产品的质量。④制订中药研制的标准、规范,进行中药品质评价及质量控制。

（二）生药的化学成分

生药95%以上来自植物,其所含的化学成分主要是指植物新陈代谢所产生的代谢产物,包括初生代谢产物和次生代谢产物。生药的主要化学成分包括糖类、苷类、香豆素类、黄酮类、鞣质类、挥发油类、萜类、生物碱类、脂类、有机酸类、植物色素类、树脂类、无机成分。

（三）生药的生产

生药的生产包括采收、加工、贮藏和炮制等多个环节。①在最佳采收期采收:有效成分的含量高且药用部分的产量也相对较高。有效成分的积累动态与药用部分产量的关系因植物基源而异,不同生药的采收应区别对待。②生药的处理:大多数生药采收后需进行不同的处理,包括产地加工、干燥和贮藏。③生药的炮制:古人对中药材的炮制方法十分讲究,方法较多,曾有"雷公炮炙十七法"之称。近代炮制方法主要包括一般修制、水制、火制、水火共制和其他较特殊方法(如发芽、发酵、制霜及复制)。

（四）生药的应用

从生药中提取分离的有效成分或生物活性先导化合物经过结构改造或化学合成后已用于临床,如从黄连中提制的黄连素(小檗碱,消炎药),从麻黄中提制的麻黄素(麻黄碱,平喘药),牡丹皮中的丹皮酚(祛风、镇痛药),由青蒿素改造的蒿甲醚(抗疟疾药)。生药除了制成饮片、中药提取物、中成药供临床治疗疾病外,在提高人类生活与生存质量的保健领域,以及在食品、饮料、香料、色素、化妆品、染料和农药等许多领域均有广泛应用。

五、药物分析学

药物分析学(pharmaceutical analysis)主要运用物理学、化学、物理化学或生物学的方法研究和解决药物及其制剂质量控制的项目和指标,从而制订科学、可控的药品质量标准。药物分析学是药品全面质量控制的重要学科,是药学学科的重要组成部分。

(一) 药物分析学的任务

药物分析学的主要任务是:①药品的常规理化检验以及科学可控的质量标准研究。药品作为特殊商品,与普通商品的最大区别在于其产品的质量不允许有"瑕疵",药品的质量必须严格监督和检验。②体内药物检测。研究药物进入体内后的动力学过程,为临床合理用药提供科学指导。③追踪国际分析技术的发展前沿,改进或自主开发质量控制平台和分析技术,使我国的药品质量研究与世界同步,推动药物分析学学科发展。

(二) 药物分析学的主要内容

1. 药品质量标准 药品质量标准是对药品的质量规格和检验方法所作的技术规定。我国现行的国家药品标准有《中华人民共和国药典》和《国家食品药品监督管理局药品标准》。《中国药典》收载的品种疗效确切、生产工艺成熟、产品质量稳定可控。《国家食品药品监督管理局药品标准》主要收载新药标准、新版药典未收载但尚未淘汰的药品标准和原地方标准经规范化整理后适用于全国范围的药品标准。与《中国药典》配套使用的有《药品红外光谱集》、《中药彩色图集》、《中药薄层色谱彩色图集》等。在药物分析工作中可供参考的国外药典主要有以下几种:《美国药典》和《美国处方集》、《英国药典》、《日本药局方》、《欧洲药典》。

2. 药品质量管理规范 我国关于药品质量管理规范的法令性文件有:①适用于为申请药品注册而进行的非临床研究的 GLP。②适用于药品制剂生产全过程和原料药生产中影响成品质量的各关键工艺的 GMP。③适用于中华人民共和国境内经营药品的专营或兼营企业的 GSP。④适用于各期临床试验、人体生物利用度或生物等效性试验的 GCP 等。

3. 药品检验工作的基本程序 药品检验工作的基本程序为取样、性状检查、鉴别试验、杂质检查(限度试验、定量试验)、定量测定(含量测定、溶出度、释放度等)、其他特定检测项目、写出检验报告。

(三) 药物分析的新技术与新方法

20 世纪以来,药物分析学在分析对象及分析技术与方法上都获得了极大地发展。在分析对象上,从化学结构或组成明确的原料药及其制剂发展到结构与组成不甚明了的天然药物及其制剂和体内生物样本。在分析技术与方法上,从单纯分析化学到分析化学与药理学、分子生物学及计算机技术相结合的多学科综合分析;从简单的化学分析、光谱分析到色谱分离分析及多种技术联用;从化学结构分析到 DNA 序列分析。药物分析的发展趋势将主要表现在微量生物样本连续采集技术、各种脱线或在线分离分析技术、中药 DNA 序列分析和模式识别技术。

六、微生物和生化制药学

微生物和生化制药学(pharmaceutical biotechnology)是利用微生物、动植物等生物资源,以生物化学、分子生物学和分子免疫学等基础理论为依据,采用生物工程技术研究生物药物,及利用生物技术在分子水平和细胞水平上研究药物的学科。

（一）微生物和生化制药学的任务

微生物和生化制药学的主要任务是：①以天然的生物材料进行微生物和生化制药。②对微生物和生化制药产品进行质量控制、药效学评价和安全性评价等。③发展微生物和生化制药研究和产业化新技术、新方法,推动学科发展。

（二）微生物和生化制药学的主要内容

微生物和生化制药学运用微生物学、生物化学、生物技术、药学等,从生物体、生物组织、细胞、体液等制造药物。微生物和生化制药以天然的生物材料为原料,包括微生物、人体、动物、植物、海洋生物。生物药物的特点是药理活性高、毒副作用小。生物药物主要有蛋白质、核酸、糖类、脂类等。医药上已应用的抗生素绝大多数来自微生物,每个产品都有严格的生产标准。目前全世界的医药产品已有一半是生物合成的,特别是分子结构复杂的药物的合成,生物合成不仅比化学合成法简便,而且有更高的经济效益。

微生物和生化制药学还包括采用分子生物学技术,如 DNA 重组技术、分子克隆技术和生物化学技术来研究微生物和生化药物。基因的克隆、表达、载体构建、在真核细胞和原核细胞中的高效表达、表达蛋白质的分离纯化、生物学活性和药效学作用的研究已经成为药学研究的重要技术与重要内容。近年来,伴随着抗体高通量、大规模和功能化制备技术,动物细胞表达抗体产品大规模培养技术,人源化及全人抗体的构建及优化技术,抗体工程药物标联及增效技术等新技术的发展与应用,抗体药物成为生物制药产业的潜在动力,也成为微生物和生化制药学中的研究热点。目前对微生物和生化药物的安全性评价、药动学评价及给药系统的研究已成为学科关注的重点。未来微生物和生化药物可望广泛用于治疗癌症、艾滋病、冠心病、贫血、发育不良、糖尿病等多种疾病。

七、临 床 药 学

临床药学(clinical pharmacy)是以提高临床用药质量为目的,探索药物与机体、疾病相互关系,研究和实践药物临床合理应用方法的综合性应用技术学科。学科的基本社会任务是提供药学服务,促进合理用药。

（一）临床药学的主要任务

1. 扩展药学学科的视野,完善药学学科内涵　临床药师对患者的服务,展示了药学工作的临床技术特征和服务特征,完善了药学工作者从药物发现、研究开发、生产流通、质量控制到临床应用的工作职能。临床药学通过研究药物与机体的相互作用和评价临床药物,揭示药物应用的基本规律,探索合理的药物应用方法,补充与完善了药学学科内容。临床药学的发展,促使临床药理学、临床药动学、临床药物治疗学、药物经济学、药物流行病学、循证药学等新学科相继出现和发展,促进更加完整的药学概念的形成,完善了药学学科体系。

2. 在医疗机构中推行临床药师制,提高药物治疗水平　在医疗机构中推行临床药师制,临床药师工作在临床第一线,直接服务于患者,承担患者药物治疗成功与否的神圣职责,可促进形成更合理的临床医疗团队。培养高素质的临床药师、制定临床药师工作规范、明确临床药师工作职责与内容、探索临床药师参与临床药物治疗的工作方式、研究提高药物治疗水平的新理论与新方法、培养临床药师快速获得药品信息的能力是目前临床药学学科的重要任务。

3. 结合临床药物应用开展临床药学研究　临床药师深入临床,真正参与药物的临床应用,发现问题并开展临床药学研究,通过研究工作获得新的理论知识与方法,将推动临床药学学科的发展。

（二）临床药学的学科特性

临床药学是以合理用药为己任的学科。创新性、综合性、实践性和社会性是临床药学的学科特性。临床药学是涉及医学、药学、社会学、法学、经济学、心理学、管理学等的应用技术学科。伴随着药物应用的复杂性和技术性的不断增加,药物治疗实践的发展促使临床药学必须持续地完善其学科理论体系。临床药学通过临床实践开展科学研究,通过临床实践来实现学科的目的,在临床实践中体现学科的价值。

八、药事管理学

药事管理学(pharmacy administration)是运用药学、管理学、经济学、法学、社会学等学科的原理和方法,研究药学事业各部分活动及其管理的基本规律的学科,是药学与人文社会学相互渗透形成的交叉学科。

（一）药事管理学的内容

1. 药品研究管理　我国对药品研究管理严格,以确保人体用药安全有效,质量可控。药品研究管理包括药物临床前研究管理和药物临床研究管理。我国对药品注册实行审批注册许可制度,2002 年 CFDA 颁布了《药品注册管理办法》,目前实施的是 2007 年由国家食品药品监督管理总局颁布的《药品注册管理办法》。为申请药品注册而进行的临床前研究与临床研究须分别遵守 GLP 和 GCP 规范。

2. 药品生产管理　药品生产包括药物原料的生产与药物制剂的生产。我国的生产企业须按 GMP 规范组织生产,药品监督管理部门依法对药品生产条件和生产过程进行审查、许可、监督检查等监督管理活动。我国的医疗机构制剂是指医疗机构根据本单位临床需要经批准而配制、自用的固定处方制剂。医疗机构配制的制剂应当是市场上没有供应的品种。医疗机构制剂的配制、调剂使用适用《医疗机构制剂注册管理办法》。CFDA 负责全国医疗机构制剂的监督管理工作。

3. 药品经营管理　药品经营过程的质量管理,是药品生产质量管理的延伸,也是药品使用质量管理的前提和保证。我国的药品经营企业须遵守 GSP 规范,从而控制和保证药品的安全性、有效性、稳定性不变化,药品不变质;控制和保证假药、劣药及一切不合格不合法的药品不进入流通领域,不到使用者手中;做到按质、按量、按期、按品种,以合理的价格满足医疗保健的需求。

4. 药品使用管理　药品使用管理涉及医疗机构和社会药房,管理的目标是保证药品供应,保证药品使用安全、合理、有效。

5. 药品上市后监测管理　鉴于药品研究的局限性,药品批准上市使用后,仍然需要加强监督管理,随时淘汰安全性差、有效性低或者质量不稳定的药品。药品上市后监测可以通过建立药品不良反应报告制度和药品淘汰制度来进行。

6. 特殊药品管理　《药品管理法》规定国家对麻醉药品、精神药品、医疗用毒性药品、放射性药品实行特殊管理,对生产、经营、使用等环节做了严格规定,并制定了处罚措施。

7. 药品包装管理　国家法律法规对药品包装有详细规定。药品的包装材料须适合药品质量要求,药品标签说明书应规范、科学、明确,以保障药品使用安全、有效。药品包装包括直接接触药品的包装材料和容器、药品的中包装、外包装、药品标签、说明书。

8. 药品价格与广告的管理　《药品管理法》将药品价格与广告纳入了法制的管理范围。

9. 药品的知识产权保护　药品研发投入高、风险高、回报高,但其高回报是建立在对药品的知识产权法律保护的基础上的。我国的医药贸易、医药经济技术合作、药品进出口都涉及知识产权问题,药品的知识产权保护已成为药事管理的重要内容。

（二）药事管理的发展

近年来,中国经济走上飞速发展的快车道,国家政治体制、经济体制的改革对药事管理提出了新的要求,药事管理的组织机构、法律法规、管理内容、管理方法和手段必然发生较大转变,如进一步完善药事管理体制,健全药事管理法制,拓展药事管理内容,提高药事管理方法和手段。

思考题：

1. 简述药学及其与人类健康的关系。
2. 简述药品的概念及药品的特殊性。
3. 简述临床药学与药学的相互关系。
4. 药品上市的过程有哪些基本环节?
5. 药学学科体系包括哪些二级学科?

（张景勋）

第三章　疾病与临床

 学习要求

1. 掌握疾病的基本特征、疾病诊断及与药物治疗的关系。
2. 熟悉疾病、健康与亚健康的基本概念;熟悉疾病发生的基本机制。
3. 了解患者相关信息与药物治疗的关系。

掌握疾病发生发展机制,是临床处置疾病的基础。相同的疾病具有共同的病理和病理生理特征,但反映在个体上又不尽相同。临床医学的任务在于认识疾病,为制定治疗方案提供依据,并组织实施。药物治疗作为临床主要治疗手段之一,是建立在疾病共性的基础上,根据患者信息的不同,进而制定合理的个体化给药方案。而配合临床医师制定完善的药物治疗方案并提供药学服务,既是临床药学的基本任务之一,也是临床药师职责所在。本章将围绕疾病的概念、病因与发病机制、临床诊断及药物治疗等问题进行阐述。

第一节　疾病、健康及亚健康的基本概念

一、疾　　病

人类对疾病的认识经历了从愚昧到科学的漫长过程。在生产力及科技水平十分低下的原始社会,人们认为疾病是鬼神作怪的结果。古印度医学(公元前 2000—1000 年)认为疾病是气、胆、痰三种“体液”的失衡。中国古代医学(公元前 770—公元 265 年)认为疾病是阴阳五行失调的结果。古希腊医学家希波克拉底(Hippocrates,公元前 460—337 年)则认为,疾病是由于来自心脏的血液、肝脏的黄胆汁、脾脏的黑胆汁和脑中的黏液四种元素的失衡所引起。

在科学技术高度发达的今天,通过大量的动物实验和人体观察与验证,人们对疾病有了更深入的了解和更科学的认识。认为疾病(disease)是在一定病因的损害性作用下,机体自稳调节紊乱而发生的异常生命活动过程,是人健康状态的偏离。在多数疾病过程中,机体对病因所引起的损害会发生一系列抗损害反应。自稳调节的紊乱、损害和抗损害反应,表现为疾病过程中各种复杂的功能、代谢和形态结构的异常变化,而这些变化又可使机体各器官系统之间以及机体与外界环境之间的协调关系发生障碍,从而引起各种症状、体征和行为异常,特别是对环境的适应能力、社会适应能力和劳动能力的减弱甚至丧失。

疾病的基本特征包括:①疾病是有原因的。致病因素简称病因,它包括致病因子和条件。疾病的发生往往不单纯是致病因子直接作用的结果,还与机体的反应特征和诱发疾病的条件有密切关系。因此,研究疾病的发生,应从致病因子、条件和机体反应性三个方面来考虑。②疾病是一个有规律的发展过程。在其发展的不同阶段,有不同的变化,这些变化之间往往有一定的因果联系。掌握了疾病发展变化的规律,不仅可以了解当时所发生的变化,而且可以预计它可能的发展和转归。③疾病时,体内发生一系列功能、代谢和形态结构的变

化,并由此而产生各种症状、体征及行为异常,这是我们认识疾病的基础。而这些变化往往是相互联系和相互影响的,但就其性质来说,可以分为两类,一类变化是疾病过程中造成的损害性变化,另一种是机体对抗损害而产生的防御、代偿及适应性变化。④疾病是完整机体的反应,但不同的疾病又在一定部位(器官或系统)有它特殊的变化。局部的变化往往是受神经和体液因素调节的影响,同时又通过神经和体液因素而影响到全身,引起全身功能和代谢变化。所以认识和治疗疾病,应从整体观念出发,辩证地处理好疾病过程中局部和全身的相互关系。⑤疾病时,机体内各器官系统之间的平衡关系和机体与外界环境之间的平衡关系受到破坏,机体对外界环境适应能力降低,劳动力减弱或丧失,是疾病的又一个重要特征。治疗的着眼点应放在重新建立机体内外环境的平衡关系上,进而恢复原有的平衡。

二、健康与亚健康

传统健康含义是指身体没有疾病或虚弱的状态。世界卫生组织在 1978 年国际初级卫生保健大会上所发表的《阿拉木图宣言》中重申:健康(health)不仅是没有疾病或不虚弱,而且是身体的、精神的健康和社会适应良好的总称。现代健康概念的含义是多元的、广泛的,包括生理、心理和社会适应性三个方面。其中社会适应性归根结底取决于生理和心理的素质状况。心理健康是身体健康的精神支柱,身体健康又是心理健康的物质基础。良好的情绪状态可以使生理功能处于最佳状态,反之则会降低或破坏某种功能而引起疾病。身体状况的改变可能带来相应的心理问题,生理上的缺陷、疾病,特别是痼疾,往往会使人产生烦恼、焦躁、忧虑、抑郁等不良情绪,导致各种不正常的心理状态。作为身心统一体的人,身体和心理是紧密依存的两个方面。

亚健康(sub-health)是指介于健康与疾病之间的一种生理功能低下状态。世界卫生组织的一项调查表明,人群中真正健康者约占 5% ,患病者占 20% ,而处于亚健康状态者约占75% 。中年人是亚健康的高发人群。

亚健康的主要表现形式为:①躯体性亚健康状态:主要表现为疲乏无力、精神不振、工作效率低下等。②心理性亚健康状态:主要表现为焦虑、烦躁、易怒、睡眠不佳等,严重时可伴有胃痛、心悸等表现。这些问题的持续存在可诱发心血管疾病及肿瘤等的发生。③人际交往的亚健康状态:主要表现为与社会成员的关系不稳定,心理距离变大,产生被社会抛弃和遗忘的孤独感。

引起亚健康状态的原因复杂,如环境污染致人体质下降;生活及工作方式不科学破坏人体正常的平衡;工作、学习负荷过重致人身心疲惫;家庭、社会及个人的困扰致人焦虑等;某些遗传因素可能亦在亚健康的发生发展中发挥作用。

亚健康状态处于动态变化之中,若适时采取积极健康的生活、工作和思维方式,亚健康状态可向健康转化;若长期忽视亚健康状态,不积极应对,则可向疾病转化。

第二节 疾病的病因、发病与转归

一、病 因

凡是能引起疾病发生并决定疾病特异性的体内外因素都可称为致病因素,简称病因

(cause of disease)。许多疾病已经找到了明确的发病原因,如疟疾是由疟原虫引起;白喉由白喉杆菌引起等。但还有许多疾病的发病原因不明,如肿瘤和动脉粥样硬化等。认识和消除致病的原因,对疾病的预防、诊断和治疗具有重要意义。常见病因有如下几种:

1. 生物因素　主要包括各种病原微生物(如细菌、病毒、真菌、立克次体、衣原体、螺旋体等)和寄生虫(原虫、蠕虫等)。这是临床上比较常见的病因。如日常生活中常见的感冒、痢疾和气管炎等,都是由特异性的细菌或病毒所引起。生物性病因对机体的致病作用与病原体致病力强弱和侵入机体的数量、侵袭力(invasiveness)、毒力(toxicity)以及机体抵抗攻击的能力密切相关。

2. 理化因素　物理性因素主要包括机械力、温度、气压、电流、电离辐射、噪声等。例如,机械暴力可引起伤痛或骨折;低温引起冻伤,局部高温引起烫伤、烧伤;电离辐射可致放射病;气压降低或升高可引起高山病或潜水员病等。物理性因素的损伤作用取决于其作用于机体的强度、时间及范围等,多数只引起疾病的发生,但对疾病的进一步发展往往不起作用。化学性因素包括无机及有机化合物、动植物毒性物质等。例如战争中使用的化学武器,日常生活中的一氧化碳中毒。工业开采和提炼过程中某些化学元素或重金属,如铅、汞等引起的中毒。生物性毒素如蛇毒、毒蕈等。临床上使用的各种药物对机体亦有一定的毒副作用。化学性因素的致病作用与其性质、剂量(或浓度)及作用的时间有关。

3. 营养因素　是指机体必需物质或营养物质的缺乏或过剩。生命活动的基本物质(氧、水等)、各种营养素(糖、脂肪、蛋白质、维生素、无机盐等)及微量元素(铁、碘、铜、锌、氟、硒等)等缺乏,可以引起细胞功能和代谢的变化而致病,严重时可致死亡。如维生素 A 缺乏引起夜盲症;维生素 D 缺乏引起小儿的佝偻病等。营养过剩也能导致疾病,如长期大量摄入高糖和高脂饮食易引起肥胖病。营养不良或营养过剩不但可以引起疾病,而且可以成为许多疾病发生的条件。

4. 遗传因素　能引起遗传性疾病的因素称为遗传性病因,是由于遗传物质的改变或缺失造成的。如甲型血友病是由于位于 X 染色体的相关基因缺失或插入突变或点突变,导致凝血因子Ⅷ缺失所致凝血障碍。

二、发　　病

疾病的发生发展均有其特定的发生机制和发展规律,本章着重讨论疾病发生发展过程中自稳调节的紊乱、因果转化、损害和抗损害反应。

(一)自稳调节的紊乱

机体经神经和体液的调节,在不断变动的内外环境因素作用下仍保持各器官系统功能与代谢的正常进行,维持其内环境相对的动态稳定性,被称为自稳调节控制(homeostatic control)。在自稳调节控制下的机体状态被称为自稳态或内环境稳定。正常机体的血压、心率、体温、代谢强度、腺体分泌,神经系统和免疫功能状态以及内环境中各种有机物质和无机盐类的浓度、体液的 pH 等,往往有赖于两类互相拮抗而又互相协调的自稳调节的影响而被控制在一个相对狭窄的正常波动范围,这是整个机体正常生命活动所必不可少的。

疾病发生发展的基本环节就是病因通过其对机体的损害性作用而使体内自稳调节的某一个方面发生紊乱,而自稳调节任何一个方面的紊乱,不仅会使相应的功能或代谢活动发生障碍,而且往往会通过连锁反应,牵动其他环节,使自稳调节的其他方面也相继发生紊乱,从而引起更为广泛而严重的生命活动障碍。以糖代谢和血糖水平的调节为例,交感神经兴奋,肾上腺素、胰高血糖素、糖皮质激素、腺垂体生长激素等可分别间接或直接地通过促进肝糖原分解和糖的异生等环节使血糖升高;而迷走神经兴奋和胰岛素(insulin)则可分别间接或直接地促进肝糖原合成,抑制糖的异生以及促进组织摄取利用糖而使血糖降低。正常血糖水平,有赖于上述两方面因素相辅相成的作用而得以维持。当某些致病因素使胰岛 β 细胞功能受损或使腺垂体功能亢进以致胰岛素分泌不足或生长素分泌过多时,均可使糖代谢发生紊乱,血糖水平显著增高,而糖代谢紊乱的进一步发展将导致脂类代谢自稳调节的紊乱,表现为脂肪酸的分解占优势而发生酮症酸中毒,酸碱平衡的自稳调节也继之发生紊乱。

在自稳态的维持中,反馈调节起着重要作用。例如当糖皮质激素分泌过多时,可反馈地抑制下丘脑和腺垂体,从而使促肾上腺皮质激素释放激素(CRH)和促肾上腺皮质激素(ACTH)的分泌减少,这样就可使糖皮质激素的分泌降至正常水平。反之,当血浆中糖皮质激素减少时,上述的反馈抑制作用就有所减弱,CRH 和 ACTH 的分泌随即增加,使糖皮质激素在血浆中又升至正常水平。这样,上述反馈调节就能使机体血浆中糖皮质激素浓度维持在一个相对恒定的水平。当反馈调节发生障碍时,自稳态就会发生紊乱而引起一系列异常变化。例如,肾上腺-性腺综合征患者可能因遗传缺陷而致肾上腺皮质 11-羟化酶缺乏,因而皮质醇(cortisol)和皮质酮(corticosterone)生成不足,因此对 CRH 和 ACTH 的反馈抑制失效,腺垂体仍不断分泌更多的 ACTH,肾上腺皮质激素的生成就因而增多,故患者血中和组织中 ACTH、17-酮类醇、雄激素明显增多,女性患者可出现男性化症状。

(二)因果转化

在各种自稳调节的控制下,机体各器官系统的功能和代谢活动互相依赖,互相制约,体现了极为完善的协调关系。当某一器官系统的一个部分受到病因的损害作用而发生功能代谢紊乱,自稳态不能维持时,就有可能通过连锁反应而引起本器官系统其他部分或者其他器官系统功能代谢的变化,这就是疾病中的因果转化。即原始病因使机体某一部分发生损害后,这种损害又可以作为发病学原因而引起另一些变化,后者又可作为新的发病学原因而引起新的变化。如此,原因和结果交替不已,疾病就不断发展起来。如糖尿病时糖代谢、脂类代谢和酸碱平衡相继发生紊乱,便是疾病时因果转化的一个例子。又如,原始病因为机械暴力时,可使组织受损,血管破裂而导致大出血;大出血使心排血量减少和动脉血压下降;血压下降可反射性地使交感神经兴奋,皮肤、腹腔内脏的小动脉、微动脉等因而收缩,这种血管收缩虽可引起外周组织缺氧,但可减少出血,在一定时间内又可维持动脉血压于一定水平,故有利于心、脑的血液供应。外周组织(主要是皮肤和腹腔内脏)持续的缺血缺氧将导致大量血液淤积在毛细血管和微静脉内,其结果是回心血量锐减,心排血量进一步减少和动脉血压进一步降低,组织缺氧就更严重,于是就有更多的血液淤积在循环中,回心血量又随之而更加减少。可见,组织缺血缺氧,毛细血管和微静脉内大量血液的淤积,回心血量减少,动脉血压降低等几个环节互为因果,循环不已,而每一次因果循环都能使病情更加恶化,故这种循环称为恶性循环(vicious circle)。

认识疾病发展过程中的因果转化以及在某些疾病或某些情况下可能出现的恶性循环,对于正确地治疗疾病和防止疾病的恶化,具有重要意义。在上述严重外伤发展过程中,如能及时采取有效的止血措施和输血输液,就可以阻断上述连锁反应的发展,从而防止病情的恶化。如果恶性循环已经出现,则可通过输血补液,正确使用血管活性药物,纠正酸中毒等措施来打断恶性循环,可使病情向着有利于机体的方向发展。

随着因果转化的不断向前推移,一些疾病可以呈现出比较明显的阶段性。例如,在上述的严重外伤引起出血性休克的过程中,机体可经历休克初期(微循环缺血期)、休克期(微循环瘀血期)和休克期晚期(难治期);严重大面积烧伤患者往往要经历休克、感染、肾功能不全等几个阶段;各种传染病则一般要经历潜伏期、前驱期、显明期和转归期等几个阶段;在伤寒病历时数周的不同时期中,患者的临床表现、回肠病变和免疫反应等,每周都不相同。具体分析疾病各阶段中的因果转化和可能出现的恶性循环,显然是正确处理疾病的重要基础。

(三) 抗损害反应

分析许多疾病中因果转化的连锁反应,可以看出其中两类变化:其一是原始病因引起的以及在以后连锁反应中继发出现的损害性变化;其二则是对抗这些损害的各种反应,包括各种生理性防御适应性反应和代偿作用。损害和抗损害反应之间相互依存又相互斗争的复杂关系是推动很多疾病不断发展演变,推动因果连锁反应不断向前推移的基本动力。前述机械暴力作用于机体的例子中,组织破坏、血管破裂、出血、缺氧等属于损害性变化;而动脉压的初步下降所致的反射性交感神经兴奋以及由此发生的血管收缩,因可减少出血并在一定时间内有助于维持动脉血压于一定水平,从而有利于心、脑的血液供应,故属抗损害反应。此外,同时发生的心率加快、心肌力加强可以增加心排血量;血液凝固过程加速有利于止血,因而也属抗损害反应。如果损害较轻,则通过上述抗损害反应和适当的及时治疗,机体便可恢复健康;如损害严重,抗损害反应不足以抗衡损害性变化,又无适当的治疗,则患者可因创伤性或失血性休克而死亡。可见,损害和抗损害反应之间的对比往往影响着疾病的发展方向和转归。应当注意的是,有些变化可以既有抗损害意义又有损害作用,而且,随着条件的改变和时间的推移,原来以抗损害为主的变化可以转化为损害性变化。例如,上述创伤时的血管收缩有抗损害意义,但血管收缩同时也有使外周组织缺氧的损害作用,而持续的组织缺血缺氧,将导致微循环障碍而使回心血量锐减,此时,原来有抗损害意义的血管收缩,此时已转化成为对机体有严重损害作用的变化。因此,正确区分疾病过程中的损害性变化和抗损害性反应,有重要的实践意义。在临床实践中,原则上应当尽可能支持和保持抗损害性反应而排除或减轻损害性变化。但当抗损害性反应转化为损害性变化时,就应当排除或减轻这种变化。目前,休克治疗中常应用血管扩张药来改善组织的动脉血液灌流以减轻或消除组织缺氧,并且获得较好效果,其理论基础就在于此。

针对不同损害所发生的抗损害反应往往各有特点。例如,创伤时的反应已如上述,而在炎症性疾病时,机体的局部反应往往是渗出和增生,全身反应则可有发热、白细胞数目的变化等。然而,不同的损害也可引起某些共同的反应。例如,各种强烈因素如麻醉、感染、中毒、出血、创伤、烧伤、休克等,都能引起机体的应激反应(stress reaction),即通过下丘脑-腺垂体引起肾上腺皮质激素大量分泌,从而使机体的防御适应能力在短期内有所加强。这是常见于各种急性危重疾病的一种非特异性抗损害反应,对机体适应各种强烈因素的刺激起着重要作用。

疾病时抗损害反应的一个重要方面是各种代偿和适应反应。例如,一侧肾功能完全丧失后,对侧健康肾可加强活动而维持正常的泌尿功能;组织缺氧时,糖酵解过程加强,氧合血红蛋白释放氧的能力和组织利用氧的能力增强;某些组织和细胞坏死后发生的再生等等。

疾病时机体内发生的反应,主要是对抗损害的,但并非所有疾病时的所有反应都是针对损害的。例如,在许多致病微生物引起的疾病中,机体的反应不是仅仅针对微生物所造成的损害,机体的免疫反应也是针对微生物本身和(或)其他代谢产物的。

并非所有疾患均存在类似损害与抗损害反应,如在红绿色盲、唇裂、腭裂、多指症、小儿唐氏综合征、睾丸女性化(testicular feminization)、先天性睾丸发育不全(klinefelter's syndrome)以及由遗传缺陷所引起的种种严重畸形的患者,虽然有明显的功能、代谢和形态结构上的异常变化,但在他们身上很难找出令人信服的损害与抗损害反应。

三、疾病发生的基本机制

疾病发生的基本机制(basic mechanism)是指参与很多疾病的共同机制。下面从神经、体液、细胞和分子机制四方面叙述。

(一)神经机制

神经机制参与了大多数疾病的发病过程。有些因素直接损害神经系统,如流行性乙型脑炎病毒;另一些致病因子可通过神经反射引起相应器官组织的功能代谢变化,或者抑制神经递质的合成、释放和分解,促进致病因子与神经递质的结合,减弱或阻断正常递质的作用。最常见者为早期精神紧张、焦虑、烦恼导致大脑皮质功能紊乱,皮质与皮质下功能失调,导致内脏器官功能障碍。

(二)体液机制

疾病中的体液机制主要是指致病因素引起体液的质和量的变化。体液调节的障碍造成内环境紊乱,以至发生疾病。体液调节紊乱常由各种体液因子(humoral factor)数量或活性变化引起,它包括各种全身性作用的体液性因子(如组胺、去甲肾上腺素、前列腺素、激活的补体、活化的凝血与纤溶物质等)和局部作用的体液因子(如内皮素、某些神经肽等)以及细胞因子(cytokines),如白介素(IL)、肿瘤坏死因子(TNF-α)等。体液因子常通过以下三种方式作用于靶细胞:①内分泌(endocrine):体内一些特殊的分泌细胞分泌的各种化学介质,如激素,通过血液循环输送到身体的各个部分,被远距离靶细胞上的受体识别并发挥作用;②旁分泌(paracrine):由某些细胞分泌的信息分子由于很快被吸收破坏,故只能对邻近的靶细胞起作用,采用这种方式的有神经递质(如神经原之间的突触传递)及一些生长因子等;③自分泌(autocrine):细胞能对它们自身分泌的信息分子起反应,即分泌细胞和靶细胞为同一细胞,许多生长因子能以这种方式起作用。

在很多疾病中存在体液调节紊乱,主要是通过内分泌激素起作用的,而内分泌腺的功能活动是受神经机制调节的。疾病发生发展中体液机制与神经机制常常同时发生,共同参与,故常称其为神经体液机制。

(三)细胞机制

致病因素作用于机体后可以直接或间接作用于组织、细胞,造成某些细胞功能代谢障碍,从而引起细胞的自稳调节紊乱。致病因素引起的细胞损伤除直接的破坏(如外伤、肝炎病毒侵入肝细胞等)外,有时可表现为细胞膜功能障碍和细胞器功能障碍。细胞膜上的各种离子泵如钠泵即 Na^+-K^+-ATP 酶、钙泵即 Ca^{2+}-Mg^{2+}-ATP 酶等功能失调时造成细胞内 Na^+、Ca^{2+} 大量积聚、细胞水肿,甚至死亡,这是导致有关器官功能障碍的重要机制。细胞器的功能障碍,如线粒体功能障碍,主要表现为氧化还原电位下降,辅酶Ⅱ不能再生,各种酶系统受抑制,特别是丙酮酸脱氢酶系统催化过程发生障碍,阻碍丙酮酸脱氢、脱羧生成乙酰辅酶 A,抑制葡萄糖、脂肪及酮体进入三羧酸循环,导致能量产生不足,造成严重的细胞功能障碍。此外,ATP 生成减少使依赖 cAMP(第二信使)的激素不能发挥其调节作用,最终导致细胞死亡。

（四）分子机制

各种病因引起疾病,都会以各种形式表现出分子水平上大分子多聚体与小分子的异常,反之,分子水平的异常变化又会在不同程度上影响正常生命活动。近年来从分子水平研究疾病的发生机制催生了分子病理学(molecular pathology)及分子医学(molecular medicine)。广义的分子病理学研究所有疾病的分子机制,狭义的分子病理学主要研究生物大分子(主要是核酸与蛋白质)在疾病中的作用。所谓分子病(molecular disease)是指由于 DNA 遗传变异引起的一类以蛋白质异常为特征的疾病,主要有以下几类:

1. **酶缺陷所致的疾病**　主要是指 DNA 遗传变异引起的酶蛋白异常所致的疾病。如 I 型糖原沉积病,由于编码 6-磷酸-葡萄糖脱氢酶的基因发生突变,致该酶缺乏,使 6-磷酸-葡萄糖无法酶解为葡萄糖,反而经可逆反应转化为糖原,并沉积于肝。

2. **血浆蛋白和细胞蛋白缺陷所致的疾病**　如镰刀细胞性贫血,为血红蛋白的珠蛋白分子中在 β-肽链氨基端第六位的谷氨酸被缬氨酸异常取代,以致血红蛋白的稳定性被破坏,表现为血氧分压降低时容易形成棒状晶体,使红细胞扭曲呈镰状,故容易破坏,发生溶血。

3. **受体病**　由于受体基因突变使受体缺失、减少或结构异常而致的疾病称为受体病。它又可分为遗传性受体病(如家族性高胆固醇血症等)和自身免疫性受体病(如重症肌无力等)两种。

4. **膜转运障碍所致的疾病**　由于基因突变引起的特异性载体蛋白缺陷而造成膜转运障碍的疾病。目前了解最多的是肾小管上皮细胞转运障碍,表现为肾小管重吸收功能失调,如胱氨酸尿症患者的肾小管上皮细胞对胱氨酸、精氨酸、鸟氨酸与赖氨酸转运的载体蛋白发生遗传性缺陷而发生转运障碍,这些氨基酸不能被肾小管重吸收,进而随尿排出,形成胱氨酸尿症。

某些疾病(如糖尿病、高血压等)相关基因(disease-associated gene)或易感基因(susceptibility gene)也已找到,因此出现了基因病(gene-disease)的新概念。基因病主要是指基因本身突变、缺失或其表达调控障碍引起的疾病,如果由一个致病基因引起的基因病称为单基因病(mono-gene disease or single-gene disorder),如多囊肾,主要是由于常染色体 16p13.3 处存在有缺陷的等位基因 PKDI 所引起的显性遗传。如果由于多个基因共同控制其表型性状的疾病称多基因病(polygenic disease or multigene disease)。此时多个基因的作用可以相加、协同或相互抑制。由于这些基因的作用也受环境因素的影响,因此多基因病也称多因子疾病(multifactorial disease)。高血压病、冠心病、糖尿病等均属此类疾病。

四、疾病的转归

一般疾病发展过程常可分为四期:潜伏期、前驱期、症状明显期、转归期。但也不尽然,有些疾病如红绿色盲、小儿唐氏综合征、先天性睾丸发育不全等遗传病,一旦发生以后,在患者一生中很少发生明显变化和发展,或者变化、发展很慢。这些疾病既不直接引起患者死亡,迄今也无法使之治愈或改善,患者最后往往因其他疾病而死亡。但是大多数疾病在经历一定时间或若干阶段以后,终将趋于结束,这就是疾病的转归。当然,诊断和治疗是否及时与正确,对疾病的转归起着极为重要的作用。

疾病的转归有完全恢复健康,不完全恢复健康和死亡三种情况。

(一) 完全恢复健康

完全恢复健康(complete recovery)或痊愈是指致病因素以及疾病时发生的各种损害性变化完全消除或得到控制,机体的功能、代谢活动完全恢复正常,形态结构破坏得到充分的修复,一切症状体征均先后消失,机体的自稳调节以及机体对外界环境的适应能力,社会行为包括劳动力也完全恢复正常。完全恢复健康说明机体的防御、代偿等反应取得绝对的优势。完全恢复健康是常见的,不少传染病痊愈以后,机体还能获得特异的免疫性。

(二) 不完全恢复健康

不完全恢复健康(incomplete recovery)是指损害性变化得到了控制,主要症状已经消失,但体内仍存在着某些病理变化,只是通过代偿反应才能维持着相对正常的生命活动。如果过分地增加机体的功能负荷,就可因代偿失调而致疾病再现。例如心瓣膜病引起的心力衰竭经内科治疗后,患者的主要症状可以消失,但心瓣膜的病变依然存在,只是由于心脏及心外的各种代偿反应,才能维持"正常"的血液循环。如果不适当地增加体力负荷,则又可导致代偿失调而重新出现心力衰竭时的血液循环障碍。严格地说,这种所谓不完全恢复健康的人,实际上并不健康,而仍然应当被看成是患者,并应受到恰当的保护和照顾。因外伤或其他疾病引起的各种残疾,如肢体截除、肢体瘫痪等,也应归入不完全恢复健康的范畴。

(三) 死亡

如果疾病时的各种严重损害占优势,而防御、代偿等抗损害反应相对不足,或者自稳调节的紊乱十分严重,不能建立新的平衡,又无及时和正确治疗,患者就可发生死亡(death)。当然,有些疾病,即使经过迄今为止最好的及时治疗,仍将导致患者死亡。

死亡的原因可以是生命重要器官(如心、脑、肝、肾、肺、肾上腺等)发生严重的不可恢复的损伤,也可以是慢性消耗性疾病(如严重的结核病、恶性肿瘤等)引起的全身极度衰竭,或由于失血、休克、窒息、中毒等因素使各器官系统之间的协调发生严重的障碍。

按照传统的概念,死亡被认为是一个经历下述三个阶段的过程。

1. 濒死期 机体各系统的功能产生严重的障碍,中枢神经系统脑干以上的部分处于深度抑制状态,表现为意识模糊或消失,反射迟钝,心搏减弱,血压降低,呼吸微弱,或出现周期性呼吸。由于缺氧,糖酵解过程占优势,乳酸等酸性中间代谢产物增多;同时,ATP 形成不足,能量供应锐减,各种功能活动乃愈益减弱。濒死期的持续时间因病而异,如因心搏或呼吸骤停的患者,可以不经过或无明显的濒死期而直接进入临床死亡期,称为猝死(sudden death);因慢性疾病死亡的患者,其濒死期一般较长,可持续数小时至 2~3 昼夜。

2. 临床死亡期 主要标志为心搏和呼吸完全停止。此时反射消失,延髓处于深度抑制状态,但各组织中仍然进行着微弱的代谢过程。动物实验证明,在一般条件下,临床死亡期的持续时间为 5~6 分钟,即血液供应完全停止后,大脑所能耐受缺氧的时间。超过这个时间,大脑将发生不可恢复的变化。

在濒死期或临床死亡期,重要器官的代谢过程尚未停止。如果这种情况是由于失血、窒息、触电等原因引起,如及时采取一系列紧急抢救措施,就可能起复苏或复活的作用。

3. 生物学死亡期 是死亡过程的最后阶段。此时从脑皮质开始到整个神经系统以及其他各器官系统的新陈代谢相继停止并出现不可逆的变化;整个机体已不可能复活,但某些组织在一定时间内仍可有极为微弱的代谢活动。此期中逐渐出现尸斑、尸冷、尸僵,最后尸体开始腐败。

第三节　疾病的诊断与药物治疗

诊断(diagnosis)是根据患者的症状、体征和行为,结合各种物理及化学检查,运用医学基本理论、基础知识和基本技能对异常生命状态进行判断。正确的诊断能反映疾病发生的机制,从而为药物治疗提供目标、靶点,是药物治疗的基础。疾病的诊断,是临床医师的最重要技能。对于临床药师而言,也是参与临床工作的基本要求,一方面是培养临床药学思维所必需,同时也是在医疗团队中提供药学服务的基本要求。通过疾病诊断知识的学习,可以帮助临床药师理解临床医师治疗决策的依据,并以此进行药物治疗方案与药学监护计划的拟定、评价,并判断治疗结果是否实现。为此,在临床药学教育的课程体系中,诊断学也是核心课程之一。

一、诊断内容

完整的临床诊断应包括病因、病理形态和病理生理三方面的内容。诊断就其内容的含义还可分为描述性和实体性两大类。以现象为诊断内容的属描述性诊断,皮肤科常使用这种诊断,如银屑病等。凡是揭示疾病本质的属实体性诊断,如肺炎链球菌肺炎。大部分临床诊断都属实体性诊断。

二、诊断步骤

(一) 收集资料

诊断的首要步骤就是通过询问就诊者的主观感受症状来采集病史资料。病史对诊断可起到定向作用,能提示诊断的线索。医生利用感官检查就诊者的身体,所获得的资料称体征。体征是医生的客观发现,是亲手获得的,不受就诊者主观意识的影响。体格检查有助于验证症状的存在,辨别症状的性质和查明症状的由来,还有助于发现就诊者未曾觉察到的异常。常可根据体检资料排除或保留作症状诊断时考虑到的一些疾病,或补充症状诊断中未考虑到的疾病,有时还可作出临床诊断。实验检查所提供的资料多属问诊和体检所不能察觉的身体内在改变,如体液成分的变化、病原体和组织结构改变等。它可用以确定症状和体征的性质,有时还可作为某些疾病的主要诊断依据。影像检查是应用 X 射线、超声波和核素等显像技术来收集资料,通过影像分析可以推断脏器的形态和功能变化,从而为病理形态和病理生理诊断提供依据。通过观察生物电变化来收集资料的方法有心电图、脑电图、肌电图和视网膜电图描记等,通过电波的形态、节律和频率等可以判断被检器官或组织有无器质性或功能性改变等。内窥镜检查所收集到的是有关深部腔、道情况的资料,它既可发现某些症状或体征的解剖基础,又可在直视下采集病变组织做病理检查,为病理形态诊断提供依据。病理资料是用光学显微镜或电子显微镜观察组织结构而获得的,可由形态学角度判定病变性质或分期。它是病理形态诊断的重要依据。此外,还常需收集反映某器官或腺体功能状态的功能检查资料;有时还需收集试验治疗资料,甚至手术探查资料等。

收集资料的方法需要医生运用自己的医学知识有的放矢地选择。其中问诊和体格检查在任何情况下都是必不可缺的。此外,实验室检查中的血、尿常规检查也是必检项目。随着医院设备的日臻完善,X射线胸部透视、心电图检查和超声波检查已被大多数医生视为常规收集资料的方法。常规检查范围的扩大,固然可早期提供较多的资料,但有时也会给患者增加不必要的负担。

(二) 评价资料

对收集到的资料,首先要估计它的真实性和准确性,然后再一一辨别它反映的是正常还是异常情况。若所反映的为异常情况,还要根据公认的该异常情况在某病中可能出现的频率和对诊断某病的特异性及敏感性来评价它的诊断价值。不同项目有不同的正常标准。人们依据临床工作或日常生活中积累的感性认识把人群中习见的表现视为正常,异乎寻常的为不正常。这种判定标准是约定俗成的,经验性的,没有统一的规范,多用于一些体检项目,如表情、语调、步态、心音和腹型等。另一种判定正常与否的方法是采用正常人群的调查统计数值,即正常值。由于个体差异较大,绝大多数检查项目的正常值都是用正常范围来表示。由统计学计算的正常范围最多只能包括正常总体数的99%,一般是95%,其余1%或5%本属正常,但在数值上却被视为异常。评价检查值的临床意义时,除与代表总体的正常值相比外,还要与该个体自身的基础值相比。这时还要参考其他检查结果,才能对其意义作出评价。反映不正常状态的资料,常常是诊断疾病的线索和依据,而正常结果常用于鉴别诊断中排除某病的依据。

评价某项检查结果的临床意义的根据是该项目对一些疾病诊断的特异性和灵敏度。在某病中可以出现阳性结果的某项检查,其对该病诊断的特异性用该检查在与该病性质相近但又非该病的疾病中出现的阴性率来表示,阴性率愈高,特异性愈强。如某检查只在某病中出现阳性,而在其他疾病中都是阴性,则该检查对诊断某病的特异性为100%,即非常特异。特异性与该检查在某病中出现的阳性率高低无关,如痰结核菌阳性只出现于肺结核,绝不出现于其他肺部感染性疾病,故它对诊断肺结核的特异性极强,但它在肺结核中的阳性率并不高。特异性是用以评价某项检查对某病的诊断能力和排除非某病的能力。灵敏度则是用某项检查在某病中出现的阳性率来表示。一项检查可以在不同疾病中出现阳性,在哪个疾病中出现的阳性率愈高,则表示对检出那个疾病的灵敏度愈高,若该检查毫无例外地出现于某病,则对检出某病的灵敏度为100%。灵敏度是评价某项检查检出某病能力,对诊断某病不一定有较强的特异性。如尿糖检查在原发性糖尿病中都呈阳性,但也可见于肾性糖尿、甲状腺功能亢进症等病中,所以尿糖对检出原发性糖尿病的灵敏度很高,但对诊断该病的特异性并不很强。特异性和灵敏度都是根据大量资料用统计学方法计算出来的,评价资料时,还要注意假阳性和假阴性。对某病诊断有一定特异性的检查结果,出现于非某病时,对非某病来讲,是假阳性。易出现假阳性的检查项目,对某病诊断的特异性差,评价不当便会引起误诊。对某病检出有一定灵敏度的检查结果,未出现于某病时,对某病来讲,是假阴性。易出现假阴性的检查项目,对某病检出的灵敏度差,评价失当即易导致漏诊。

(三) 分析推理判断

分析推理判断是在评价资料的基础上进行诊断的思维过程。收集到的资料,不论齐全与否,都需要医生运用既有的知识、经验,进行综合、分析、联想、推理,才能引申出诊断。临床上进行诊断的思维方式约略有三,即病象对比、鉴别推断和否证拟诊。至于运用哪种方式,取决于获得的资料能在多大程度上反映出该病的形象。除这三种方式外,还有模拟思维的电子计算机诊断。

1. **病象对比**　这种诊断方式常用于所获得的资料能比较明显地反映疾病的整体形象时。如果这一形象与医生记忆中的书刊上所描述的或在实践中所经历的某病形象一致时，医生当即可通过对比，首先考虑某病。然后再验看能否将具有部分或大部分类似表现的其他疾病排除，并能否对一些在本病中不断出现的阳性征象和应该有而未出现的阴性征象作出合理的解释；如果能，就可诊断为某病。对临床表现典型的疾病，一般都是采用这种诊断方式。这种诊断方法比较便捷，容易掌握，但由于临床上遇到的典型病例不多，所以用途不广。

2. **鉴别推断**　这是临床上最常用的诊断方式，多用于全貌未充分表露出来，或病情复杂，或本质比较隐匿但阳性表现却较多的疾病。实际采用的诊断方式有二：①逐步逼近诊断法，即在问诊完了，将获得的症状按时序系统化后，根据症状学知识，先考虑一些疾病，接着参考体检中所获得的体征，将其中不可能出现某体征，或应出现某体征但未出现的疾病排除，保留其余疾病，或添加一些根据体征应考虑进去的疾病，再顺次根据实验室检查、声像检查、功能测定等的结果，一步一步地继续排除和保留一些疾病。最后保留下来的疾病，就是最接近诊断的疾病。然后再测试它们中间最符合现病发生和发展规律，并能解释全部现象的疾病，这样就可作出临床诊断。这一诊断方式虽比较繁复，但由于诊断过程中考虑到了所有能提供这些资料的疾病，所以很少漏诊。②综合鉴别诊断法，首先对所获得的资料进行仔细的分析和评价，从中选择几项综合起来能概括现病病情的主要阳性表现，并据以列出有待鉴别的一些疾病。通过比较每一主要阳性表现在这些有待鉴别的疾病中出现的频率和对诊断这些疾病的灵敏度和特异性，联系未列为主要表现的那些资料的临床意义，再经综合、推理，最后就可以得出可能性最大的少数几个诊断。经过验看，其中与现病的病情和病理最相符，而且能全面合理地解释全部资料的诊断，就是临床诊断。这一诊断方法是临床医生最常用的，比逐步逼近法简单、便捷。但由于主要阳性表现是由医生选择的，选择失当会导致误诊。

3. **否证拟诊**　即利用排除法来作诊断，常用于主要征象少而又缺乏伴随表现的疾患，如缺乏其他阳性表现的发热、水肿等。往往是先运用诊断学知识，将能出现此征象的所有疾病分类列出，然后根据正常所见或阴性发现，将这些疾病逐类或逐个一一否定，最后剩下不能否定的疾病，也就是可能性最大的疾病，以此作为初步诊断或临床诊断，若作出的只是初步诊断，则需进一步收集有关该病的资料，据以确定或更改原诊断。

4. **电子计算机诊断**　电子计算机有逻辑判断和信息加工的能力。临床上常用的电子计算机诊断模型中，具有代表性的有概率模型、序贯决策模型和专家系统模型等三种。

（四）实践验证

疾病是一个由发生到缓解的连续过程。在作诊断时，患者往往处于疾病的某一阶段，医生只能根据当时掌握的资料，经分析推理，得出诊断。这个诊断是否切合疾病的总体情况，还需要在临床实践中，通过进一步观察病情演变、继续收集资料以及客观地观察治疗反应来验看。疾病的发展符合所诊断的疾病发展和消退规律，而且对针对性治疗呈现预期的反应时，才能断定临床诊断正确。实践验证有助于锻炼思维能力，丰富临床经验，提高诊断水平。即使在门诊工作中，也应约患者复诊或通过信访来验证诊断。

三、疾病诊断与药物治疗的关系

由于疾病诊断是对异常生命状态进行的判断,正确的诊断揭示了疾病的本质,其中疾病的发生病因及机制为药物治疗提供了目标及靶点,而药物治疗恰恰可以验证诊断的正确性。如肺炎链球菌肺炎用繁殖期杀菌剂青霉素治疗疗效最佳;1 型糖尿病必须用胰岛素治疗,因为 1 型糖尿病病因是胰岛 β 细胞被破坏,发病机制是胰岛素分泌绝对不足,所以如果只是单纯给予口服降糖药不会取得任何疗效。然而由于种种原因有些疾病现在还没有被完全认识,或者由于患者发病不典型抑或部分医疗单位辅助诊断设施的缺乏,很难在用药之前就诊断清楚,这时需要借助药物进行诊断性治疗。如某患者在医院做了 CT 检查,发现絮状影,怀疑是肺结核,但该患者除了胸痛没有任何其他肺结核临床症状。当地医院给予抗结核治疗,1 个月后胸痛缓解,CT 结果显示病灶缩小,最后确诊是肺结核。因此疾病诊断与药物治疗是相辅相成的依赖关系。

第四节　疾病的一般处置方法

一、疾病的治疗前处置

临床工作中应根据患者的病情首先做出适当的处置,我们称之为治疗前处置。它是以既要能够解除患者的痛苦,又不能增加患者不良反应发生的几率及经济负担为前提。某些病情较轻的患者有时无需特殊处理,疾病也可痊愈,如轻症感冒等。适当的治疗前处置可以有助于疾病的治疗,提高临床疗效。

1. 告知病情,争取患者配合　患者就医的目的一般有两个,首先是明确诊断,其次是寻求治疗。基于患者的心理,可以告知患者目前的病情及可能发生的转归,如果需要对患者保密的(如癌症等)则要向患者家属交代病情,争取患者配合治疗,这是取得良好疗效的关键。

2. 饮食及日常生活行为的调整　良好的饮食习惯及生活方式对某些疾病的治疗十分重要,如糖尿病要限制碳水化合物的摄取,适度的运动可以改善胰岛素抵抗,有利于糖尿病的治疗。感冒患者可以多休息、饮水及多食用维生素丰富的食物,这样既可减轻症状,又能缩短病程。

3. 心理疏导及行为矫正　对于有心理障碍及精神异常的患者,适当的心理疏导及行为矫正可以明显改善病情。如情绪焦虑的患者,可通过改变态度,以正面的角度看待事物,保持乐观情绪;缺乏信心时,不妨以过去的成就与未来的美好前景鼓励自己;想象自己在一个舒适愉悦的环境中,有助于消除焦虑;反复告诉自己,一切都没有问题,我可以应付得来等。失眠患者可以纠正不良的作息习惯,如睡前不可喝茶,不可看有刺激内容的影视等。

4. 自我治疗及保健　部分功能性疾病,可以自行治疗,尽量不用或少用药物。如疲劳过度引起的头痛,可以按摩太阳穴;腹痛可以按摩脐周;小儿消化不良可以按摩脊柱等。但是这需要在专业临床医师的指导下才能获得良好的疗效。

二、疾病的一般处置方法

当疾病的发生发展,经生活行为改变等处置方法不能达到预期目标,或病情较重时就要采取适当的手段予以治疗。常规的处置方法有：

（一）药物治疗

药物治疗是建立在认识疾病的基础之上，根据疾病的发生机制，确定治疗目标及靶点，主要分对症及对因治疗。对症治疗（symptomatic treatment）是针对疾病外在表现的主要症候进行治疗，或称治标。对症治疗的目的在于减轻患者的痛苦，控制病情发展，为治愈病患赢得时间，创造条件。在某些危重急症如休克、惊厥、心力衰竭、高热、剧痛时，对症治疗可能比对因治疗更为迫切。用药的目的在于消除原发致病因子、彻底治愈疾病时，称为对因治疗（etiological treatment），或称治本。例如使用抗生素消除体内致病菌。

（二）手术治疗

手术治疗是外科常用的治疗方法，由于有些疾病药物治疗不能解决根本问题，需利用特定的医疗器械及方法对患者进行施治。如早期的中医小夹板固定治疗骨折、华佗在酒服麻沸散之后给患者的开颅手术等。由于科学技术的发展，现代很多疾病都要依赖手术，如早期癌症是手术的主要适应证，急性化脓性阑尾炎用手术可以迅速治愈。手术按学科可分为普通外科、骨科、泌尿系、胸科、心血管、脑神经、妇产科、眼科、耳鼻喉科及整形外科手术等。

（三）介入治疗

介入治疗（interventional treatment），是介于外科、内科治疗之间的新兴治疗方法，包括血管内介入和非血管介入治疗。经过 30 多年的发展，已和外科、内科一起称为三大支柱性学科。简单地讲，介入治疗就是不开刀暴露病灶的情况下，在血管、皮肤上作直径几毫米的微小通道，或经人体原有的管道，在影像设备（血管造影机、透视机、CT、MR、B 超）的引导下对病灶局部进行治疗的创伤最小的治疗方法。有些介入治疗需结合特定的药物才能达到预期目标。如早期肝癌是将导管顺动脉插入肝脏并注入抗癌药物。

（四）射频治疗

射频的本质为 200～750kHz 电磁波。射频电流经过人体时，局部组织可产生热能，使病变组织升温，细胞内外水分蒸发、干燥，以致组织坏死而达到治疗目的。射频技术治疗消化道疾病具有治疗彻底、便捷、不损伤内环境、安全、无污染等优点。

（五）理疗

理疗是利用人工或自然界物理因素作用于人体，使之产生有利的反应，达到预防和治疗疾病的目的。其在临床应用广泛，是康复治疗的重要内容。如远红外治疗软组织损伤等。

当然治疗的方法很多，如移植、放疗、药浴等，这里就不一一叙述。

第五节　临床医学及其特点

一、临床医学及其基本任务

临床医学（clinical medicine）是研究疾病的病因、诊断、治疗和预后，提高临床治疗水平，促进人体健康的科学。它根据患者的临床表现，从整体出发结合研究疾病的病因、发病机制和病理过程，进而确定诊断，通过预防和治疗在最大程度上减轻患者痛苦、恢复健康、保护劳动力。临床医学是直接面对疾病、患者，对患者直接实施治疗的科学。如内科学、外科学、妇产科学、儿科学、口腔及眼耳鼻喉科学等都属于临床医学。

（一）　认识疾病

人类的医疗活动是从认识疾病开始的。认识疾病的过程就是正确揭示疾病的发病原因及其机制的过程，只有这样治疗才具有针对性。我们的祖先在与大自然作斗争中创造了原始中医学，并以当时的古代自然科学阴阳五行学说作为理论依据，认为人体发病是因为阴阳五行失衡、气血津液亏虚及自然界邪气入侵所致，据此在长期实践中探索出能够解除相关病痛的中草药。现代医学更是如此，如阿尔茨海默病（Alzheimer' disease）是 1906 年由德国的精神科兼神经病理学家 Alois Alzheimer 发现并命名，1970 年英国科学家发现脑内胆碱能（Ach）神经系统退化是其发病的关键机制，之后在医学及药物学家的共同努力下研发出胆碱酯酶抑制剂用于治疗该病。

（二）　治疗疾病

认识疾病的目的在于解除病痛给患者带来的痛苦。除少数疾病可以自愈而不用特殊治疗以外，大部分疾病则需要各种治疗手段的干预才能康复。而临床医师须先根据患者的病情做出诊断，之后确定治疗方案并付诸实施。如我们日常生活中常见的疾病感冒，轻症者稍事休息，适当加强营养可以自愈；重症者，临床医师必须根据患者的症状结合相关检查，确定是何种病原微生物感染（病毒、细菌等），之后才能确定用何种抗生素进行治疗。

也有例外，有些疾病目前只停留在认识阶段，对人体危害不大，无须治疗，如多囊肝；有些疾病现在还没有有效的治疗手段，无法进行有效治疗，如某些遗传病。

（三）　预防保健

随着人们对高质量生活的追求及保健意识的提高，预防保健成为临床医学的又一基本任务。对亚健康人群早期预防，避免发展成为疾病，将是临床医学及药学工作者的又一工作重点。如单纯性肥胖症患者，如何防止其演变为糖尿病及冠心病已成为当前的热门话题。

二、临床医学的学科特点

在现代医学的结构与体系中，把临床医学归入应用医学范畴，这是因为临床医学需要在基础医学所取得的知识基础上诊治患者，二者的关系与基础科学（如数、理、化、天、地、生等学科）和应用科学（如各种工程技术）的关系有类似之处。然而还应看到，基础医学与临床医学的关系又有相当重要的差异。不仅基础医学的研究目的是为了认识人体生命活动的奥秘，发现其中的规律，临床医学同样也担负着重要的认识生命活动的任务。

（一）　来源于实践

同一般的应用科学相比，可以看到临床医学的活动并不局限于对已知理论的应用上，它的研究对象的未知因素相当多。医学的研究对象是自然界最高级的生物——人，而人的生命活动要受到各种自然因素和社会因素的综合作用，其复杂性远远超过其他自然科学。尽管医学活动几乎和人类的文明史同时开始，近代医学也与近代自然科学一道起步，但由于研究对象的特殊性，至今生命科学的未知领域要比其他自然科学多得多。对于疾病的认识也是一样，至今仍在陆续发现新的未知的疾病，即使对于已知的疾病，许多方面的认识也还有待于深化。临床医学当然不能等待基础医学把未知因素全部弄清后再去治病，只能努力减少这些未知因素的影响，设法达到治病救人的目的。这就是说，即使基础理论尚不清楚，也要试探或凭经验去解决实践中存在的问题，这种实践我们不妨称之为"摸索实践"。在这种实践中发展起来的临床医学在其历史上和认识上都早于基础医学，这是它同许多应用科学显著的区别之一。

回顾医学史我们可以看到,一切疾病都要靠临床医学(而不是基础医学)来发现,一切疾病在活体上的表现及其变化规律即"临床相"(clinical manifestation),也是靠临床医学来确认的,即使在基础医学已有相当规模的今天也不例外。如 20 世纪 60 年代在新几内亚发现的库鲁病(Kuru,新几内亚震颤)、70 年代在美国发现的军团病(Legionellosis,嗜肺性军团病杆菌感染)、80 年代发现的获得性免疫缺陷综合征(acquired immune deficiency syndrome,AIDS)等,都是如此。在临床上首先发现了这些新的疾患,确定了它们是未知的特殊病种,再由预防医学深入研究其本质。人们对疾病临床表现的认识,也总是先行于对疾病的病因、发病机制等基础医学的认识。事实上,临床工作中已经发现了的许多疾病表现的规律,至今还未得到基础医学的解释,例如红斑狼疮患者女性多于男性;食管癌患者总数男性多于女性,但是在食道的第一个生理缩狭段发生癌变者中,女性多于男性;伤寒与斑疹伤寒都可出现皮疹,但伤寒患者的皮疹多见于胸腹部,而斑疹伤寒则背部及四肢也常有皮疹出现……这些差别的发生机制至今仍不清楚,医学对这类临床上无法用已有的知识解释的现象进行深究,往往能导致理论上新的发现。由于科学技术的进步,人类将会接触到许多新的物质,或新的社会生活条件(如电磁波、人工合成物质、人工气候、优越的生活方式和紧张的生活节奏)等,这些因素可能对人的健康产生什么影响尚难以预料,因此,临床医学发现新疾病的功能应当加强。

由此可见,临床医学的性质既属于应用科学,又不是单纯的应用科学,它在疾病的科学发现中起着重要的作用。这样,从事临床工作的医生、药师就不应把自己的工作视为简单的重复性劳动,而应看到自己所肩负的科学发现的责任,应该使自己在应用已知理论治病救人的同时,不放过一切科学发现的机会,做探索未知世界的先锋。

(二) 应用于实践并接受实践检验

临床医学的目的在于治病救人,任何理论上的发现必须应用于实践中去才能体现它的价值,临床医学更是如此。面对患者,临床医师必须根据所学的基础知识及技能首先做出正确的诊断,然后采取适当的措施进行治疗,同时要有评价其疗效的指标。由于疾病的复杂性,只有真正解除患者的痛苦,才能证实理论的正确性。由于现代医学研究模式是建立在疾病模型的基础之上的,与人体真正的疾病还存在一定的差异,这就需要在临床实践中不断进行验证,并进一步完善。有些疾病是在不断变化的,如病毒感染性疾病,由于病毒的变异,原来的治疗方法未必能取得预期效果,这就需要我们对原来的治疗方法做进一步调整,以求取得良好疗效。

总之,临床医学作为一门应用科学,既从实践中来,又必须回到实践中去,并接受实践的检验,只有这样才能使这门学科不断完善,以更好地为人类服务。

三、临床医学的学科体系

临床医学是医学科学中研究疾病的诊断、治疗和预防的各专业学科的总称。它根据患者的临床表现,从整体出发结合研究疾病的病因、发病机制和病理过程,进而确定诊断,通过治疗和预防手段以消除疾病、减轻患者痛苦、恢复患者健康、保护劳动力。临床医学是一门实践性很强的应用科学,重点在诊断与治疗疾病。临床医学学科体系由两部分构成,基础部分包括,人体解剖学、组织胚胎学、生理学、病理学、病理生理学、生物化学、微生物与免疫学、

药理学、诊断学等;临床专业课部分包括,内科学、外科学、妇产科学、儿科学等。以下就部分主干课程做简单介绍:

（一） 诊断学

诊断学(diagnostics)是运用医学基本理论、基本知识和基本技能对疾病进行诊断的一门学科,它是从基础学科过渡到临床医学各学科的桥梁课程,是临床各专业学科的重要基础,其内容包括临床诊断学及实验诊断学两部分。临床诊断学的内容主要有症状学、病史采集、体格检查、病历书写、器械检查等,横跨多个学科,内容涉及面广,实践性强。实验诊断学的内容主要有临床血液学、临床生物化学、临床酶学、临床内分泌学、临床免疫学等。

（二） 内科学

内科学(internal medicine)在临床医学中占有极其重要的位置,它是临床医学各科的基础学科,所阐述的内容在临床医学的理论和实践中有其普遍意义,是学习和掌握其他临床学科的重要基础。它详细介绍内科常见病、多发病的病因、发病原理、临床表现、诊断要点和防治的理论知识及技能,包括呼吸、循环、消化、泌尿、造血系统、内分泌及代谢、风湿等常见疾病以及理化因素所致的疾病。与外科学一起并称为临床医学的两大支柱学科,为临床各科从医者必须精读的专业课程。

（三） 外科学

外科学(surgery)是现代医学的一个重要学科,主要研究如何利用外科手术方法去解除患者的病原,从而使患者得到治疗。外科学和所有的临床医学一样,需要了解疾病的定义、病因、表现、诊断、分期、治疗、预后,而且外科学更重视手术的适应证、术前的评估与照顾、手术的技巧与方法、术后的照顾、手术的并发症与预后等与外科手术相关的问题。

（四） 妇产科学

包括妇科学(gynecology)及产科学(obstetrics)。妇科学是一门研究女性在非孕期生殖系统(例如子宫、卵巢、输卵管或阴道等)的生理病理改变,并对其进行诊断、处理的临床医学学科。妇科学通常包括妇科学基础(女性一生生理变化、月经生理、女性生殖内分泌等)、女性生殖器炎症、女性生殖器肿瘤、生殖内分泌疾病、女性生殖器官损伤性疾病、女性生殖器官发育异常及先天畸形、女性其他生殖疾病等。产科学是一门关系到妇女妊娠、分娩、产褥全过程,并对该过程中所发生的一切生理、心理、病理改变进行诊断、处理的医学科学。是一门协助新生命诞生的科学。通常包括产科学基础(女性生殖系统解剖、女性生殖系统生理等)、生理产科学(妊娠生理、妊娠诊断、产前保健、正常分娩、正常产褥等)、病理产科学(妊娠病理、妊娠综合征、异常分娩、分娩期并发症、异常产褥等)、胎儿(正常胎儿与异常胎儿发育)和早期新生儿学四大部分。

（五） 儿科学

儿科学(pediatrics)是一门研究新生儿及儿童疾病的发病病因及机制,并对其进行诊断、处理的临床医学学科。主要内容包括儿童保健原则、儿科疾病诊治原则、青春期健康与疾病、新生儿与新生儿疾病、感染性疾病、呼吸系统疾病、心血管系统疾病、造血系统疾病、儿童急救等。

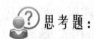 思考题:

1. 简述疾病的概念。

2. 简述疾病的发病机制。

3. 简述疾病的转归。

4. 试述临床诊断与药物治疗的关系。

5. 试述疾病的基本特征。

（魏群利）

第四章　医疗机构药品应用管理

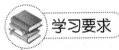

学习要求

1. 掌握医疗机构药物应用管理的基本内容与方法。
2. 熟悉临床药师在医疗机构药物应用管理中的作用。
3. 了解处方调配；高危药品、麻醉药品、精神药品的管理；医疗机构药事管理及医院药品处方集的制定。

医疗机构药品应用管理主要是对药品的供应与临床使用进行管理。通过管理达到依法提供质量优良、价格便宜的药品，促进合理用药，维护人民身体健康。

第一节　医疗机构药事管理

一、医疗机构药事及管理特点

医疗机构药事（institutional pharmacy affair），泛指在以医院为代表的医疗机构中一切与药品和药学服务有关的事务。原卫生部、国家中医药管理局和总后勤部卫生部于2011年1月联合颁布了《医疗机构药事管理规定》。对医疗机构药事管理（institutional pharmacy administration）进行了全新定义："医疗机构药事管理是指医疗机构以病人为中心，以临床药学为基础，对临床用药全过程进行有效的组织实施与管理，促进临床科学、合理用药的药学技术服务和相关的药品管理工作"。与已废止的《医疗机构药事管理暂行规定》比较，更加突出和强调以病人为中心，以临床药学为基础的药物临床应用管理。弱化了药品供应管理、调剂管理、制剂管理的内容。我国医院药学的发展已从以保障药品供应的传统模式，转变为以服务病人为中心的药学监护工作模式和以合理用药为核心的临床药学工作模式。

二、药事管理与药物治疗学委员会（组）

《医疗机构药事管理规定》第七条规定："二级以上医院应当设立药事管理与药物治疗学委员会（pharmacy administration and drug therapeutics committee）；其他医疗机构应当成立药事管理与药物治疗学组。"药事管理与药物治疗学委员会（组）是医疗机构药品应用的监督机构，也是对医疗机构各项重要药事工作作出决定的专业技术组织。

医院药事管理与药物治疗学委员会委员应由具有高级技术职务任职资格的药学、临床医学、护理和医院感染管理、医疗行政管理等人员组成。药事管理与药物治疗学组由药学、医务、护理、医院感染、临床科室等部门负责人和具有药师、医师以上专业技术职务任职资格人员组成。医疗机构负责人任药事管理与药物治疗学委员会（组）主任委员，药学和医务部门负责人任药事管理与药物治疗学委员会（组）副主任委员。

药事管理与药物治疗学委员会（组）的职责是：

（1）贯彻执行医疗卫生及药事管理等有关法律、法规、规章。审核制定本机构药事管理和药学工作规章制度，并监督实施；

（2）制定本机构药品处方集和基本用药供应目录；

（3）推动药物治疗相关临床诊疗指南和药物临床应用指导原则的制定与实施，监测、评估本机构药物使用情况，提出干预和改进措施，指导临床合理用药；

（4）分析、评估用药风险和药品不良反应、药品损害事件，并提供咨询与指导；

（5）建立药品遴选制度，审核本机构临床科室申请的新购入药品、调整药品品种或者供应企业和申报医院制剂等事宜；

（6）监督、指导麻醉药品、精神药品、医疗用毒性药品及放射性药品的临床使用与规范化管理；

（7）对医务人员进行有关药事管理法律法规、规章制度和合理用药知识教育培训；向公众宣传安全用药知识。

医院药事管理与药物治疗学委员会（组）应根据医院的实际情况，建立健全工作制度及岗位职责，定期召开专题会议，研究药事管理工作。药学部门负责日常工作，包括药品管理、药学专业技术服务以及临床药学工作。医务部门指定专人负责与医疗机构药物治疗相关的行政事务管理工作，协调合作做好药事管理工作。

三、医疗机构药学部门

随着现代医学和药学的发展，医院药学部门已从传统的医技科室逐步向临床职能科室过渡。药学部门主要负责医院有关药事管理和药学专业技术服务工作，并推进相关药事法规的落实。药事管理和药学专业服务工作主要包括：①本医院药品供应保障与管理；②处方、医嘱适宜性审核，药品调配以及安全用药指导；③实施临床药师制，直接参与临床药物治疗；④药学教育、科学研究等。

二级综合医院设置药剂科，三级综合医院设置药学部。我国综合性医院药学部门可设置的组织机构见图4-1。

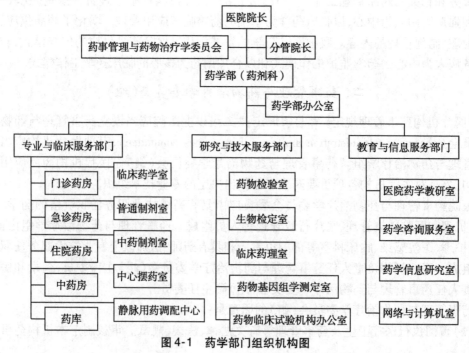

图4-1 药学部门组织机构图

第二节　医疗机构药品保障

一、药品概述

《药品管理法》规定："药品（drugs），是指用于预防、治疗、诊断人的疾病，有目的地调节人的生理功能并规定有适应证或者功能主治、用法和用量的物质，包括中药材、中药饮片、中成药、化学原料药及其制剂、抗生素、生化药品、放射性药品、血清、疫苗、血液制品和诊断药品等"。药品具有质量特性和商品特性。药品质量特性包括有效性、安全性、稳定性、均一性等方面。

二、医疗机构药品保障

（一）药品购进管理

遵守国家法律、法规采购药品，确保药品质量合格，是保障患者用药安全的前提。医疗机构必须从具有药品经营资格的企业购进药品。《药品管理法》及实施细则规定："医疗机构购进药品，必须建立并执行进货检查验收制度，验明药品合格证明和其他标识；不符合规定要求的药品，不得购进和使用，有真实、完整的药品购进记录"。药品购进记录必须保存至超过药品有效期1年，但不得少于3年。

医疗机构应当根据《国家基本药物目录》、《处方管理办法》、《国家处方集》等制订本机构《药品处方集》和《基本用药供应目录》，编制药品采购计划，由药学部门统一采购供应。经药事管理与药物治疗学委员会（组）审核同意，除核医学科可以购用、调剂本专业所需的放射性药品外，其他科室或者部门不得从事药品的采购、调剂活动，不得在临床使用非药学部门采购供应的药品。

目前我国推行以政府主导，以省（区、市）为单位的药品网上集中采购工作，医疗机构必须通过集中招标网上采购药品，坚持质量优先、价格合理的原则。应能保障医院中、低价位药品及基本药物供应，同时兼顾临床诊疗需求。

（二）药品验收管理

医院药学部门根据进货验收制度和程序查验供货单位资质及所销售药品的批准证明文件，对到货药品逐批进行验收。对国家实行特殊管理的药品、进口药品、生物制品按相关规定进行验收。药品到货后，收货人员核实运输方式是否符合要求，对照随货同行单（票）和采购记录核对药品，做到票、账、货相符。其中需冷藏、冷冻的药品，还应当对其运输方式及运输过程的温度记录、运输时间等质量控制状况进行重点检查并记录。防止不合格药品入库。

对符合收货要求的药品，需按品种特性要求放于相应待验区域或者设置状态标志。其中特殊管理的药品应当按照相关规定在专库或者专区内验收。按照药品批号查验同批号的检验报告书及相关文件。对每次到货药品进行逐批抽样验收，抽取的样品应当具有代表性，并做好验收记录。对验收不合格的药品应当注明不合格事项及处置措施。

对实施电子监管的药品，应按规定进行药品电子监管码扫码，及时上传数据至中国药品电子监管网系统平台。对未按规定加印或者加贴中国药品电子监管码，或者监管码的印刷不符合规定要求的药品，应当拒收。监管码信息与药品包装信息不符的，应当及时向供货单位查询,未得到确认之前不得入库,必要时向当地药品监督管理部门报告。

（三）药品贮存、养护管理

医院药学部门负责药品的贮存、养护及管理工作,保证药品的贮存条件符合说明书要求,确保在库药品质量合格。

医院药学部门应有专用的场所、设施和设备储存药品,设置常温库、阴凉库、冷藏库。常温 10～30℃;阴凉处不超过 20℃;凉暗处不超过 20℃且避光;冷处 2～10℃。

药品通常按其属性和类别分库、分区、分垛存放,做到"六分开":①处方药与非处方药分开;②基本医疗保险药品目录的药品与其他药品分开;③内用药与外用药分开;④性能相互影响、容易串味的品种与其他药品分开;⑤新药、贵重药品与其他药品分开;⑥配制的制剂与外购药品分开。

实行色标管理:①待验药品库(区)、退货药品库(区)为黄色;②合格药品库(区)、待发药品库(区)为绿色;③不合格药品库(区)为红色。

采取必要的控温、防潮、避光、通风、防火、防虫、防鼠、防污染等措施,保证药品质量。除此之外,麻醉药品、精神药品、医疗用毒性药品、放射性药品严格按照相关行政法规的规定存放,并具有相应的安全保障措施。对需要在医院急诊室、病区护士站等场所临时存放药品的,需配备符合药品存放条件的专柜。

医院应有药品养护人员,养护人员根据药品贮存、养护管理相关制度及药品质量特性定期对在库药品进行养护、检查及效期管理。对近效期药品设置近效期标志,按月填报效期报表;不合格药品移入不合格品库(区)并明显标志,根据医院不合格药品管理相关制度进行处理。监测和记录储存区域的温湿度,维护储存设施设备,建立相应的养护档案。医院建立药品质量管理机构或者配备质量管理人员,定期对药库、调剂室以及临床科室的药品质量进行检查。所在辖区的食品和药品监督管理局会同相关部门对医疗机构药品质量情况进行监督检查。

（四）制剂配制管理

《药品管理法实施条例》规定:"医疗机构制剂,是指医疗机构根据本单位临床需要经批准而配制、自用的固定处方制剂"。医院配制制剂,需取得《医疗机构制剂许可证》及所配制剂批准文号后方可配制(图 4-2)。医疗机构制剂管理有别于一般药品管理,配制的制剂应当是市场上没有供应的品种,不得在市场上销售或者变相销售,不得发布广告。

（五）药品供应信息化管理

随着现代信息网络技术的飞速发展,药品供应管理信息系统在医院得到了广泛应用。医院药品信息化管理从最初单一的药品出入库数量管理模块,逐渐发展成为以药品采购、入库、出库、发放、盘点和结存等多功能的实时管理系统,实现药品的定额和数量化管理,能与医院整体的信息网络系统联网运行。计算机网络化在医院的应用,加强了药品管理,简化了药学部门的日常工作流程,提高了工作效率,能有效促进医院药学部门药品规范化、科学化的管理。

第三节　医院药品处方集

一、药品处方集概述

处方集可分为国家、社区、医院以及各种医疗保险药品计划处方集。在许多国家,国家

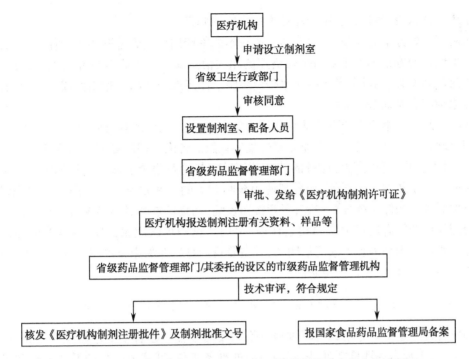

图4-2 《医疗机构制剂许可证》、制剂注册批件及批准文号审批流程图

处方集(national formulary,NF)被权威机构定义为国家卫生保健计划能够赔偿的药物目录,处方集之外的药物必须由患者个人支付费用,这种体系被大多数欧洲国家普遍应用。医院药品处方集是医疗机构根据本单位患者诊疗需要而制定的基本处方汇编。

1883年美国首次出版了国家处方集,1980年15版起开始并入《美国药典》(The United States Pharmacopoeia,USP),目前最新版本为USP33/NF28。英国国家处方集(British national formulary,BNF)于1949年颁布,新的BNF第一版于1981年出版,2005年出版了英国国家儿童处方集(British national formulary for children,BNF-C)。我国1962年曾出版过《全国中药成药处方集》,第一部系统的《中国国家处方集》(化学药品与生物制品卷)于2010年出版。

随着全球经济贸易和高新技术的发展,新药大量问世,一方面给疾病治疗带来了更多的药品选择,但同时也导致药品的选用愈加困难,不合理使用愈加普遍。在给患者的安全造成危害的同时,也导致药品开支大幅度增加。《处方管理办法》第十五条规定:"医疗机构应当根据本机构性质、功能、任务,制定药品处方集"。通过在医院推行处方集制度,通过行政手段,增强药品处方集的权威性,使之成为医师、药师、护士在进行药物治疗过程中遵循的准则,有利于处方的规范管理,提高处方质量,减少处方差错、降低医疗费用等。

二、医院药品处方集的制定原则与方法

处方集的编制是医院药事管理与药物治疗学委员会(组)进行临床用药管理的措施之一。各级医院的性质、功能及任务不尽相同,常用药品目录也存在差异。因此,医院药品处方集具有鲜明的本院特色。药品处方集的编制应围绕本院临床诊疗需求,建立在科学合理和经济学考虑的基础上,达到安全、有效、经济的用药目的。药物治疗相关信息在不断更新,

为充分满足临床用药需求,医院药品处方集应定期修订。

医院药品处方集的编制要切合实际,能对本院临床用药起到普遍的指导作用,并具有一定的约束性。处方集中关于疾病用药治疗的相关信息应参考国家或世界卫生组织认可、推荐的指南。如没有,也可参考各级学术委员会组织制定或公认的治疗指南或指导原则,采纳的总体原则应有循证医学证据。

医院药品处方集应由药事管理与药物治疗学委员会(组)或处方集委员会组织编写,编制流程合理、分工协作,发挥各专业专家的集体智慧。各医院药品处方集的格式并不一定完全相同,可借鉴我国《国家处方集》的结构,以总论、各论及附录三部分进行编写。总论部分综述医务人员工作中所需要的、与合理使用药物有关的一些重要知识和国家相关规定。各论部分按照疾病治疗系统分章叙述,每章按照疾病、药物特点和具体情况分节介绍。附录收载与合理使用药物有密切关系的相互作用、常用药物的皮试敏感试验、静脉输液注意事项等。处方集的结构和内容力求简洁明了,其主要目的是发挥临床合理用药的快速查询功能,也可制作电子版,便于查询与更新。

三、临床药师在处方集编写和运用过程中的作用

临床药师在整个处方集的编写过程及临床使用过程中起着重要作用,临床药师可以参与如下工作:①检索和评价文献,做好编写前的准备工作;②完成药物的循证评价和经济学评价;③开展处方集临床执行情况调查;④收集处方集临床使用过程中的不足,为再次修订更新做好准备。

第四节 处方、处方调配、处方点评

一、处方概述

《处方管理办法》规定:处方(prescription)指由注册的执业医师和执业助理医师在诊疗活动中为患者开具的、由取得药学专业技术职务任职资格的药学专业技术人员审核、调配、核对,并作为患者用药凭证的医疗文书。处方包括医疗机构病区用药医嘱单。处方具有法律上、技术上和经济上的意义。

处方标准由卫计委统一规定,处方格式由省、自治区、直辖市卫生行政部门统一制定,处方由医疗机构按照规定的标准和格式印制。普通处方的印刷用纸为白色;急诊处方印刷用纸为淡黄色,右上角标注"急诊";儿科处方印刷用纸为淡绿色,右上角标注"儿科"。处方由前记、正文和后记三部分组成。前记包括:医疗机构名称、门诊/住院病历号、科室/病区、姓名、性别、年龄、临床诊断、开具日期等。其中,麻醉药品和第一类精神药品处方前记还应包括患者身份证明编号、代办人姓名和代办人身份证明编号。正文包括:以 Rp 或 R(拉丁文 Recipe"请取"的缩写)标示,分列药品名称、剂型、规格、数量、用法、用量等。后记包括:医师签名或者加盖专用签章,药品金额,审核、调配,核对发药药师签名或者加盖专用签章。

电子处方也应包括以上全部内容。

二、处 方 调 配

（一） 调配流程及步骤

处方调配工作是药学技术服务工作的重要组成部分,是医院药学部门的常规业务工作之一。药师在处方调配中的作用主要是保证处方的正确性,以及正确调配和使用药品。处方调配流程见图4-3。

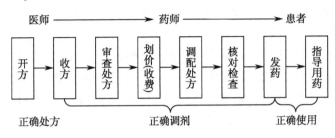

图 4-3　处方调配流程

（二） 处方调配具体要求

取得药学专业技术职务任职资格的人员方可从事处方调配工作。其中,药师以上专业技术职务任职资格的人员负责处方审核、评估、核对、发药以及安全用药指导;药士从事药品调配工作,药师签名或者专用签章式样应当在本机构留样备查。

药师凭医师处方调剂处方药品,非经医师处方不得调剂。药师应当认真逐项检查处方前记、正文和后记书写是否清晰、完整,并确认处方的合法性。对处方用药适宜性进行审核。药师审核处方后,认为存在用药不适宜时,应当告知处方医师,请其确认或者重新开具处方,对发现的严重不合理用药或者用药错误,应拒绝调剂,及时告知处方医师并记录,按照有关规定报告。

药师调剂处方时必须做到"四查十对":查处方,对科别、姓名、年龄;查药品,对药名、剂型、规格、数量;查配伍禁忌,对药品性状、用法用量;查用药合理性,对临床诊断。完成处方调剂后,应当在处方上签名或者加盖专用签章。

三、处 方 点 评

（一） 处方点评概念

卫生部《医院处方点评管理规范(试行)》第三条规定:"处方点评是根据相关法规、技术规范,对处方书写的规范性及药物临床使用的适宜性进行评价,发现存在或潜在的问题,制定并实施干预和改进措施,促进临床药物合理应用的过程"。处方点评是医院持续医疗质量改进和药品临床应用管理的重要组成部分,是提高临床药物治疗水平的重要手段。

（二） 处方点评组织管理

医院处方点评工作是在医院药事管理与药物治疗学委员会(组)和医疗质量管理委员会领导下,由医院医疗管理部门和药学部门共同组织实施。

医院应当在药事管理与药物治疗学委员会(组)下建立由医院药学、临床医学、临床微生物学、医疗管理等多学科专家组成的处方点评专家组,为处方点评工作提供专业技术咨询。医院药学部门成立处方点评工作小组,负责处方点评的具体工作。处方点评工作组成员需具有较丰富的临床用药经验和合理用药知识,具备相应的专业技术任职资格。二级及以上医院处方点评工作小组成员应当具有中级以上药学专业技术职务任职资格,其他医院处方点评工作小组成员应当具有药师以上药学专业技术职务任职资格。

(三) 处方点评的实施

医院药学部门会同医疗管理部门,根据医院诊疗科目、科室设置、诊疗量等实际情况,确定具体抽样方法和抽样率,其中门急诊处方的抽样率不少于总处方量的1‰,每月点评处方绝对数不少于100张;病房(区)医嘱单的抽样率(按出院病历数计)不少于1%,且每月点评出院病历绝对数不少于30份。

三级以上医院应当逐步建立健全专项处方点评制度。专项处方点评是医院根据药事管理和药物临床应用管理的现状和存在的问题,确定点评的范围和内容,对特定的药物或特定疾病的药物(如国家基本药物、血液制品、中药注射剂、抗菌药物、激素、抗肿瘤药物等)使用情况进行的处方点评。处方点评的结果分为合理处方和不合理处方,不合理处方包括不规范处方、用药不适宜处方及超常处方。

(四) 处方点评结果评价标准

有下列情况之一的,应当判定为不规范处方:

1. 处方的前记、正文、后记内容缺项,书写不规范或者字迹难以辨认的;

2. 医师签名、签章不规范或者与签名、签章的留样不一致的;

3. 药师未对处方进行适宜性审核的(处方后记的审核、调配、核对、发药栏目无审核调配药师及核对发药药师签名,或者单人值班调剂未执行双签名规定);

4. 新生儿、婴幼儿处方未写明日、月龄的;

5. 西药、中成药与中药饮片未分别开具处方的;

6. 未使用药品规范名称开具处方的;

7. 药品的剂量、规格、数量、单位等书写不规范或不清楚的;

8. 用法、用量使用"遵医嘱"、"自用"等含糊不清字句的;

9. 处方修改未签名并注明修改日期,或药品超剂量使用未注明原因和再次签名的;

10. 开具处方未写临床诊断或临床诊断书写不全的;

11. 单张门急诊处方超过五种药品的;

12. 无特殊情况下,门诊处方超过7日用量,急诊处方超过3日用量,慢性病、老年病或特殊情况下需要适当延长处方用量未注明理由的;

13. 开具麻醉药品、精神药品、医疗用毒性药品、放射性药品等特殊管理药品处方未执行国家有关规定的;

14. 医师未按照抗菌药物临床应用管理规定开具抗菌药物处方的;

15. 中药饮片处方药物未按照"君、臣、佐、使"的顺序排列,或未按要求标注药物调剂、煎煮等特殊要求的。

有下列情况之一的,应当判定为用药不适宜处方:

1. 适应证不适宜的;

2. 遴选的药品不适宜的;

3. 药品剂型或给药途径不适宜的;

4. 无正当理由不首选国家基本药物的;

5. 用法、用量不适宜的;

6. 联合用药不适宜的;

7. 重复给药的;

8. 有配伍禁忌或者不良相互作用的;

9. 其他用药不适宜情况的。

有下列情况之一的,应当判定为超常处方:

1. 无适应证用药的;

2. 无正当理由开具高价药的;

3. 无正当理由超说明书用药的;

4. 无正当理由为同一患者同时开具 2 种以上药理作用相同药物的。

(五) 处方点评案例

处方内容:

患者,男,36 岁,临床诊断:慢性咳嗽。处方:奥美拉唑 40mg,qd,口服。

讨论:是否为合理处方?

分析:

(1)奥美拉唑为质子泵抑制剂,适应证为消化性胃溃疡、反流性食道炎,卓-艾综合征,《中国咳嗽防治指南》指出胃-食管反流性疾病是引起慢性咳嗽的常见原因之一;

(2)临床诊断书写不完整,准确的临床诊断应为胃-食管反流性咳嗽;

(3)处方点评应判定为不合理处方中的书写不规范处方。

由此看出药师除具备药学知识,还应具备临床相关知识,熟悉各类临床诊疗指南。

第五节　特殊药品(麻、精、毒、放)管理

一、麻醉药品和精神药品的管理

(一) 麻醉药品和精神药品概述

麻醉药品(narcotic drugs)是指具有依赖性潜力的药品,连续使用、滥用或不合理使用,易产生生理依赖性和精神依赖性,能成瘾癖的药品。例如阿桔片、吗啡、哌替啶等。麻醉药品与麻醉药(剂)有所不同,麻醉药(剂)在药理作用上虽具有麻醉作用,但不具有依赖性潜力。例如三氯甲烷、普鲁卡因、利多卡因等。

精神药品(psychotropic substances)是指直接作用于中枢神经系统,使之兴奋或抑制,连续使用能产生依赖性的药品。我国根据精神药品使人体产生依赖性和危害人体健康的程度,将精神药品分为第一类精神药品与第二类精神药品。例如氯胺酮(第一类)、地西泮(第二类)等,其中第一类精神药品在毒性和成瘾性等方面较第二类精神药品要强。

(二) 医院麻醉药品和精神药品购用管理

麻醉药品和精神药品具有明显的两重性,正确的诊疗使用,则是临床上不可缺少的去痛治病良药;非医疗目的的使用或流入非法渠道,则会成为毒品,造成社会危害。医院作为麻醉药品和精神药品的主要使用单位,用量大、涉及品种多。因此,规范医院麻醉药品和精神药品的购用管理工作尤为重要。

1. **麻醉药品和精神药品监管体系的建立**　医院须建立由分管院长负责,医疗管理、药学、护理、保卫等多部门参加的麻醉、精神药品管理组织,将麻醉药品、第一类精神药品管理列入医院年度目标责任制考核。针对采购、验收、储存、保管、发放、调配、使用、报残损及销毁等各环节制定完善的工作制度,并严格执行。指定专职人员负责麻醉药品、第一类精神药品的日常管理工作。同时,建立麻醉药品、第一类精神药品使用专项检查制度,定期组织检查,做好检查记录,及时纠正存在的问题和隐患。

2. **麻醉药品和精神药品购进、贮存管理**　医院根据本单位诊疗需求,须向所在地市级人民政府卫生主管部门提出申请,经审批合格后获得"麻醉药品、第一类精神药品购用印鉴卡"。《麻醉药品和精神药品管理条例》第三十七条规定:"医疗机构取得印鉴卡应当具备下列条件:①有专职的麻醉药品和第一类精神药品管理人员;②有获得麻醉药品和第一类精神药品处方资格的执业医师;③有保证麻醉药品和第一类精神药品安全储存的设施和管理制度"。印鉴卡有效期为三年。医院凭印鉴卡向本省、自治区、直辖市行政区域内的定点批发企业购买麻醉药品和第一类精神药品。

我国对医院麻醉药品的购买实行按剂型分类管理制度。购买麻醉药品注射液实行"计划"制管理,医院应于每年10月底之前将下一年度的麻醉药品注射剂购用计划表报县(含县)以上药品监督管理部门审批,经批准后,到辖区内或指定的麻醉药品经营单位购买。购买麻醉药品其他剂型及精神药品实行"备案"制管理,医院应于每年1月底之前将上一年度购买的麻醉药品、精神药品品名、规格、数量报县(含县)以上药品监督管理部门备案管理。

麻醉药品、第一类精神药品的验收、贮存有别于一般药品,入库验收必须做到货到即验,至少双人开箱验收,清点验收到最小包装,验收记录双人签字。入库验收采用专册记录。在验收过程中,如发现缺少、缺损的麻醉药品、第一类精神药品应当双人清点登记,及时报医疗机构负责人批准并加盖公章后向供货单位查询、处理。储存管理实行专人负责、专库(柜)加锁,储存库必须配备保险柜,门、窗应有防盗设施。对进出专库(柜)的麻醉药品、第一类精神药品须建立专用账册,进出情况逐笔记录,做到账、物、批号相符。对过期及损坏的麻醉药品、第一类精神药品进行销毁前,应向所在地卫生行政部门提出申请,在卫生行政部门监督下进行销毁,并对销毁情况进行登记。

3. **麻醉药品和精神药品临床使用管理**　医院执业医师须经培训、考核合格后,才能授予麻醉药品、第一类精神药品处方权。麻醉药品、精神药品应使用专用处方开具,其中麻醉药品和第一类精神药品处方的印刷用纸为淡红色,处方右上角标注"麻"、"精一"字样;第二类精神药品处方的印刷用纸为白色,处方右上角标注"精二"字样。麻醉药品和第一类精神药品处方保存期限为3年;第二类精神药品处方保存期限为2年。《处方管理办法》对麻醉药品、精神药品适用人群、处方用量做了详细的规定。

医院根据管理需要在门诊、急诊、住院等药房设置麻醉药品、第一类精神药品周转库(柜),库存不应超过本单位规定的数量,周转库(柜)每天结算。门诊药房应固定发药窗口并明显标识,由专人负责麻醉药品、第一类精神药品调配。

4. **麻醉药品和精神药品调剂及其管理**　医院药师经培训、考核合格后,取得麻醉药品和第一类精神药品调剂资格。药师除了按本章第四节(处方调配流程、处方调配具体要求)调剂处方外,对麻醉药品和第一类精神药品处方,还应按年月日逐日编制顺序号,并专册登记。对患者使用麻醉药品、第一类精神药品注射剂或者贴剂的,再次调配时,应当要求患者将原批号的空安瓿或者用过的贴剂交回,并记录收回的空安瓿或者废贴数量。患者不再使用麻醉药品、第一类精神药品时,医院应当要求患者将剩余的麻醉药品、第一类精神药品无偿交回,由医院按照规定销毁处理。麻醉药品和精神药品调剂及管理的最终目的是规范临床使用管理,充分满足患者合理需求,严防麻醉药品、第一类精神药品流入非法渠道。

二、医疗用毒性药品和放射性药品的管理

（一）医疗用毒性药品和放射性药品的概念

医疗用毒性药品(medicinal toxic drug),是指毒性剧烈、治疗剂量与中毒剂量相近,使用不当会致人中毒或死亡的药品。目前我国的医疗用毒性药品品种分为毒性中药品种及西药毒药品种,其中毒性中药品种包括砒石(红砒、白砒)、砒霜、水银、生草乌、生巴豆、斑蝥等;西药毒药品种包括去乙酰西地兰、阿托品、洋地黄毒苷、氢溴酸后马托品、三氧化二砷、毛果芸香碱、升汞、水杨酸毒扁豆碱等。

放射性药品(radioactive pharmaceuticals),是指用于临床诊断或者治疗的放射性核素制剂或者其标记药物。通常包括裂变制品、堆照制品、加速器制品、放射性同位素发生器及配套药盒等。《中华人民共和国药典》(2010年版)收载的品种共计17种。

（二）医疗用毒性药品和放射性药品的使用管理

国务院根据《药品管理法》发布了《医疗用毒性药品管理办法》及《放射性药品管理办法》。

医疗机构供应和调配毒性药品,每次处方剂量不得超过二日极量。药师调配处方时,必须计量准确,按医嘱注明要求,并由配方人员及具有药师以上技术职称的复核人员签名盖章后方可发出。对处方未注明"生用"的毒性中药,应当付炮制品。如发现处方有疑问时,须经原处方医师重新审定后再行调配。取药后处方需保存2年备查。

省、自治区、直辖市的公安、环保和卫生行政部门,根据医院核医疗技术人员的水平、设备条件,核发相应等级的《放射性药品使用许可证》,无许可证的医院不得使用放射性药品。医院核医学科(同位素室),必须配备与其医疗任务相适应的并经核医学技术培训的技术人员。非核医学专业技术人员未经培训,不得从事放射性药品使用工作。医院应对使用的放射性药品进行临床质量检验,收集药品不良反应等工作,并定期向所在地卫生行政部门报告。放射性药品使用后的废物(包括患者排出物),必须按国家有关规定妥善处置。

第六节　高危药品管理

一、高危药品概述

1995—1996年美国医疗安全协会(Institute for safe medication practices, ISMP)对最可能给患者带来伤害的药品进行调查。结果表明,大多数致死或严重伤害的药品差错是由少数特定药品引起的。ISMP针对此调查结果首先提出高危药品的概念:高危药物(high-alert medication),亦称高警讯药物,指若使用不当会对患者造成严重伤害或死亡的药物。其特点是,此类药物引起的用药差错并不一定比其他药物多,但是用药差错的后果却是严重或致命的。目前我国尚无高危药品相关的管理办法,对高危药品的定义还未统一。国内普遍将药

理作用显著且迅速、对人体危害较大的药品称为高危药品。

高危药品的定义有别于危害药品，《医疗机构药事管理规定》附则中规定："危害药品，是指能产生职业暴露危险或者危害的药品，即具有遗传毒性、致癌性、致畸性，或者对生育有损害作用以及在低剂量下可产生严重的器官或其他方面毒性的药品，包括肿瘤化疗药物和细胞毒药物。"

二、高危药品的范围

高危药品的具体品种，世界上并无统一的目录，应根据药物的不良反应监测情况及时做调整。ISMP 于 2000 年最先确定了前 5 位高危药物：胰岛素、安眠药及麻醉剂、注射用浓氯化钾或磷酸钾、静脉用抗凝药（肝素）、高浓度氯化钠注射液（＞0.9%）。2003 年公布了包含 19 类及 14 项特定药物的高危药物目录，并在 2007 年、2008 年对目录进行了更新。

2012 年，中国药学会医院药学专业委员会"用药安全项目组"参照 ISMP 2008 年公布的 19 类及 13 种高危药品目录，同时结合我国医疗机构用药实际情况，推出了《高危药品分级管理策略及推荐目录》。主要是在美国目录的基础上增加了两个药品和一类药物，即凝血酶、血凝酶和中药注射剂。将高危药品分为 A、B、C 三级管理。《高危药品分级管理策略及推荐目录》是目前各级医院参照较多的高危药品目录（表 4-1、表 4-2 和表 4-3）。

表 4-1　A 级高危药品推荐目录

编号	药品种类	编号	药品种类
1	静脉用肾上腺素能受体激动剂（如肾上腺素）	8	硝普钠注射液
2	静脉用肾上腺素能受体拮抗剂（如普萘洛尔）	9	磷酸钾注射液
3	高渗葡萄糖注射液（20%或以上）	10	吸入或静脉麻醉药（丙泊酚等）
4	胰岛素，皮下或静脉用	11	静脉用强心药（如地高辛、米力农）
5	硫酸镁注射液	12	静脉用抗心律失常药（如胺碘酮）
6	浓氯化钾注射液	13	浓氯化钠注射液
7	100ml 以上的灭菌注射用水	14	阿片酊

表 4-2　B 级高危药品推荐目录

编号	药品种类	编号	药品种类
1	抗血栓药（抗凝剂，如华法林）	8	心脏停搏液
2	硬膜外或鞘内注射药	9	注射用化疗药
3	放射性静脉造影剂	10	静脉用催产素
4	全胃肠外营养液（TPN）	11	静脉用中度镇静药（如咪达唑仑）
5	静脉用异丙嗪	12	小儿口服用中度镇静药（如水合氯醛）
6	依前列醇注射液	13	阿片类镇痛药，注射给药
7	秋水仙碱注射液	14	凝血酶冻干粉

表4-3　C级高危药品推荐目录

编号	药品种类	编号	药品种类
1	口服降糖药	5	肌肉松弛剂(如维库溴铵)
2	甲氨蝶呤片(口服,非肿瘤用途)	6	口服化疗药
3	阿片类镇痛药,口服	7	腹膜和血液透析液
4	脂质体药物	8	中药注射剂

三、高危药品临床应用管理

从2009年原卫生部发布《医院药事管理检查标准》(征求意见稿),开展"医疗质量万里行"活动,到2011年各级医院等级评审新标准的出台,均涉及医院高危药品的临床应用管理。中国药学会医院药学专业委员会"用药安全项目组"建议在高危药品储存处、电子处方系统、医嘱处理系统及处方调配系统设置高危药品专用标识(图4-4),提示医务人员正确使用高危药品。

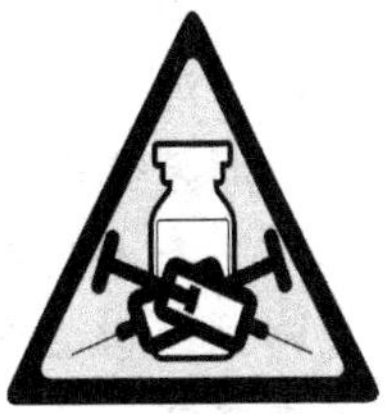

图4-4　高危药品专用标识

A级高危药品是高危药品管理的最高级别,使用频率高,一旦用药错误,患者死亡风险最高的高危药品,须重点管理和监护;

B级高危药品是高危药品管理的第二层,包含的高危药品使用频率较高,一旦用药错误,会给患者造成严重伤害,伤害的风险等级较A级低;

C级高危药品是高危药品管理的第三层,包含的高危药品使用频率较高,一旦用药错误,会给患者造成伤害,伤害的风险等级较B级低。

高危药品在临床运用过程中的常见风险因素包括:①医院用药管理系统不完善,如缺乏完善的双人核查制度、药品存放不合理、缺乏醒目的警示标记、缺乏标准操作流程等。②医护人员本身导致的风险,如剂量换算错误、缺乏相关知识导致的用药混淆等。③"相似性"和"相邻性"两个干扰因素,"相似性"包括药名看似、听似、包装相似,患者名字相似等;"相邻性"包括床位相邻,液体摆放相邻,治疗单排列顺序相邻等。④患者的依从性差和药品本身具有高度风险性等。

各级高危药品推荐的管理措施见表4-4。

表4-4　A、B、C级高危药品推荐管理措施

高危药品分级	管理措施
A级	1. 有专用药柜或专区贮存,储存处有明显专用标识; 2. 病区药房发放药品须使用高危药品专用袋,药品核发人、领用人须在专用领单上签字; 3. 护理人员执行医嘱时应注明高危,双人核对后给药; 4. 严格按照法定给药途径和标准给药浓度给药,超过标准给药浓度的医嘱医师须加签字; 5. 医师、护士和药师工作站在处置药品时应有明显的警示信息。

续表

高危药品分级	管理措施
B级	1. 药库、药房和病区小药柜等药品储存处有高危标识；
	2. 护理人员执行医嘱时注明高危，双人核对后给药；
	3. 严格按照法定给药途径和标准给药浓度给药，超过标准给药浓度的医嘱医师须加签字；
	4. 医师、护士和药师工作站在处置药品时应有明显的警示信息。
C级	1. 医师、护士和药师工作站在处置药品时应有明显的警示信息；
	2. 门诊药房药师和病区护士核发药品应进行专门的用药交代。

高危药品差错案例：

2012年，某医院进修医师为患儿使用抗病毒的静脉注射药物阿糖腺苷，结果却在操作电脑开方时，将药品误选为阿糖胞苷。导致10名患儿用药错误，出现不同程度的上吐下泻、高热症状，部分幼儿还出现了白色脂肪粒或红疹以及大便出血等情况。

原因分析：

1. 阿糖胞苷为高危药品，阿糖胞苷与阿糖腺苷为看似、听似药品。医师、护士和药师工作站在处置高危药品时信息系统应有明显的警示信息，提醒操作人员此药品为高危药品。

2. 阿糖胞苷为抗肿瘤药，医师抗肿瘤药应用资质与处方权管理欠规范。

知识拓展：

二、三级综合医院评审标准实施细则规定：对包装相似、听似、看似药品、一品多规或多剂型药物的存放有明晰的"警示标识"。中国药学会建议标识见图4-5。

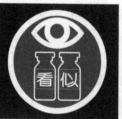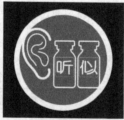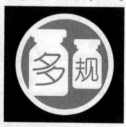

椭圆形标识

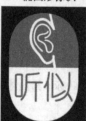

图4-5　易混淆药品建议警示标识

第七节　抗菌药物使用管理

一、概　　述

抗菌药物,是指治疗细菌、支原体、衣原体、立克次体、螺旋体、真菌等病原微生物所致感染性疾病病原的药物,不包括治疗结核病、寄生虫病和各种病毒所致感染性疾病的药物以及具有抗菌作用的中药制剂。抗菌药物不合理使用已成为全球性的公共卫生问题。世卫组织将 2011 年世界卫生日的主题确定为"控制细菌耐药:今天不采取行动,明天将无药可用"。

为加强医疗机构抗菌药物临床应用管理,规范抗菌药物临床应用,控制细菌耐药,2004年,原卫生部颁布《抗菌药物临床应用指导原则》(以下简称《指导原则》);2005 年,建立"抗菌药物临床应用监测网"和"细菌耐药监测网";2011 年,原卫生部在全国开展为期 3 年的抗菌药物临床应用专项整治活动;2012 年 8 月 1 日,卫生部令第 84 号《抗菌药物临床应用管理办法》正式实施。

二、抗菌药物临床应用指导原则

面对抗菌药物的滥用对人类健康带来的危害,WHO 于 2000 年发布了"遏制抗微生物药品耐药性全球战略",制定了"抗微生物应用指南"。原卫生部于 2004 年颁布《指导原则》,用以指导医师合理规范地使用抗菌药物。

《指导原则》的主要内容:

1. 明确了抗菌药物临床应用的管理要求,包括以下几个方面:

(1)明确了医院抗菌药物临床应用的管理组织;

(2)规定抗菌药物实行分级管理;

(3)要求抗菌药物应用以病原学监测为基础。

2. 明确了抗菌药物治疗性应用基本原则

(1)抗菌药物应用必须具有明确适应证;

(2)根据细菌药物敏感试验选择抗菌药物,危重患者等先给予抗菌经验治疗,获得敏感试验结果后调整给药方案;

(3)根据抗菌药物药效学、人体药动学和适应证选择应用抗菌药物;

(4)根据患者病情、病原菌种类及抗菌药物特点制订抗菌治疗方案,包括品种选择、给药剂量、给药途径、给药次数、疗程和联合用药等。

3. 明确了抗菌药物预防应用基本原则,分别规定了内科、儿科和外科手术预防用药的基本原则、药物选择和给药方法。

4. 明确了特殊病理、生理状况下抗菌药物应用的基本原则。

5. 各类抗菌药物的适应证和注意事项。

6. 规定了各类细菌性感染的治疗原则及病原治疗原则。

三、抗菌药物临床应用及细菌耐药监测网

为贯彻落实《抗菌药物临床应用指导原则》,2005 年 8 月,原卫生部、国家中医药管理局

和总后卫生部联合印发《关于建立抗菌药物临床应用和细菌耐药监测网的通知》,建立了全国"抗菌药物临床应用监测网"和"细菌耐药监测网"(以下简称"两网")。

"抗菌药物临床应用监测网"要求监测单位抽查与分析住院、门诊患者的抗菌药物使用情况。"细菌耐药监测网"要求监测单位监测从住院、门诊患者分离的细菌耐药状况。"两网"第一批的监测单位有 109 所医院,到 2012 年 6 月已确定有 1349 家二级以上医院作为"两网"监测单位。"两网"的建立为卫计委及时掌握抗菌药物临床应用和细菌耐药形势,研究制定相关管理政策提供了科学依据。

四、抗菌药物专项整治活动

原卫生部自 2011 年 4 月开始实施为期三年的抗菌药物临床应用专项整治活动。要求各医疗机构负责落实国家和省制定的各项工作措施。通过三年抗菌药物专项整治,逐步建立、完善抗菌药物临床应用管理相关制度、指标体系和长效工作机制,实现抗菌药物临床合理应用。

专项整治活动方案对医疗机构的购用品种品规数量和抗菌药物应用指标等提出了明确要求。抗菌药物临床应用相关指标要求见表 4-5。

表 4-5　医疗机构抗菌药物临床应用相关控制指标

医院类型	住院患者抗菌药物使用率(%)	门诊患者抗菌药物处方比例(%)	急诊患者抗菌药物处方比例(%)	抗菌药物使用强度
综合医院	60	20	40	40
口腔医院	70	20	50	40
肿瘤医院	40	10	10	30
儿童医院	60	25	50	20
精神病医院	5	5	10	5
妇产医院(含妇幼保健院)	60	20	20	40

住院患者手术预防使用抗菌药物时间控制在术前 30 分钟至 2 小时(剖宫产手术除外),抗菌药物品种选择和使用疗程合理。Ⅰ类切口手术患者预防使用抗菌药物比例不超过30%,原则上不联合预防使用抗菌药物。其中,腹股沟疝修补术(包括补片修补术)、甲状腺疾病手术、乳腺疾病手术、关节镜检查手术、颈动脉内膜剥脱手术、颅骨肿物切除手术和经血管途径介入诊断手术患者原则上不预防使用抗菌药物;Ⅰ类切口手术患者预防使用抗菌药物时间原则上不超过 24 小时。

五、抗菌药物临床应用管理办法

《抗菌药物临床应用管理办法》(以下简称《办法》)是对 10 余年来抗菌药物临床应用管理实践经验的提炼和固化,其发布标志着我国抗菌药物临床应用管理迈入法制化、制度化轨道,为逐步建立抗菌药物临床应用管理长效机制奠定了基础。《办法》共 6 章 59 条,包括总则、组织机构和职责、抗菌药物临床应用管理、监督管理、法律责任和附则。起草过程中紧紧

围绕国家药物政策和临床合理用药工作,重点规定了以下内容:

(1)建立抗菌药物临床应用分级管理制度。规定医师、药师要经抗菌药物临床应用知识和规范管理培训,考核合格后方可取得相应级别抗菌药物处方权和调剂资格。

(2)明确了医疗机构抗菌药物遴选、采购、临床使用、监测和预警、干预与退出全流程工作机制。

(3)加大对不合理用药现象的干预力度,建立细菌耐药预警机制。《办法》要求医疗机构及时掌握本机构及临床各专业科室抗菌药物使用情况,评估抗菌药物使用适宜性;对抗菌药物使用趋势进行分析,对抗菌药物不合理使用情况及时采取有效干预措施。

(4)明确监督管理和法律责任。明确县级以上卫生行政部门是医疗机构抗菌药物临床应用情况监督检查的主体。要求县级以上卫生行政部门建立抗菌药物临床应用情况排名、公布和诫勉谈话制度,将医疗机构抗菌药物临床应用情况纳入医疗机构考核指标体系。依法依规对医疗机构、医师和药师出现违反本办法的相应情形给予相应处理。

六、临床药师在抗菌药物合理应用中的作用

按照卫生部抗菌药物临床应用专项整治活动实施方案的要求,临床药师、微生物检验专业技术人员和感染专业医师之间必须建立技术支撑体系为临床服务。按照以上规定,临床药师应区别于行政管理,主要以技术服务为主。在工作中,临床药师的任务是努力掌握最新的抗菌药物合理使用知识,全面了解与抗菌药物使用相关的文件和规定,从而为临床用药提供专业的技术指导。临床药师在抗菌药物合理应用中的具体作用为:

(1)根据相关法律法规,参与制定相关制度与技术标准;

(2)积极宣传抗菌药物合理应用的相关知识,为医、护、患提供用药咨询;

(3)对抗菌药物品种的筛选提供技术支持;

(4)参与临床各科室抗菌药物合理应用责任状指标的设定及抗菌药物监测体系的构建;

(5)参与抗菌药物处方、医嘱点评,对围手术期预防性使用抗菌药物进行有效技术干预;

(6)分析全院细菌耐药变化,提供合理用药建议;

(7)参与特殊使用级抗菌药物会诊;

(8)监测抗菌药物不良反应,确保安全用药;

(9)进行抗菌药物血药浓度监测,优化抗菌药物治疗。

第八节　超说明书用药管理

一、概　　述

超说明书用药(off-label uses)是指医疗机构在诊疗中不在药品监督管理部门批准的药品说明书所作规定之内使用药品,包括适应证、给药途径、用法用量、疗程、适用人群等不在药品说明书规定范围内。目前,全球有21%已批准药物存在超说明书用药情况。其中,在成人用药中占7.5%～40%,在儿科用药中的比例高达50%～90%。对美国31所儿童医院2004年全年18岁以下的355 409例出院患者调查发现,78.7%的患者至少有1种药物是超说明书使用。

二、超说明书用药原因

（一）说明书自身局限性

药品说明书并不能充分反映医、药研究的最新成果，医学实践的不断发展与药品说明书内容陈旧的矛盾是导致超说明书用药的主要原因。

（二）临床药物治疗发展

临床医学在探索、发现中不断前进，其发展对治疗药物提出新的要求：开发新的药物，或在已有的药物中发展新的用途。对于后者，超药品说明书用药将不可避免，这在某种程度上促进了临床药物治疗学的发展。

（三）药物品种剂型限制

药物缺乏合适的规格和剂型，不能满足患者需要。最常见的是儿童用药，WHO 在 2010 年 6 月的报道中指出：缺少儿童药物是一个全球性问题，全世界有许多儿童药物的使用为"标签外使用"（未在药品许可证所列适应证范围内）。

（四）其他原因

包括医师知识的局限及医疗习惯、药物的过度宣传、患者的主动要求等。

三、超说明书用药风险

（一）患者的风险

超说明书用药尚未经临床试验充分证实，患者使用风险高于说明书内用药。2005 年 4 月—2008 年 10 月美国 FDA 共收到 38 例使用硫酸奎尼丁引起严重不良事件（永久性肾损害、血小板减少性紫癜、溶血性尿毒症综合征、血栓性血小板减少性紫癜等，其中 9 例死亡）的报告，其中仅有 1 例为适应证用药，37 例为超药品说明书用药。

（二）医务人员的风险

医疗机构及医务人员超说明书用药承担了高于常规治疗的医疗风险。药品说明书是通过国家有关行政管理部门批准，具有法律效力的文件，如果超药品说明书用药一旦被患者起诉，医师又不能证明用药后发生的不良反应与该药无关时，医师的医疗行为就不受法律保护。

四、国内外超说明书用药的管理

1964 年第 18 届世界医学协会联合大会通过了《赫尔辛基宣言》，称"当无现存有效的预防、诊断和治疗方法治疗患者时，若医师觉得有挽救生命、重新恢复健康或减轻痛苦的希望，那么在取得患者知情同意的情况下，医师应当不受限制地使用尚未证实的或是新的预防、诊断和治疗措施"。1982 年，美国 FDA 对"药品说明书之外的用法"发表声明："《美国食品、药品和化妆品法》没有限制医师使用任何药物，对于上市后的药品，医师治疗方案的适应人群可以不在药品说明书之内；若药品说明书之外的用法是根据合理的科学理论、专家或临床对照试验获得的，是为了患者的利益，没有欺骗行为，药品说明书之外的用法是合理的。"目前，全球共有 7 个国家（美国、德国、意大利、荷兰、新西兰、印度和日本）有药品超说明书使用的相关立法。除印度禁止超说明书用药外，其余 6 国均允许合理的超说明书用药。有 10 个国家的政府部门或学术组织发布了与超说明书用药相关的指南或（和）建议。基于临床疾病治疗的复杂性以及对药品认识的局限性等原因,我国药品管理的有关法律并未对医疗机构超说明书用药作出规定。但一些学术团体已在此方面做了探索,广东省药学会于2010年3月印发了《药品未注册用法专家共识》。其中认为,使用药品未注册用法(即"药品说明书之外的用法")应具备:①在影响患者生活质量或危及生命的情况下,无合理的可替代品;②用药目的不是试验研究;③有合理的医学实践证据;④经医院药事管理与药物治疗学委员会及伦理委员会批准;⑤保护患者的知情权。2011年二、三级综合医院评审标准实施细则要求医疗机构要有超说明书用药管理的规定与程序。2013年7月,四川省药学会临床药学专业委员会印发了《四川省药学会超说明书用药专家共识》。为保障患者用药安全,同时规避医疗机构和医务人员的执业风险,我国也需尽快出台相应措施,以规范超说明书用药行为。

案例讨论:

上海"眼药门"与超说明书用药

案例简介:

贝伐珠单抗注射液(阿瓦斯汀)引发的上海"眼药门"事件,导致超说明书用药问题受到高度关注。

2004年,FDA批准贝伐珠单抗注射液在美国上市。2010年5月,经我国SFDA批准上市。但无论是美国或中国的药监部门,均未批准贝伐珠单抗注射液用于眼科的适应证。由于"血管内皮生长因子"(VEGF)的存在导致视网膜斑点内血管非正常生长,贝伐珠单抗注射液能够消解VEGF,从而抑制其生长,治疗湿性老年黄斑变性(AMD)。在国内外有很多AMD患者均使用贝伐珠单抗注射液治疗AMD。

2010年9月6日和8日,共有两批116名患者到上海市某院眼科接受贝伐珠单抗注射液注射,结果有61名患者出现眼部红肿、视力模糊等症状。

2010年9月22日,上海市药监局发布通报称,经对查获的四瓶药品进行鉴定,确定造成这次不良反应事件的贝伐珠单抗注射液为假药。

虽然贝伐珠单抗注射液最后被证实并非"眼药门"罪魁祸首,但这起事件的发生正是由超说明书用药引起的。

在中国有很多AMD患者,但事件之后除了几家卫生部和国家药监局指定的医院,没有医师敢给患者使用贝伐珠单抗注射液。

问题讨论:

贝伐珠单抗注射液能否用于治疗AMD? 医疗机构应怎样规定超说明书用药?

思考题:

1. 什么是医疗机构药事管理?

2. 请简单描述药事管理与药物治疗学委员会(组)的组成与职责。

3. 请简单描述医疗机构药学部门组织机构。

4. 什么是处方点评? 不规范处方的判定指标有哪些?

5. 请简单描述临床药师在抗菌药物合理应用中的具体作用。
6. 请简述麻醉药品和精神药品的调剂管理。
7. 什么是超说明书用药？有什么风险？

（叶　云）

第五章　药物治疗的药动学基础

 学习要求

1. 掌握药动学与临床药动学在临床药学中的地位与作用。
2. 熟悉临床药动学与药物治疗的关系。
3. 了解药物体内过程及其影响因素。

第一节　药物的体内过程与药动学

生物药剂学(biopharmaceutics)是研究药物及其制剂在体内的吸收、分布、代谢与排泄过程,阐明药物的剂型因素、机体生物因素、用药方法和药物效应之间相互关系的科学。药动学(pharmacokinetics,PK)是研究药物在体内动态变化规律的学科。药动学研究的两个最主要目的:一是认识药物的特性(药物在体内吸收、分布、代谢、排泄的特点)并用于指导新药的研究、开发及评价;二是揭示药物及其代谢物的体内过程规律及其影响因素,探讨药物体内过程与药物应用间的联系,为临床给药方案的拟定奠定基础。临床药动学(clinical pharmacokinetics)是研究药物在人体内的动态变化规律,并应用于临床给药方案制定和药物临床评价的应用性技术学科。临床药学(clinical pharmacy)是以提高临床用药质量为目的,探索药物与机体、疾病相互关系,研究和实践药物临床合理应用方法的综合性应用技术学科。在临床药学学科体系中,生物药剂学、药动学、临床药动学为我们揭示或认识药物体内过程的规律打下了基础。

一、药物的体内过程

药物的体内过程是药物从给药部位进入体内直至排出体外的过程,包括吸收、分布、代谢和排泄过程。

药物在体内的转运或产生药物效应均须通过体内的生物膜,这个过程称为药物的跨膜转运。跨膜转运的方式主要有被动转运、主动转运和膜动转运。被动转运包括简单扩散、滤过和易化扩散。简单扩散又称脂溶扩散,是大多数药物的转运方式,因为细胞膜的脂质特性,油水分配系数适宜的药物易通过跨膜转运。

吸收(absorption)指药物从给药部位进入体循环的过程。除血管内(动脉、静脉)给药以外,药物都要经过吸收过程。药物吸收包括消化道吸收和非消化道吸收。前者包括口腔黏膜吸收和口服药物的胃肠道吸收。口腔黏膜吸收可避免胃肠道消化酶、pH、胃排空速率以及肝脏的首过效应对药物的影响。胃肠道吸收的主要部位是小肠。非消化道吸收即胃肠道以外的给药途径,包括各种注射给药(静脉、皮下、肌内)、肺吸入和皮肤黏膜给药等。

药物吸收后从体循环向各组织、器官或体液转运的过程称分布(distribution)。

药物进入机体后,经肠道菌群或体内酶系统的作用,化学结构发生转变,导致活性的性质或程度发生变化,这一过程称代谢(metabolism),也称生物转化(biotransformation)。尽管代谢的结局对药物效应的影响是复杂的,但机体对药物的代谢大都以促使外源性物质排出体外为基本目的。药物的生物转化主要在肝脏进行,在肝微粒体酶的催化下进行 Ⅰ 相反应(氧化、还原或水解等反应)和 Ⅱ 相反应(结合反应)。药物经生物转化后,水溶性增加,更易排泄。细胞色素 P450(cytochrome P450)是最为重要的一种肝微粒体酶,能直接参与药物的氧化反应。生物转化可以使大多数药物转化为无活性的代谢产物,使少数无活性的前体药物(prodrug)转化为活性代谢产物,或者使活性药物转化为活性代谢产物。

药物以原形或其代谢产物排出体外的过程称排泄(excretion)。肾脏是主要的排泄器官,药物也可经胆囊、乳腺、肺、唾液腺、汗腺排泄。

药物的吸收、分布和排泄过程统称为转运,药物的代谢与排泄过程合称为消除。目前,通常以药物吸收、分布、代谢、排泄的英文字头组合在一起,用"ADME"作为药物体内过程或药动学的代称。

在临床药学的核心课程中,生物药剂学、药动学、临床药动学都与 ADME 密切相关。生物药剂学与药动学的关系,可以简单理解为,药动学宏观地描述药物及其代谢物在体内动态变化规律,而生物药剂学则从微观揭示了药动学规律的机制,两个学科为我们揭示或认识药物体内过程的规律打下了基础。

二、药物体内过程的影响因素

(一) 吸收

药物的吸收主要受药物自身方面(如药物结构及结构所表现出的性质、制剂类型、制剂处方、制剂工艺等)、药物应用方法(给药途径、给药时机、给药频率、治疗周期、联合用药方案等)和机体方面(如可供吸收部位的面积、血流量等)影响。

药物的解离度和脂溶性是影响药物吸收的主要因素。弱酸性药物在酸性环境中不易解离,在碱性环境中易解离;弱碱性药物则反之。在生理 pH 变化范围内,弱酸性或弱碱性药物大多数呈非解离型,被动扩散较快。强酸、强碱,以及极性强的季铵盐因可以全部解离,故不易透过生物膜,而难于吸收。油水分配系数适宜的药物易吸收。

口服药物在胃肠道吸收后,首先进入肝门静脉系统,某些药物在通过肠黏膜及肝脏时,部分可被代谢灭活而使进入体循环的药量减少的现象,被称为首过效应(first pass effect)。如硝酸甘油的首过效应可灭活约 90%,因此,口服疗效差,需舌下给药。而一些药物,如阿司匹林、喷他佐辛等可经首过效应被活化。改变给药途径会改变一些药物的体内过程。口腔吸收和直肠吸收可避免首过效应。

口服时,某些药物以片剂或胶囊剂服下,剂型的崩解及药物的溶出常是限速步骤,减慢了吸收速度。药物油溶液或混悬液在局部形成一个小型储库,吸收较慢,作用持续久。此外,胃内容物、胃排空速度、胃肠蠕动情况、注射部位的血流情况等机体因素也会影响药物的吸收。

(二) 分布

药物在体内多数分布不均匀,随其吸收与消除不断变化而处于动态平衡状态中。药物靶器官的浓度决定其药理作用强度。药物的分布主要与机体生理因素和药物的理化性质、剂型等有关。

　　肝是人体血流量分布最多的组织器官,肾、脑、心次之。脂肪组织的血流量虽少,但脂肪组织容积很大,是脂溶性药物的巨大储库。药物吸收后,往往在这些器官可迅速达到较高浓度,并建立动态平衡,之后药物随各组织血流量及膜的通透性进行再分布。如硫喷妥钠脂溶性高,静脉注射后可首先分布到富含类脂质的脑组织,迅速产生全身麻醉作用,随后药物迅速自脑转移入骨骼肌,接着向脂肪组织转移,麻醉作用很快消失。

　　某些药物对特殊组织有较高的亲和力。如碘主要集中在甲状腺,钙沉积于骨骼,汞等重金属在肝、肾中分布较多,中毒时可损害这些器官。

　　药物与血浆蛋白结合率的大小是影响其在体内分布的一种重要因素。白蛋白是血浆中与药物结合的主要蛋白质,一些碱性药物也可与其他蛋白如球蛋白结合。游离的药物相对分子量小,可弥散到组织间隙,与膜上或胞浆内受体结合而发挥药效,也可被肝药酶代谢及肾排泄而被消除。而与蛋白结合的药物既无药理活性,又不能被代谢和排泄。药物与蛋白复合物起临时贮库的作用。大多数药物可与血浆蛋白呈可逆性结合。通常只有游离的药物才能透膜并发挥药物作用。新生儿的血浆蛋白与药物的结合力远低于成人,老年人血浆蛋白随年龄增加而下降,低蛋白结合是临床上新生儿、老年人的药量一般都要低于青壮年的重要原因之一。

　　人体的血液与脑、血液与脑脊液及脑脊液与脑之间存在着限制物质交换的屏障结构,总称为血脑屏障(blood brain barrier,BBB),这是大脑的自我保护机制,药物较难穿透此屏障进入脑组织。此外,脑毛细血管具有高度表达的P糖蛋白(P-gp),具有外排药物作用。为了减少中枢神经的不良反应,可将生物碱季铵化以增加其极性,例如,将阿托品季铵化变为甲基阿托品后不能通过血脑屏障,可大大降低中枢兴奋反应。位于母体血液循环和胚胎循环之间的滋养层细胞、毛细血管内皮细胞以及二者间的基膜能阻止一些外来化合物由母体进入胚胎,起到一定的生理屏障的功能,称胎盘屏障(placental barrier)。尽管如此,药物进入胚胎循环导致对胎儿发育的影响,仍是临床用药高度警惕的事情,药品应用需要综合考虑其对胎儿的影响和胎盘屏障的透过性。

（三）代谢

　　药物代谢主要受机体的代谢能力、给药途径、药物理化性质及联合用药等影响。

　　机体的代谢能力与遗传因素、年龄、疾病、生活习惯及时辰节律等有关。不同个体可能存在药物代谢酶的基因型(genotype)或表型(phenotype)的差异,而代谢酶的差异将会造成药动学差异。例如,个体基因的差异导致氯吡格雷存在快代谢、中代谢、慢代谢情况;中国人受试者中吗啡的葡醛酸结合反应比白种人快,造成新生儿葡醛酸结合反应不健全,从而引起灰婴综合征。因此,需开展个体化用药,以达到合理用药的目的。

　　给药途径可影响药物的代谢过程,从而使药物效应受到影响。给药途径和方法所产生的代谢过程的差异主要与药物代谢酶在体内的分布以及局部器官和组织的血流量有关。另外,由于肝脏和胃肠道存在许多参与药物代谢的酶,口服经胃肠吸收的药物可能会有显著的首过效应。因此,首过效应是导致药物体内代谢差异的重要原因。大多数脂溶性药物,在体内经生物转化变成极性大或解离型的代谢物,使其水溶性加大,不易被肾小管重吸收,以利于从肾脏排出。某些水溶性的药物,在体内也可不转化,以原形从肾排泄。

（四）排泄

　　人体内的药物可通过肾脏、胆囊、肺、乳腺、唾液腺或汗腺等途径排泄。

肾脏是最重要的排泄器官。肾功能、尿液 pH、竞争分泌机制等会影响自肾排泄的药物。肾病、新生儿、老年人肾小球滤过率降低可使滤过药量减少。弱酸性药物和弱碱性药物在肾小管内可通过简单扩散而重吸收。弱酸性药在碱性尿中的解离性增加,不易被肾小管重吸收,排泄加快。如巴比妥类药物中毒,可服用碳酸氢钠碱化尿液加速药物排出。肾小管的分泌作用通常是主动转运过程,依赖于转运体,包括酸性药物转运体和碱性药物转运体。若两个分泌机制相同的药物合用时,可产生竞争性抑制。如丙磺舒与青霉素合用时,可使后者排泄减少,提高其血药浓度,增加其抗菌作用。

胆汁排泄也是药物排泄的重要途径。许多药物或其代谢物经肝脏随胆汁排到肠腔,在肠腔内可被重吸收,形成肝肠循环(enterohepatic circulation)。经胆汁排泄具有肝肠循环特征的药物,其在体内的血药浓度会相对提高,消除减慢。乳汁偏酸性,一些弱碱性药物(如吗啡)易自乳汁排出。

三、血药浓度与药物效应

药物只有到达其作用部位,才能发挥其药物效应。药物效应的强弱和持续时间,与药物在作用部位的浓度成正比。因此,测定其作用部位浓度能更好地了解药物的药理作用,但直接测定药物在作用部位的浓度目前仍很困难。对大多数药物而言,血液中的药物浓度即血药浓度与作用部位的药物浓度形成了一个可逆的动态平衡,通常测定血液中的药物浓度可间接地反映药物在作用部位的浓度,如图 5-1。大量的研究证实,药物效应与血药浓度之间具有良好的相关性。如苯妥英钠的浓度为 $10 \sim 20\mu g/ml$ 时具有抗癫痫及抗心律失常作用;当血药浓度达 $20 \sim 30\mu g/ml$ 时,出现眼球震颤;$30 \sim 40\mu g/ml$ 时出现运动失调;超过 $40\mu g/ml$ 时可出现精神异常。但血药浓度低于一定水平时,则不出现药物效应。

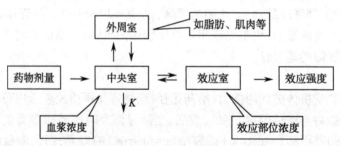

图 5-1　血药浓度与药理效应之间的关系

在临床药动学研究中,将最低有效浓度与最低毒副反应浓度之间的血药浓度范围称为治疗浓度范围(therapeutic range),也称为治疗窗。临床药师常将治疗浓度范围作为个体化给药的目标值,以期达到最佳疗效和避免毒副反应。然而,血药浓度与药物效应之间的关系可能因某些因素如衰老、疾病、合并用药等而产生变异,致使某一患者治疗浓度范围显著地不同于一般人。显然,将治疗浓度范围作为个体化用药的目标浓度时,必须考虑治疗指征、患者的各种生理病理学参数、以往治疗该患者的经验以及患者的反应等等,结合药物的药动学特点,注重血药浓度与药物效应之间相关关系的个体化,才能更好地做到合理用药。

四、药动学基本概念

（一）半衰期

半衰期（half life time, $t_{1/2}$）包括吸收半衰期、分布半衰期和消除半衰期等，通常，在未加特别指明时，半衰期是指消除半衰期。消除半衰期是药动学中最常用的药动学参数，指血浆药物浓度下降一半所需要的时间，其长短可反映体内药物消除速度。半衰期是临床上确定给药间隔时间长短的重要药动学参数。

（二）表观分布容积

表观分布容积（apparent volume of distribution, V）是指药物在体内达到动态平衡时体内药量与其血药浓度的比值。V 的数据是理论上表示体内药物应占有的体液容积，而并非药物在体内真正占有体液的容积，反映药物在体内分布的广泛程度或药物与组织成分的结合程度。低脂溶性、血浆蛋白结合率高和与组织结合率低的药物 V 值较小，主要分布在血浆中，血药浓度较高，如水杨酸、偶氮蓝。相反，高脂溶性、血浆蛋白结合率低和与组织结合率高的药物 V 值较大，血药浓度较低，如抗组胺药、奎尼丁、安替比林。

（三）清除率

清除率（clearance, CL）是单位时间内机体清除的含药血浆体积，即单位时间内有多少毫升血浆中所含药物被机体清除，单位用"体积/时间"表示。临床上，若已知药物的有效血药浓度，根据 CL 具体值，可以确定给药剂量，实现个体化治疗。

（四）药时曲线与药时曲线下面积

药时曲线是以时间为横坐标，血药浓度为纵坐标作出的曲线，表示某药物的药动学特征，对药时曲线进行数学表征，是药动学研究的核心内容之一。药时曲线下面积（area under curve, AUC）则是用数学方法计算得出的药时曲线下面积，常用于表征药物的吸收程度。血管外给药所得的药时曲线上最高点称为峰浓度（peak concentration, C_{max}），达到峰浓度的时间称为达峰时间（peak time, T_{max}）。

（五）生物利用度

生物利用度（bioavailability, F）是指药物吸收进入血液循环的程度和速度。根据试验方法的不同，生物利用度可分为绝对生物利用度和相对生物利用度。通过药物生物利用度，可指导药物制剂的研究与生产，选择设计适宜的药物剂型、给药途径，探寻药品无效或中毒原因，为临床合理用药提供参考依据。

（六）稳态血药浓度

临床用药大多为多次给药，从而使药物达到治疗所需的血药浓度水平，并维持一段时间。若以一定的时间间隔、以相同的剂量多次给药，则血药浓度在给药过程中逐次叠加，直至血药浓度维持在一定水平（恒速滴注给药）或在一定范围内上下波动（血管外给药），此水平或范围称为稳态血药浓度（steady state plasma concentration, C_{ss}），血管外给药的稳态血药浓度包含峰值（稳态时最大血药浓度）和谷值（稳态时最小血药浓度）。

（七）速率常数

速率常数（rate constant, K）是药动学中描述药物在不同部位之间转运速度的参数，表示药物转运的快慢，其值越大，则该过程进行越快，常采用"时间"的倒数为单位。如吸收速率常数（K_a）、消除速率常数（K）、血浆-效应室平衡速率常数（K_{eo}）等。

（八）房室模型

房室模型是用来描述药物体内动态变化规律的数学方法之一。房室模型是假设人体为一个系统,由若干个房室组成,药物进入人体内可分布于各房室中。它是一个抽象的概念,并不代表某个具体的解剖学部位,它将药物转运速率相近的组织器官归纳为一个房室,尽可能定量地描述药物体内过程。依据不同药物分布速率的快慢,可将其分为一室、二室或多室等模型。一室模型描述药物进入血液循环后瞬间分布到各组织器官和全身体液中并迅速达到动态平衡。二室模型描述药物进入人体后迅速在中央室(如全血、肾、脑、心、肝等)达到动态平衡,然后较缓慢地进入血液供应不丰富的周边室(如肌肉、脂肪等)。

大多数的药物在体内的转运和分布可以用二室模型来描述。值得注意的是,一种药物可因给药途径不同而表现为不同的房室模型,如静脉注射时表现为二室模型,口服时为一室模型。

（九）动力学过程

1. 一级动力学过程　在常用剂量的范围内,大多数药物的吸收、分布和消除都以被动扩散的方式转运,即符合一级速率过程,又称线性速率。也就是说,药物在单位时间内以恒定的百分率转运。其数学表达式为:

$$\mathrm{d}c/\mathrm{d}t = -Kc \tag{5-1}$$

积分后得到:

$$c = c_0 e^{-Kt} \tag{5-2}$$

式 5-2 中 c_0 为初始血药浓度,K 为一级消除速率常数。

2. 零级动力学过程　零级速率是超大剂量用药使转运体或酶完全处于饱和状态时的速度特征。即药物的吸收、分布和消除速率在任何时间都是恒定的,与体内药物的浓度无关。其数学表达式为:

$$\mathrm{d}c/\mathrm{d}t = -K_0 \tag{5-3}$$

积分后得到:

$$c = c_0 - K_0 t \tag{5-4}$$

式 5-4 中 K_0 为零级消除速率常数。如乙醇、苯妥英等在体内的药物浓度足够高以至于使酶系统饱和,其代谢过程就呈零级过程。

3. 饱和动力学过程　米-曼(Michaelis-Menten)方程式能够全过程描述需酶和转运体参与的药物代谢和主动转运等饱和过程,其数学表达式为:

$$\mathrm{d}c/\mathrm{d}t = -V_{\mathrm{m}}c/(K_{\mathrm{m}} + c) \tag{5-5}$$

式 5-5 中 K_{m} 为米氏常数,V_{m} 为最大速度。

在低浓度时,消除呈一级过程;高浓度时,消除呈零级过程。也就是说,米-曼方程式包括了一级和零级过程在体内的混合型消除,即非线性速率消除。

第二节　给药方案的药动学基础

一、药物治疗方案

临床给药方案的设计取决于多方面因素,如药物效应与毒性、药物剂型选择、患者的病理生理情况、药物相互作用等。治疗时需要综合考虑患者的情况,根据药物的药理学、药动学特征,按照合理用药的原则,确定治疗药物与给药方法。

对于大多数药物而言,并无明确浓度与效应之间的关系,当患者存在疾病、年龄与合并用药等因素时,按照药品说明书推荐的平均剂量可能未使患者达到满意疗效。这时,临床药师需要运用药动学原理对给药方案进行设计或调整,实现个体化治疗。

以药动学为基础的给药方案设计或调整,必须明确两点:①目标血药浓度范围,一般以文献报道的治疗浓度范围为目标浓度范围,特殊患者可根据临床观察药物的有效性或毒副反应来确定;②药动学参数的确定,可采用文献报道的群体药动学参数,特殊患者需测定并求算其个体化参数。

设计或调整给药方案,涉及较多的药动学知识、药物治疗学知识及数学计算,是临床药师的基本技能之一。

二、单剂量给药方案

(一) 单剂量静脉注射给药方案设计

静脉注射是临床采用的一种给药方式。对一室模型而言,是药物进入体循环后迅速在人体内达到动态平衡,并按一级速率方式进行消除。血药浓度与时间的函数关系为:

$$c = c_0 \mathrm{e}^{-Kt} \tag{5-6}$$

式 6-6 中,c_0 为初始血药浓度,K 为消除速率常数。

(二) 单剂量静脉滴注给药方案设计

静脉滴注,是以恒速向静脉内给药的一种方式。静脉滴注给药达到稳态后,维持稳态血药浓度的时间与滴注时间成正相关。临床上常以稳态浓度为理想治疗浓度,适合于 $t_{1/2}$ 短、治疗指数小的药物,有利于维持有效血药浓度,避免频繁用药。

对一室模型来说,稳态血药浓度又称为坪浓度。血药浓度与时间的函数关系为:

$$c = K_0(1 - \mathrm{e}^{-Kt})/KV \tag{5-7}$$

式 5-7 中,K_0 为静脉滴注速率,V 为表观分布容积,K 为消除速率常数。从式 5-7 可以看出,随滴注时间的增加,血药浓度逐渐趋向并达到稳态血药浓度(c_{ss})。

$$c_{ss} = K_0/KV \tag{5-8}$$

由式 5-8 可见,c_{ss} 与静脉滴注的速率成正比,与消除速度成反比。将式 5-8 整理得:

$$K_0 = c_{ss}KV \tag{5-9}$$

式 5-9 可用于根据期望的稳态血药浓度,调整药物的滴注速度。将式 5-8 代入式 5-7 中,时间 t 用 $nt_{1/2}$ 表示,整理,得:

$$n = -3.32\lg(1 - f_{ss}) \tag{5-10}$$

式 5-10 中,n 为 $t_{1/2}$ 的个数;f_{ss} 为达坪分数,即 $f_{ss} = c/c_{ss}$。

由式 5-10 可以求出任何药物达 c_{ss} 某一分数 $f_{ss(n)}$ 所需的时间(即 n 个半衰期)。经计算,达到坪浓度 90% 所需要的时间要 3.4 个半衰期,达坪浓度的 99% 需要 7 个半衰期。也可以看出,达到某一特定达坪分数所需的滴注时间仅仅决定于药物半衰期,与滴注速度无关。

三、多剂量给药方案

（一）多剂量静脉注射给药方案设计

单室模型药物多剂量等时间间隔静脉注射给药达稳态血药浓度的函数式为：

$$c_{ss} = c_0 \cdot e^{-Kt} \left[1/(1 - e^{-K\tau}) \right] \tag{5-11}$$

其中 c 为多次给药的时间间隔。

当时间 $t = 0$ 或 $t = \tau$ 时，式 5-11 整理可分别得：

$$c_{ss(max)} = c_0 (1 - e^{-K\tau}) \tag{5-12}$$

$$c_{ss(min)} = c_0 \cdot e^{-K\tau}/(1 - e^{-K\tau}) \tag{5-13}$$

其中 $c_{ss(max)}$ 为稳态时最高血药浓度，$c_{ss(min)}$ 为稳态时最低血药浓度。

经整理得：

$$c_{ss(max)}/c_{ss(min)} = e^{K\tau} \tag{5-14}$$

式 5-14 进一步整理得：

$$\tau = (\ln c_{ss(max)}/c_{ss(min)})/K \tag{5-15}$$

因此，已知血药浓度的 $c_{ss(min)}$ 与 $c_{ss(max)}$，即可由式 5-15 求出最佳给药间隔时间。

（二）多剂量血管外给药方案设计

多剂量血管外给药，吸收和消除均为一级动力学过程的药物达到稳态血药浓度时，设给药后血药浓度到达峰浓度所需要的时间为 t'，则 $c_{ss(min)}$ 与 $c_{ss(max)}$ 之间的关系为：

$$c_{ss(min)} = c_{ss(max)} e^{-K(\tau - t')} \tag{5-16}$$

式 5-16 整理得：

$$\tau = t' + (\ln c_{ss(max)}/c_{ss(min)})/K \tag{5-17}$$

由式 5-17 可知，如已知峰浓度出现的时间 t' 和 K，即可求出使血药浓度维持在 $c_{ss(min)}$ 与 $c_{ss(max)}$ 之间所给药的时间间隔 τ。

四、时辰药动学与临床合理用药

从单细胞生物到人类的各种功能活动及生长繁殖、某些细微的形态结构都存在生物周期性，其随着时间推移都可能呈现某种有规律性的反复改变。如以年为周期的叫近年节律性（circannual rhythm），以日为周期的叫近日节律性（circadian rhythm），又称昼夜节律（diurnal rhythm）。

研究发现，人许多的生理功能、疾病的发生与转归与昼夜节律性相关。如人体皮质激素上午 6~8 时分泌最多，8 时达高峰，午夜分泌很少；餐后 1 小时左右血糖浓度最高，3 小时后趋于正常；哮喘大多发作于凌晨；心肌梗死、血栓性脑卒中的发生率呈上午 6~12 时之间的高峰。

长期大量地临床实践发现，相同剂型、剂量的同一药物于不同时间给药，其治疗效应存在差异，产生的药物不良反应也会有所不同。如患者上午 8 时口服普萘洛尔 80mg 获得最大的血药浓度峰值是(38.6±11.2)g/L，为 2 时(18.4±4.4)g/L 服药的 1 倍以上；下午 19 时服用铁剂的吸收率较上午 7 时可增加 1 倍；治疗结直肠癌转移患者，5-氟尿嘧啶的给药时间为从晚上 10 时到早晨 10 时，奥沙利铂的给药时间为从早上 10 时到晚上 10 时，可使不良反应发生率降低。

临床药学非常关注人体生理过程、药物体内过程、药物效应的时辰节律性特征。结合人体昼夜节律,开展相同剂量、不同时间给药的研究,探索药物效应、不良反应和药物体内过程的时辰节律性,指导药物新剂型的研发和临床合理用药。

五、给药方案个体化

药品使用说明书、药理学和治疗学教科书中推荐的药物剂量,多系群体平均剂量。事实上只有部分安全、低毒的药物,按既定常规平均剂量给药能获得满意疗效,多数药物并非如此。有些药物给予相同剂量后,往往只有部分患者疗效满意;另外一些患者则无明显的疗效,另一些患者则可能出现不良反应,甚至中毒。产生这种差异的原因是多方面的,包括遗传、疾病、年龄与体重、合并用药、环境因素、时辰节律、生活习惯等可以影响药物体内过程的各种生理因素与给药方法。解决此种情况的药物治疗可以选择个体化药物治疗(individualizing drug therapy)。个体化药物治疗可以尽可能做到合理地用药,使患者获得最好的疗效而承担最小的风险。

个体化用药(personalized medicine/individualized medication)是针对患者适时状况,充分考虑其个体特征拟定和实施的药物治疗。从药动学角度考虑,个体化给药的方案是能够维持治疗药物血药浓度在最低有效治疗浓度以上和最低中毒浓度以下,即治疗浓度范围之内的给药方案。个体化用药的通常办法,是通过基因检测或治疗药物监测(therapeutic drug monitoring,TDM),利用临床药动学的原理和方法、结合临床实践及用药者的病理生理特征制定出针对个体患者的给药方案。个体化用药可以达到以最佳给药剂型,最适给药途径,最佳给药剂量和给药周期,获得最佳疗效,减少或避免不良反应的产生。

常用的计算方法包括多点法(multi-points method)、重复一点法(repeated one-point method)、稳态一点法(c_{ss}one-point method)、一点法(one-point method)及贝叶斯法(Bayesian approach)等。

这里简单介绍 Bayesian 法:优点是只需 1~2 个有限的血样就可以估计出个体的药动学参数,预测药物的血药浓度,是目前制定个体化给药方案比较理想的方法。原理是应用个体患者 1~2 个血药浓度的信息,利用最小二乘法原理,使估计的个体药动学参数与文献群体药动学参数之间,实测药物浓度和预测药物浓度之间的方差之和(SS)最小。此估计的个体药动学参数即为该个体的实际药动学参数。其函数公式为:

$$SS = \sum_{j=1}^{n}\left[\frac{\overline{P_j}}{\omega_j} - \frac{P_j}{\omega_j}\right]^2 + \sum_{i=1}^{n}\left[\frac{\overline{C_i}}{\sigma_i} - \frac{C_i}{\sigma_i}\right]^2 \tag{5-18}$$

5-18 式中,i 为血药浓度点数;j 为药动学参数个数;$\overline{P_j}$ 为群体药动学参数值;P_j 为估计的个体药动学参数值;ω_j 为群体药动学参数的变异范围;$\overline{C_i}$ 为实测药物浓度值;C_i 为预测药物浓度值;σ_i 为血药浓度测定的变异范围。

Bayesian 法的一般步骤:首先从文献或数据库中得到群体参数值,如全身清除率 CL;根据患者的具体情况在群体参数的上下预估若干个体的药动学参数;确定药动学参数的变异范围 ω_j,如 10%~30%;以预测的个体药动学参数预测出患者的血药浓度;确定血药浓度的变异范围 σ_i,如 10%~30%;将上述数值代入公式,计算 SS,列表,比较哪种情况下的 SS 最小,即确定该参数为实际应用的参数。

六、药动学研究新进展

随着信息科学和生命科学的不断进展,细胞生物学和分子生物学技术的发展和应用为药动学研究提供了一次技术革命。目前已有大量介导药物转运的功能蛋白(转运体)被发现,对它们的研究已使人们可以从分子水平认识药物在体内 ADME 的机制。基因重组酶系、基因敲除与转基因技术有助于人们更深入地研究药物 ADME 的机制。手性药物药动学研究、中药药动学研究及药物定量构动关系研究等进一步阐明药物体内 ADME 过程。基于药物代谢酶和转运体单核苷酸多态性的药物基因组学研究,已成为临床药动学研究的重要组成部分并在个体化给药设计方面发挥着愈来愈大的作用。因此,以上各方面的药动学研究将进一步充实临床药师的专业知识,为其参与临床个体化给药方案提供新方法与思路,进一步体现临床药师的专业作用与价值。

第三节　特殊人群的药动学

一、儿童的药动学特征

儿童时期是人生的基础阶段,它包括新生儿期、婴儿期、幼儿期、学龄前期、学龄期、青春期(也称少年期)等生长阶段。当儿童使用药物时,应考虑其生理生化特点对药动学与药效学的影响,不宜单纯按体重差异将成人的用药经验外推到儿童。

(一)　吸收

新生儿可口服给药,一般需用液体制剂。一些早产儿采用管饲法给药。新生儿贲门括约肌较弱,口服药物常因哭闹而吐出,剂量准确性受影响。出生最初 14 天胃内 pH 接近中性,理论上会影响药物的吸收,如氨苄西林的吸收就如此。一般来说,新生儿胃肠吸收药物较儿童慢,吸收比例不变,血药浓度的峰值较低,如苯巴比妥、地高辛、吲哚美辛和磺胺类药物。肌内注射是新生儿有效的给药途径,但注射容量受肌肉量少的限制,少数药物如地高辛、地西泮和某些氨基苷类抗生素肌内注射后吸收不规则,可能会出现中毒反应,应避免采用肌内注射。新生儿皮肤薄且嫩,易受刺激甚至引起坏死,一般不宜采用皮下注射。静脉给药对注射容量大或有刺激性的药物是新生儿的最佳给药途径,一般均采用静脉滴注。

婴幼儿胃排空时间较新生儿短,十二指肠吸收药物快于新生儿。学龄前后的儿童肠管相对较长,吸收面积较大,通透性高,易发生药物吸收过量导致的毒副反应,如水杨酸易引起胃穿孔。

(二)　分布

新生儿的体液总量占体重的 75%,成人更低。因此,新生儿的中央室较大而周边室较小,使药物的分布容积增大,如苯巴比妥、苯妥英、地高辛、氨茶碱、氨苄西林和氨基苷类抗生素等。另一方面新生儿血浆中的白蛋白、球蛋白和脂蛋白含量较儿童低,且药物与血浆蛋白的结合还可被来自母体的胆红素、游离脂肪酸和激素预先结合而进一步降低,某些药物还会因置换出预先结合的胆红素而出现黄疸。这些差异都能降低蛋白与药物的结合能力,同时增加游离药物的浓度和表观分布容积。但一般来说这些差异所产生的影响临床意义不大。新生儿的血脑屏障有较大通透性,这对治疗颅内感染及估计通过血脑屏障的药物毒性有意义。

（三）代谢

新生儿肝重约占体重的 3.6%，但药物代谢酶的活性却低，导致药物代谢减慢，$t_{1/2}$ 延长，如苯巴比妥、茶碱。新生儿 I 相代谢酶系较易饱和，使被氧化代谢的药物半衰期延长，有首过效应的药物生物利用度增加；II 相代谢酶系（如葡萄糖醛酸转化酶）的活性低，使药物游离浓度增加，如氯霉素易引起新生儿"灰婴综合征"。

（四）排泄

通常，3 个月的婴幼儿肾脏排泄药物的能力较弱，至 6 个月后可发育为具有成人代谢和排泄药物的基本能力，但极易饱和。和成人一样，新生儿的肾脏是排泄药物的主要器官，然而其肾血流量、肾小球滤过率、肾小管分泌能力等均低，使排泄药物的过程显著延长。但其功能在 4 周后迅速改善，6 个月时可与成人相当，如通过肾小球滤过而消除的药物氨基苷类抗生素，以阿米卡星为例，消除半衰期在新生儿 1 周内为 9 小时，4 周时为 5 小时。

二、老年人的药动学特征

随着年龄的增长，人体的许多组织器官与功能开始退化，机体调节能力下降，甚至出现调节机制障碍，如神经、心血管、内分泌、泌尿及免疫系统等功能改变，进而影响药物的体内过程。

（一）吸收

老年人胃黏膜萎缩，胃酸分泌减少，pH 升高，弱酸性药物吸收减少；胃肠道蠕动减慢，可使近端小肠吸收的药物量增加；胃肠道血流减少使药物吸收量减少，如氢氯噻嗪、地高辛等；肝血流量减少，药物首过效应降低，生物利用度增加，如普萘洛尔、吗啡等。由此可见，老年患者口服不同药物时，吸收过程的影响比较复杂，结果各不相同。综合的结果，有的药物通常是其吸收总量与中青年患者相似，如保泰松。

（二）分布

老年人体内脂肪比例较高，地西泮、利多卡因等脂溶性大的药物分布容积增加；体液总量减少，吗啡、青霉素等水溶性大的药物分布容积减小；血浆蛋白含量较低，华法林、保泰松等血浆蛋白结合率高的药物血浆中游离浓度增加。因此，应综合考虑老年人生理病理特征，实行个体化给药。

（三）代谢

老年人功能性肝细胞数目减少，肝氧化酶系活性降低，同时肝血流量减少，造成药物代谢减慢，血药浓度增加。此外，遗传、体质、营养状况、生活环境、疾病、合并用药亦影响药物代谢，吸烟、饮茶、高蛋白饮食均能促进药物代谢。

（四）排泄

肾功能随年龄增加而降低，老年人肾小球滤过率降低，肌酐清除率相应降低，药物排泄时间延长，如氨基苷类、四环素等。老年人应通过监测血药浓度或肌酐清除率，选择药物、调整用药方法，避免药物蓄积及不良反应发生。

三、妊娠与哺乳期妇女的药动学特征

妊娠期及哺乳期是妇女的一段特殊时期，妇女在妊娠前患有慢性疾病或在妊娠后患病，均需要药物治疗。由于母体—胎盘—胎儿是一个特殊的生物学单位,胎儿和母体通过胎盘进行物质交换。因此,除极少数药物(例如胰岛素、肝素)不能通过胎盘到胎儿,母体内治疗药物和其他化学物质都可以经过胎盘进入胎儿体内,并影响胎儿的生理功能和组织器官。又由于胎儿和新生儿对某些药物特别敏感的原因,许多药品对胎儿和新生儿均产生不良影响,常引起胎儿畸形、新生儿溶血、变性血红蛋白症、凝血酶原过低血症、中枢抑制和神经系统损害等。因此,了解妇女这一特殊时期的药动学特点,有助于合理用药。

(一) 妊娠期药物体内过程的特点

1. 吸收 妊娠期孕妇胃肠功能减退,如胃酸分泌减少、胃肠道平滑肌张力减退、肠蠕动减慢减弱等,使口服药物吸收延缓,但吸收程度相对完全。另外,某些孕妇妊娠早期频繁呕吐也会使口服药物的吸收减少。

2. 分布 妊娠期妇女血容量增加,体液总量也增加,药物的分布容积明显增加;血中白蛋白减少,且很多白蛋白结合部位被妊娠相关的内源性激素等物质所占据,使药物与蛋白结合减少,游离药物增多,进而经胎盘进入胎儿体内,易引起药效变化及不良反应发生。

3. 代谢 妊娠期肝微粒体酶活性会有较大变化。高雌激素水平会使胆汁郁积,药物排出减慢,从而肝清除速度减慢,因此需格外谨慎具有肝毒性的药物使用。

4. 排泄 妊娠时,孕妇心搏出量和肾血流量增加,肾小球滤过率也增加,经肾消除的药物相应加快,如青霉素、注射用碳酸锂及硫酸镁等。此外,妊娠高血压患者药物排泄减慢减少,易在体内蓄积。

(二) 胎儿药物体内过程的特点

胎儿药物体内过程的主要特点:①肝脏药物浓度高,药物通过胎盘进入脐静脉后,有约60%～80%的血流经门静脉进入肝脏,加之胎儿的肝脏缺乏葡萄糖醛酸转移酶,使药物在胎儿体内代谢减慢,极易引起药物的毒性反应,如磺胺类、氯霉素等;②血脑屏障的通透性大,药物易在脑组织中蓄积,如吗啡、巴比妥类药物等;③肾小球滤过面积和肾小管容积都相对不足,故许多药物的排泄减慢,易造成蓄积。

(三) 药物对不同孕期胚胎的影响

1. 胚胎早期(0～14天) 此时药物对胚胎的影响知之甚少,通常认为药物对胚胎是"全或无"的影响:胚泡要么受到致死剂量药物作用而死亡,要么未受到致死剂量药物作用而生存。

2. 胚胎期(受精后14～56天) 此时段是器官分化时期,胚胎对药物最敏感,药物可以导致胚胎形态学变化,最易发生先天畸形。

3. 胎儿期(57天～足月) 此时段是大多数组织发生和功能成熟的时期。此时期内,药物对胎儿的影响最可能涉及生长和功能方面,如精神发育和生殖功能,而其他器官一般不致畸。

四、特殊嗜好人群的药动学特征

(一) 吸烟者药动学特点

吸烟者药物体内过程的主要特点:①吸烟使食欲减退,胃排空时间延长,影响药物吸收,如影响皮下组织吸收胰岛素;②吸烟患者表观分布容积增加,如治疗病毒感染所致免疫缺陷者,利福喷丁用量应增加;③吸烟诱导肝药酶活性增加,药物代谢加快,影响疗效,如尼古丁使抗癫痫药苯巴比妥代谢加快;④吸烟加快药物排泄,如肝素、地西泮等。

(二) 饮酒者药动学特点

饮酒者药物体内过程的主要特点:①酶诱导作用,使药物代谢加快,疗效降低。如常规服用苯妥英钠的癫痫患者饮酒后,可能诱发癫痫发作;②酶抑制作用,竞争性结合 CYP2E1,使同一途径代谢药物代谢减慢,药效增强,如服用巴比妥类药物的患者,饮酒可致中毒而亡;③抑制非微粒体酶系。

第四节　疾病状态下的药动学

一、肝脏功能异常患者的药动学

肝脏的功能很复杂,在肝功能异常时主要经肝代谢的药物表现为代谢减慢、半衰期延长、药效与毒副作用增强。

(一) 药物吸收

当肝功能异常时,如肝硬化,肝细胞活性降低而使首过消除减少,同时合并门静脉旁路,相当多门脉血流绕过功能性肝细胞,因而高肝提取率的药物口服,其生物利用度可能增加。如肝硬化患者服用阿片类止痛药美普他酚的生物利用度增加至400%,半衰期为50%。

(二) 药物分布

当肝功能异常时,肝脏制造白蛋白的能力降低,严重时可发生低蛋白血症。因而结合型药物减少,游离型药物增多。肝硬化伴有水肿或腹水时,组织间隙的容积增大,药物易从组织间液扩散至组织中,可导致药物分布容积增大,效应增大。

(三) 药物代谢

当肝功能异常时,肝药酶活性均降低,从而使药物代谢减慢,清除率下降,血药浓度升高,半衰期延长。肝功能不全所引起代谢速率的改变,会造成药物蓄积或阻碍药物形成活性代谢物。

(四) 药物排泄

经由胆汁排泄药物或其代谢物也受肝脏功能的影响。如利福平、红霉素、四环素等在慢性肝损害时,胆汁分泌排泄障碍,使其排泄受阻,导致血浆内药物总浓度升高。肝功能不全所引起的药物排泄速率的改变,同样也会造成药物蓄积或阻碍药物形成活性代谢物。另外,肝病也可能会影响肾功能,以致并非以肝脏为主要清除途径的药物仍引起药物及其代谢物的蓄积。

二、肾脏功能异常患者的药动学

肾脏是人体的重要排泄器官,具有排泄体内代谢产物、药物及其代谢物、毒物,以及调节体内水、电解质、酸碱平衡的功能。当各种病因引起肾功能严重障碍时,如肾功能不全、肾衰,甚至尿毒症时,就会对药物的吸收、分布、代谢、排泄产生明显影响。

(一) 药物吸收

肾衰患者由于体液中尿素氮增加及胃肠道水肿,pH升高,常引起明显恶心、呕吐、腹泻,致使口服药物吸收受到影响。因肌肉、皮下组织水肿,肌内注射药物吸收会延误。

（二）药物分布

肾衰时因蛋白质流失及减少,引起低蛋白血症。尿毒症时药物与蛋白的亲和力下降,可致苯妥英、水杨酸、磺胺等酸性药物的血浆蛋白结合率降低,游离型药物浓度增高;尿毒症患者对碱性及中性药物的蛋白结合能力影响较小。一般认为肾衰时,V 没有太大改变。然而有报道表明地高辛的 V 在肾功能低下患者有降低情况。

（三）药物代谢

肾衰使机体内代谢产物排泄受阻,体内有毒代谢物潴留,影响生物酶的活性,尤其肝微粒体酶系活性受到抑制,影响了药物代谢。肾衰患者严重贫血,组织供氧相对减少,酸中毒使体液携氧能力减低,影响某些药物的氧化反应及代谢。

（四）药物排泄

主要以原形从肾脏排出的药物,肾衰时 $t_{1/2}$ 明显延长,血药浓度增加,故需减量或延长给药间隔,如巴比妥、氨基苷类药物、青霉素类药物等。活性或毒性代谢产物主要经肾脏排泄的药物,肾衰时会引起积蓄中毒,因此使用时需减少剂量,如别嘌醇、利福平、地高辛等。另外,对于那些主要通过肝脏代谢体内清除的药物,因为仅 15% 以下的原形由肾脏排出,在肾衰时对药物影响较小,故使用时可使用常用剂量,如地西泮、硝西泮、氯霉素等。临床上常用内源性肌酐的清除率来反映药物经肾消除的情况,根据患者内源性肌酐清除率的数据可以推出药物消除障碍的程度,并可以此为依据调整给药方案。

三、心衰患者的药动学

心衰即心功能不全,是由于心脏功能异常,不能满足身体各组织器官对于心脏泵血的需求而引起的一系列临床症状。这种病理状态,会不同程度地影响药物的体内过程。

（一）药物吸收

心衰时,出现胃肠道黏膜水肿,导致药物吸收差。又因心排血量减少,胃肠道的血流量也减少,对某些药物的吸收,可能有明显影响。如氢氯噻嗪的吸收可下降 30%～40%。又如普鲁卡因胺在正常人口服给药后 1 小时出现血药浓度峰值,急性心肌梗死患者口服后 2 小时才在血中测得药物,达峰时间推迟至 5 小时。有时生物利用度降低到 50% 以下,以致常规口服剂量后血药浓度达不到有效浓度。

（二）药物分布

心衰时药物的表观分布容积减小,可能与体内组织血流量减少、血液与组织间的油水分布系数改变等有关。如奎尼丁,心衰时 V 仅为正常人的 1/3,血药浓度则高于正常人。又如普鲁卡因胺及利多卡因的 V 均减少 25%。但是因呋塞米主要分布在血管内,组织分布少,V 小,在心衰时 V 不发生改变。

（三）药物代谢

心衰时,肝细胞内药酶的活性降低。这可能由于肝瘀血而致肝内缺氧,或肝细胞损害的结果。在临床上发现,急性心肌梗死患者安替匹林半衰期延长,而患者康复后 $t_{1/2}$ 又回到正常数值。

（四）药物排泄

心衰也会减少药物在肾的排泄,由于肾小球滤过率减少,使肾小管的重吸收增加。普鲁卡因胺在心衰时 $t_{1/2}$ 延长,是由于肾排泄的功能降低所致。它的活性代谢产物 N-乙酰普鲁卡因胺的蓄积,可导致药物中毒。

四、其他疾病的药动学

(一) 糖尿病患者的药动学特点

糖尿病患者药物体内过程的主要特点:①血浆蛋白结合减少,游离脂肪酸增加,使药物蓄积,如利多卡因;②代谢酶活性下降,药物半衰期延长,如糖尿病时因葡萄糖醛酸转移酶活性下降而使对乙酰氨基酸代谢减慢;③肾清除率增加,因血浆蛋白减少,使游离型药物增加而肾清除率加大,如阿米卡星。

(二) 肥胖者的药动学特点

肥胖者药物体内过程的主要特点:①分布容积增大,高脂溶性药物表观分布容积增大,药物半衰期延长,如地西泮;②肥胖者 CYP3A4 活性下降,经其代谢的高脂溶性药物如三唑仑清除率下降;③肥胖者肾血流量增加,使某些药物清除率增加,如万古霉素。

第五节　药动学相互作用

药物相互作用(drug interaction)是指某一种药物由于其他药物的存在而改变了药物原有的理化性质、体内过程(吸收、分布、生物转化和排泄)或组织对药物的敏感性等,从而改变了药物效应的现象。这些都可引起药物作用性质或强度的变化。

随着疾病谱的改变与药物种类的日益增多,合并用药机会大大增加,药物相互作用,尤其是不良药物作用愈加受到医生、药师和患者的关注。为此,临床药师更应从药动学、药效学角度出发,结合临床实际,对药物相互作用进行研究,为临床合理用药提供参考依据,体现临床药师的价值。

一、药物吸收过程的相互作用

如前所述,口服药物的胃肠道吸收影响因素众多,如药物本身理化性质(脂溶性、解离度、吸附与络合)和机体的生理状态(胃肠道消化液 pH、胃肠道蠕动、血液循环、食物)等。上述的任一因素改变都可能干扰其他药物的吸收。

(一) pH

消化液的 pH 影响药物的溶出与解离,从而影响药物吸收。通过药物改变消化液的 pH,可影响其他药物的吸收。如酮康唑需在酸性环境溶解,若加服抗酸药不利于其吸收;$NaHCO_3$ 提高胃内的 pH,使巴比妥类药物解离增加,吸收减少。

(二) 吸附与络合

蒙脱石、考来烯胺、氢氧化铝凝胶等具有吸附作用,影响其他药物的吸收。如蒙脱石对诺氟沙星具有很强吸附性,考来烯胺易与洋地黄毒苷结合形成难溶性复合物。一些离子(如铁、钙、镁等)能与药物形成难以溶解的沉淀,影响药物的吸收。如铁与氟喹诺酮类络合,形成难溶的络合物,使其吸收减少。

(三) 胃肠道功能改变

胃肠道功能的改变,直接影响药物的吸收速率和吸收时间,对药物吸收的影响非常大。胃肠道蠕动减慢,药物在消化道停留时间延长,增加了药物吸收时间,吸收量增加,吸收完全;反之吸收就少。因此,解痉药如阿托品、溴丙胺太林(普鲁本辛)能抑制肠蠕动,可促进药物吸收;而甲氧氯普胺、多潘立酮等胃肠动力药或泻药则缩短药物在消化道停留时间,使药物吸收不完全。胃肠道黏膜是药物吸收的主要部位,新霉素、环磷酰胺等损害肠黏膜的吸收功能,能引起吸收不良。胃肠道血液循环快,血流量大,有利于吸收。如果胃肠道瘀血或血供不足,则出现相反情况。因此,可以推测能影响胃肠道血液循环的因素,如与交感、副交感系统有关的药物、活血化瘀药物等,都可影响其他药物吸收。

(四) 其他给药途径

临床行局部麻醉时,常将普鲁卡因与肾上腺素合用,利用肾上腺素收缩局部血管,可减少血流量,从而延缓普鲁卡因的吸收。

(五) 食物

食物通常减慢胃排空,且与药物结合,可延迟或减少药物的吸收,如红霉素宜在饭前1 小时或饭后2 小时服用。

二、药物分布过程的相互作用

药物的血浆蛋白结合率、组织血流量、组织亲和力等因素可影响药物分布。药物之间常相互竞争蛋白结合、改变组织分布而发生相互作用。

(一) 血浆蛋白结合

多数药物、某些内源性物质(如胆红素和激素)能不同程度地与血浆蛋白结合。同时服用两种或两种以上能与血浆蛋白结合的药物,可产生竞争性结合,提高结合能力较弱的药物游离浓度,导致其疗效增强甚至出现毒性反应。如丙戊酸可将苯妥英钠置换出来,并抑制其代谢,造成游离苯妥英钠浓度升高,产生毒性反应;奎尼丁合用洋地黄类药物,可大大提高洋地黄类的血药浓度,易出现洋地黄中毒现象。

(二) 组织分布

组织的血流量和对药物的亲和力会影响药物在组织的分布。一般来说,与相同组织结合的药物会因为相互竞争而使血药浓度增高。如去甲肾上腺素和利多卡因合用时,去甲肾上腺素减少肝血流量,降低利多卡因在肝脏的分布及代谢,提高其血药浓度;又如阿的平给药后14 天,肝脏浓度仍然很高,此时给予一般剂量的扑疟喹,会因为阿的平与组织的结合而使扑疟喹的肝脏结合量大大减少,血浆浓度提高,容易引起中毒。

三、药物代谢过程的相互作用

肝药酶(主要为肝微粒体酶)是药物代谢转化的主要酶系。某些药物可使肝药酶的活性增强或抑制,因而会影响该药本身或其他药物的体内过程,在联合用药时需要注意。

(一) 酶诱导

药物具有引起药酶活性或浓度增加,促进药物本身或其他药物代谢的作用,称为药物代谢的诱导作用(induction of drug metabolism);使药酶活性或浓度增加的药物称酶诱导剂(inducer of drug enzyme),如苯巴比妥、苯妥英钠、乙醇等。酶诱导作用会使药物代谢加快,半衰期缩短,血药浓度降低,药效减弱。如苯巴比妥与双香豆素合用,可加速双香豆素代谢,减弱其抗凝作用;而一旦停用苯巴比妥,药酶活性又迅速下降,容易引起出血,因此,两药不宜合用。孕妇在产前两周服用苯巴比妥,可诱导新生儿肝药酶,促进血中游离胆红素与葡萄糖醛酸结合后从胆汁排出,可用于预防新生儿的脑核性黄疸。

（二）酶抑制

药物具有引起药酶活性或浓度降低,抑制药物本身或其他药物代谢的作用,称为药物代谢的抑制作用(inhibition of drug metabolism);使药酶活性或浓度降低的药物称酶抑制剂(inhibitor of drug enzyme),如氯霉素、异烟肼、克拉霉素等。如氯霉素与双香豆素或甲苯磺丁脲合用,能显著延长它们的作用时间,提高血药浓度,造成抗凝作用明显增强或低血糖。

（三）其他因素

在影响肝药酶而产生药物相互作用中,还应注意除肝脏外,其他部位如胃肠道、各组织等也有药物代谢酶。这些酶有的没有底物特异性,如单胺氧化酶;而有些有底物特异性,如胆碱酯酶。由于这些酶影响而产生的作用与上述情况相似。某些药物还可能通过改变人体生理情况而影响其他药物的代谢,如利多卡因与普萘洛尔合用时,普萘洛尔降低心排血量,减少肝血流量,从而降低利多卡因经肝代谢。

四、药物排泄过程的相互作用

肾脏是机体最重要的排泄器官,尿液的酸碱度,以及经相同分泌机制分泌排泄的药物之间的竞争作用等因素,都会影响药物排泄,进而影响药效。

（一）肾小管竞争分泌

如前所述,肾小管分泌药物是由主动转运弱酸或弱碱的两个转运系统组成,如通过同一个转运系统转运的药物合用时,则可产生竞争抑制。如丙磺舒与青霉素合用时,可减少后者的排泄,提高其血药浓度,增加其作用。相似的情况如呋塞米、依他尼酸可影响尿酸排泄;阿司匹林可影响甲氨蝶呤排泄;双香豆素、保泰松可抑制氯磺丙脲排泄等。

（二）改变尿液 pH

给予使尿液酸化的药物如 NH_4Cl 或碱化的药物 $NaHCO_3$ 可以改变尿液的 pH。尿液碱化后,使尿中酸性药物的解离增加;酸化后,碱性药物的解离增加,不利于重吸收而排出增多。如巴比妥类中毒解救的方法之一就是给予 $NaHCO_3$,使尿液碱化,巴比妥类解离增多,重吸收减少,排泄加快。一般来说,尿液酸化后排出增多的药物有芬氟拉明、苯丙胺、奎尼丁、普鲁卡因胺等,尿液碱化后排出增加的药物有水杨酸类药物、苯巴比妥等。

第六节　治疗药物监测

一、治疗药物监测及其意义

治疗药物监测(therapeutic drug monitoring,TDM)是在药物治疗过程中,监测体内药物浓度,以药物浓度为信息,利用药动学原理,判断药物应用合理性和制定合理给药方案的临床药学实践。治疗药物监测是临床药学的重要组成部分,有利于促进临床合理用药。

个体差异和其他因素,可使相同药物、剂量、给药途径的患者作用部位药物浓度差异明显,进而导致某些患者疗效很小甚至无效,而某些患者则可引发毒性反应。药物治疗作用的强弱及持续时间常取决于受体部位活性药物的浓度。理论上,TDM 应取靶器官或组织(如脑、心、肺等)进行药物浓度检测,但临床实践存在困难。大部分药物的靶器官药物浓度与血药浓度的比值呈正相关,表现为药物效应、毒性反应与血药浓度间存在着相关性。因此,临床上常通过血药浓度间接反映靶器官药物浓度。目前,临床上已确定了较多治疗药物的治疗浓度范围及中毒水平,利于进行 TDM,进而实现个体化给药。

近年来,随着研究的深入开展,如药动-药效结合模型的研究、药物基因组学的研究,许多基础药理、临床药理专家以及临床药师的关注点从以单纯药动学为指标发展到以药效学、药物学-药效结合为指标进行 TDM,为安全、有效的个体化给药提供新的内容。

TDM 的临床意义在于:

1. 个体化给药　如前所述,由于对药物反应的个体差异,药物治疗遵循"个体化"原则,即所用的给药方案必须因人而异。只有针对不同患者的具体情况制定出给药方案,才能使药物治疗安全有效。大量的临床实践证明,在开展 TDM 和实行个体化给药方案从而摆脱经验式治疗后,合理用药水平有了显著提高。例如,通过 TDM 和个体化给药,使癫痫发作的控制率从47%提高到74%。在开展 TDM 后,地高辛的中毒率可控制在4%以下。

2. 药物过量中毒的诊断　测定生物样本中药物浓度可为药物过量中毒的诊断与治疗提供重要依据,特别是对一些只靠临床观察不易确诊的患者更是必要。例如对乙酰氨基酚氧化代谢的中间产物有肝毒性,可致急性肝衰竭甚至死亡。早期使用乙酰半胱氨酸可以减轻或保护其肝脏的毒性,但服用中毒剂量的对乙酰氨基酚的初期中毒症状并不明显,一般在用药三天后才出现,此时已延误治疗机会,进行 TDM 可达到早期诊断与治疗的目的。

3. 判断患者用药的依从性　所谓依从性是指患者是否遵医嘱用药。在临床上有时药物治疗效果差并非由于治疗方案不当所致,而是由于患者未按医嘱用药,表现为非依从性,从而导致治疗失败。通过 TDM 可及时发现患者在治疗过程中是否停药、减量或超量用药,为患者的用药教育提供依据。

TDM 的工作内容可以概括为:测定血液中或其他体液中药物浓度,观察治疗结果,评价给药方案的正确与否,对未达治疗目标的给药方案,根据药动学原理和检测数据进行优化,使药物治疗达到比较理想的程度。在我国医院管理中规定 TDM 是药物治疗工作的重要内容之一。

二、治疗药物监测的指征

临床上应用的药物很多,并不是所有的药物都需要进行监测,一般在下列情况就需要进行 TDM。

1. 治疗指数窄、毒性反应强的药物　这类药物治疗浓度范围狭窄,治疗量与中毒量十分接近,易产生不良反应,故应进行 TDM,再结合药动学原理进行给药方案设计与调整。

2. 同一剂量药物在不同患者体内可能出现较大的血药浓度差异的药物　如氨茶碱,服用常用剂量,有些患者出现毒性反应,另一些患者不能控制哮喘的发作。

3. 具有非线性药动学特性的药物　对于那些药动学特征的非线性范围在治疗浓度范围内或小于最低有效血药浓度时,如苯妥英钠,其半衰期随药物剂量的增加而增加,当体内药物代谢能力达到饱和时,血药浓度会急骤增加,从而大大增加中毒发生率。

4. 重要器官病变　患者的肝、肾功能损害时或患有其他疾病时,导致主要经过肝代谢或肾排泄的药物体内过程发生明显改变。

5. 患者依从性不好　依从性不好的长期用药患者,或者有些药物长期使用后会产生耐药性或诱导(或抑制)肝酶活性,而引起药效降低(或升高)以及原因不明的药效变化。

6. 中毒症状与疾病本身症状不易区别的药物　如地高辛、环孢素类。

7. 合并用药有相互作用　如奎尼丁与地高辛合用可使地高辛的血药浓度增加 2.5 倍,应减少地高辛给药剂量以避免其药物中毒。

表 5-1 是目前在临床上较多进行监测的药物。由于进行 TDM 不但会增加不必要的工作负担,同时也会增加患者额外的医疗费用,因此,临床上是否需要监测,应考虑对临床药物治疗是否具实际意义。

表 5-1　临床常监测药物

类别	药物
强心苷类	洋地黄毒苷、地高辛
抗心律失常药	奎尼丁、普鲁卡因胺、异丙吡啶、利多卡因、胺碘酮
抗凝药	华法林
抗癫痫药	苯妥英钠、苯巴比妥、丙戊酸、拉莫三嗪、乙琥胺、扑米酮、卡马西平
三环类抗抑郁药	阿米替林、去甲咪嗪、丙米嗪、地昔帕明
抗躁狂症药	碳酸锂
抗精神病药	氯氮平
抗哮喘药	茶碱
氨基苷类抗生素	庆大霉素、妥布霉素、卡那霉素、链霉素、丁胺卡那霉素、乙基西梭霉素
抗真菌药	氟胞嘧啶
其他抗生素	氯霉素、万古霉素
免疫抑制剂	环孢素、他克莫司
抗肿瘤药	甲氨蝶呤、环磷酰胺
抗风湿病药	水杨酸

三、治疗药物监测的流程

TDM 的流程大体可分为:申请、取样、测定、数据处理及结果分析五步。

(一) 申请

临床提出申请,一般应填写申请表,表中内容包括待测药物,有关患者的情况及用药的详细情况,以备分析结果时参考。

(二) 取样

测定样品除了血浆、血清和全血外,还可以测定唾液、尿或脑脊液等体液中药物的浓度。对于取样的量、取样时间,要根据监测的要求、目的及具体药物、数据处理的方法来决定。

(三) 测定

选择药物的测定方法必须综合考虑方法的精密度、灵敏度、专属性、价格、时间及仪器设备等多方面因素。还要根据实际应用情况对所使用的测定方法予以客观评价。

（四）数据处理

TDM 的数据处理主要包括：对治疗方案的评价、对未达治疗目标的原因分析、模型的拟合、个体药动学参数的求算及新的给药方案设计等。

（五）结果分析

这是 TDM 的关键环节。在掌握必要的资料，包括患者状态、用药情况、TDM 的整个用药过程、被监测药物的药动学参数等情况下，对得到的药动学参数，作出合理的解释。对取得的异常结果，必须结合临床效应综合分析原因。最后根据新的参数，制定新的用药方案。

四、常监测药物举例

（一）苯妥英钠

苯妥英钠是癫痫大发作的首选药物，还用于局限性或精神运动性癫痫以及室性心律失常，尤其是强心苷中毒所致。不良反应中常见的小脑-迷路症状、精神异常、多种抽搐等毒性反应，以及牙龈增生等。

1. **血药浓度参考范围** 苯妥英钠的治疗作用及毒性都与血药浓度相关，其血清浓度参考范围为 $10 \sim 20\mu g/ml$，最小中毒浓度约 $25\mu g/ml$。

2. **药动学** 苯妥英钠口服后，吸收缓慢，平均达峰时间约 8 小时（6～12 小时）。其生物利用度受制剂质量影响大，但一般均可达 90% 左右。苯妥英钠可迅速分布至全身，具有一室分布模型的特点，表观分布容积为 $0.5 \sim 0.7L/kg$，血液中的苯妥英钠约 90% 与白蛋白结合。体内苯妥英钠绝大部分经肝细胞代谢后排出，仅 2% 以原形从肾排泄，作为肝药酶诱导剂，长期使用可加速自身代谢。在治疗浓度范围内，苯妥英钠消除动力学方式受血药浓度而变，消除半衰期不恒定，血药浓度低于 $10\mu g/ml$ 时常按一级动力学方式消除，超过此浓度时大多数个体转换为零级动力学方式消除。苯妥英钠的消除半衰期成人大多波动在 15～30 小时，儿童为 12～22 小时。在制定或调整用药方案时，应按非线性动力学的有关参数及公式处理。

3. **其他影响血药浓度因素** 苯妥英与血浆白蛋白结合率高。老年人、妊娠晚期、肝硬化、尿毒症等患者，血浆白蛋白减少，同时服用可与苯妥英竞争白蛋白结合位点的药物丙戊酸钠、保泰松、水杨酸类、磺胺类等以及较高浓度的尿素、胆红素等内源性物质，均可使苯妥英蛋白结合率下降，游离药物浓度升高而总浓度无变化。此外，服用苯妥英期间若同时使用了肝药酶诱导剂或肝药酶抑制剂，可使苯妥英血药浓度降低或升高。肝功能损害亦可致血药浓度升高，半衰期延长。

4. **检测技术** 苯妥英钠 TDM 通常以血清为标本。苯妥英钠在治疗血药浓度范围内存在消除动力学方式转换，一般取血参照一级消除动力学原则，用药或改变剂量后 10 天以上服药前取样。测定苯妥英钠可用分光光度法、高效液相色谱（HPLC）法和免疫学法如酶放大免疫测定（EMIT）法、荧光偏振免疫分析（FPIA）法等。目前，常用 HPLC 检测苯妥英钠，具有灵敏度、特异性、重复性均佳的优点，且由于抗癫痫药常合并用药，其具有同时检测多种抗癫痫药的优势，但处理要求较高且繁杂，适合于小样本检测。供苯妥英钠及其他常用抗癫痫药检测的商品化 FPIA、EMIT 试剂盒，具有准确、方便、省时的优点，与 HPLC 法有极好的相关性，结果可比性也高，适合于大样本检测。

（二）万古霉素

万古霉素属三环糖肽类抗生素,阻止细胞壁合成而发挥杀菌效果,是目前治疗耐甲氧西林金黄色葡萄球菌(methicillin-resistant staphylococcus aureus,MRSA)感染的首选药物,治疗窗窄,药动学个体差异大,可能发生较严重不良反应,如肾毒性、耳毒性、休克、过敏样症状等。

1. 血药浓度参考范围 临床上万古霉素目标血药谷浓度参考范围为 $10 \sim 20 \mu g/ml$,至少维持在 $10 \mu g/ml$ 以上,避免耐药。重症患者及 MRSA 感染的患者万古霉素目标谷浓度为 $15 \sim 20 \mu g/ml$。

2. 药动学特点 万古霉素口服不完全吸收,静脉给药的标准输注时间至少应达到 1 小时,以减小因输注过快引起的不良反应。万古霉素蛋白结合率为 $30\% \sim 55\%$,终末期肾衰患者平均降低 18%。万古霉素在体液(除脑脊液)中广泛分布,但在脑膜炎时,脑脊液中万古霉素浓度可由 $0 \sim 4 \mu g/ml$ 上升为 $6.4 \sim 11.1 \mu g/ml$。万古霉素主要经肾脏消除,肾功能正常患者的消除半衰期($t_{1/2\beta}$)为 $4 \sim 6$ 小时,儿童的 $t_{1/2\beta}$ 为 $5 \sim 11$ 小时,肾衰患者的 $t_{1/2\beta}$ 平均约为 7.5 天。

3. 其他影响血药浓度的因素 万古霉素为弱酸性药物,在 pH $3 \sim 5$ 环境下稳定,碱性药物会影响万古霉素稳定性,如氨茶碱、磷酸地塞米松、苯巴比妥钠及碱性溶液等。万古霉素为阳离子药物,故一般不应与其他经肾小管排泄的阳离子药物合用,如二甲双胍、曲司氯铵等。万古霉素主要经肾脏消除,肾功能异常亦可致血药浓度升高,半衰期延长,应密切监测肌酐清除率调整给药剂量。

4. 检测技术 万古霉素 TDM 通常用血清为标本,依照患者静脉滴注的给药频次和给药时间,于不同时间点采集多个稳态谷浓度血样,一般在第 4 次给药后的某一次给药前 0.5 小时采集静脉血。目前临床实验室常用的万古霉素血药浓度测定方法主要有 HPLC 法、EMIT 法、FPIA 法。其中,EMIT 法是采用商品化的万古霉素试剂盒,具有准确度高、稳定性好、操作简单、快速等特点,适于临床开展 TDM。

（三）环孢素

环孢素(cyclosporine),又名环孢菌素 A(cyclosporine,CsA),是从真菌的代谢产物中提取的含 11 个氨基酸的强效免疫抑制剂,临床用于各种器官移植及造血干细胞移植后免疫排异反应的预防和治疗。CsA 治疗窗窄,个体差异大,高暴露可导致药物相关不良事件发生,如肾毒性、高血压、感染、肿瘤等,低暴露则可导致临床急性排斥事件发生。

1. 血药浓度参考范围 目前,国内外临床研究主要对达稳态后 CsA 服药前的血药浓度即谷值(C_0)及服药后 2 小时血药浓度即峰值(C_2)进行监测。CsA 血药浓度的目标谷值为 $100 \sim 400 ng/ml$,用药后 2 小时的血药浓度目标峰值一般为 $1000 \sim 1400 ng/ml$,移植后 12 个月以上的稳定期受者 C_2 目标值可为 $500 \sim 600 ng/ml$。C_2 与 AUC 的相关性最好,个体差异最大,根据 C_2 调整用量,可明显降低急性排斥和药物中毒发生率。

2. 药动学 CsA 低水溶性,口服后 $1 \sim 6$ 小时达血药峰浓度,分布大大超过血容量,可与血浆、红细胞、粒细胞、淋巴细胞结合。CsA 主要经 CYP3A4 代谢,产生超过 25 种代谢产物,其中大部分经胆汁排泄,少于 1% 的原形药物随尿液排泄,研究显示 CsA 终末半衰期范围可从健康志愿者的 6.3 小时至严重肝病患者的 20.4 小时。

3. 其他影响血药浓度因素 食物尤其是高脂肪食物、橄榄油、乙醇等影响 CsA 的吸收,葡萄柚汁可增加其生物利用度。疾病影响 CsA 吸收,如肝移植患者因胆汁缺乏可使其吸收降低,腹泻同样可减少其吸收。生理病理情况如红细胞、脂蛋白、肝血流等变化影响 CsA 代谢。药物尤其是经 CYP3A4 代谢途径可影响 CsA 吸收,如苯妥英钠、利福平、奥曲肽等降低其血药浓度,酮康唑、氟康唑、胆酸、伊马替尼等增加其血药浓度。

4. 检测技术 CsA 须采用全血样品进行测定。目前,测定环孢素血药浓度的方法主要有 HPLC 法、EMIT 法、FPIA 法、高效毛细管电泳(HPCE)法、放射免疫(RIA)法和受体结合(RBA)法。其中,HPLC 法与 FPIA 法较常用,前者参考值比后者偏低,成本较低但较繁杂,适用于样品量少时,后者较方便、省时,适用于样品量大时。临床药师、医生在分析时应该注意检测结果及所采用的检测方法,以便对结果进行综合分析,准确调整患者用药剂量,使器官移植受者应用 CsA 剂量更为合理,以降低毒性反应和排斥反应。

思考题:

1. 简述生物药剂学、药动学、临床药动学的概念以及三者与临床药学之间的关系。
2. 简述 Bayesian 法的概念。
3. 简述老年人的药动学特征。
4. 简述肾脏功能异常对药物的影响。
5. 什么是酶诱导?请举例说明。
6. 何谓 TDM,怎样理解其临床应用意义?

(许雄伟)

第六章　药物治疗的药效学基础

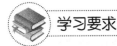

学习要求

1. 掌握药物作用的基本特征和受体学说;掌握药物的量效关系。
2. 熟悉药物的治疗作用和不良反应类型;熟悉药物的构效关系。
3. 了解药物作用机制类型;了解药物应用的药效学相互作用。

药理学(pharmacology)是研究药物与生物体(包括机体和病原体)之间相互作用规律和原理的学科。药理学的发展与药物化学、药物分析、药剂学、药物治疗学及毒理学等学科的发展密切相关,是基础医学与临床医学以及医学与药学的桥梁学科。

药理学包括药效学(pharmacodynamics,PD)与药动学(pharmacokinetics,PK)两个分支学科。药效学是研究药物对机体的作用及作用机制的学科。药动学是研究药物在体内动态变化规律的学科。

临床药理学(clinical pharmacology)是以人体为对象,研究药物与人体相互作用及规律的学科。临床药理学以基础药理学和临床医学为基础,以人体为研究对象,其研究内容涉及临床用药研究的各个领域。

药物治疗学是研究药物治疗疾病的理论和方法的一门学科,通过应用药物达到消除和控制疾病,预防疾病和提高生活质量的目的。药理学和临床药理学是药物治疗学的理论基础。药物治疗学是药理学和临床药理学理论在临床的实际应用,应针对疾病的病因和临床发展过程,着重研究药物的选择和用药方法,以及制定药物治疗方案、对患者实施个体化治疗等临床实际问题,其核心是合理用药,这是临床药学学科的主要目的,也是临床药师的主要工作职责。

药物治疗是临床治疗疾病的基本手段,药物治疗过程可以分解为:

1. 药剂学过程是药物治疗的最初阶段,是指药物被制成适合于生物体应用的制剂。

2. 药动学过程是指进入体内的药物随血液分布到各器官、组织,到达发挥作用的部位,形成并能维持有效浓度。

3. 药效学过程是药物到达靶器官或组织后,能发挥所需要的药理作用。

4. 治疗学过程是指药物发挥的药理作用符合治疗目的而产生治疗作用,并避免不符合用药目的的药理作用(不良反应)。

本章主要介绍药物治疗的药效学基础。

第一节　药　物　作　用

一、药物作用与药物效应

药物作用(drug action)是药物与机体细胞间的初始反应。药物效应或药理效应(drug

effect/pharmacological effect），简称"药效"，是药物初始反应引起的机体原有生理、生化等功能或形态的变化，是药物作用的结果。如肾上腺素引起血管收缩是其作用，因此引起血压升高是其药理效应。所以，严格地讲，两者有区别，前者是动因，后者是结果，是机体反应的表现。但实际应用中，两者常互相通用。

（一）药物作用的基本类型——兴奋与抑制

任何药物，其药物效应都是通过改变机体固有的生理、生化功能而产生的。药物效应可以有多种多样的表现，但其基本类型包括兴奋（stimulation or excitation）和抑制（inhibition or depression）。使原有功能增强者称为兴奋，引起兴奋的药物称兴奋药（stimulators of excitants），如咖啡因能提高中枢神经系统的兴奋性、肾上腺素可使血压升高、呋塞米可使尿量增多等。使原有功能减弱者称为抑制，引起抑制的药物称抑制药（depressants or inhibitors），如巴比妥类对中枢神经系统具有广泛的抑制作用、胰岛素降低血糖等。

不同的药物对同一器官可产生兴奋或抑制的效应，如毛果芸香碱可使瞳孔收缩、降低眼压、调节痉挛，而阿托品对眼的作用正好与毛果芸香碱相反，可使瞳孔扩张、眼压升高、调节麻痹。同一药物对不同器官可产生兴奋或抑制等不同的效应，如异丙肾上腺素通过激动 β_1 受体兴奋心脏、通过激动 β_2 受体舒张支气管平滑肌。甚至同一药物不同剂量对同一器官也可产生兴奋和抑制等不同的效应，如低剂量阿托品拮抗交感神经节后纤维突触前膜 M_1 受体，使患者心率减慢；中高剂量（1～2mg）可拮抗窦房结 M_2 受体，使心率加快。

（二）药物作用的方式

依据药物的作用部位，药物作用的方式可分为局部作用和全身作用。

1. 局部作用 局部作用（local action）指药物在用药部位发挥作用，如抗酸药直接在作用部位中和胃酸，发挥抗溃疡作用；消毒防腐药直接在作用部位抑制或杀灭病原体，发挥抗感染作用。

2. 全身作用 全身作用（general action）指药物经吸收进入血液循环，再分布到某组织部位发挥的作用，故又称吸收作用（absorptive action）或系统作用（systemic action），临床大多数药物通过药物吸收后发挥作用，如强心苷的强心作用、对乙酰氨基酚的解热镇痛作用等。

（三）药物作用的特点——选择性

药物作用的选择性（selectivity）指药物引起机体产生效应的范围的专一或广泛程度。有些药物可广泛地影响机体的多种组织器官的功能，有些药物则只影响少数或某种功能，前者选择性低，后者选择性高。选择性高的药物，作用针对性强，在治疗剂量时，只对少数或某个组织器官有明显作用，而对其他多数组织器官无作用或作用不明显。如子宫平滑肌兴奋药（oxytocics）是一类选择性地兴奋子宫平滑肌，使子宫产生节律性收缩或强直收缩的药物。选择性低的药物作用广泛，应用时针对性不强，可影响机体多种功能。

药物作用的选择性主要与下列因素有关：

（1）药物结构：药物作用的选择性还取决于药物与受体结合的专一性，后者又取决于药物的化学结构，这也是药物作用选择性的物质基础，即药物效应与药物结构间的关系，被称为构效关系（structure-activity relationship，SAR）。如强心苷选择性的作用于心脏细胞膜的强心苷受体（Na^+-K^+-ATP酶）。

（2）药物剂量：如小剂量地西泮（安定）发挥抗焦虑作用，随着剂量增大，出现镇静及催眠作用；小剂量的阿托品可作用于突触前膜的 M_1 受体使心率减慢，而大剂量的阿托品则作

用于窦房结 M_2 受体使心率加快。

（3）药物分布：如甲状腺腺泡细胞膜的碘泵可主动摄取血流中的碘，使甲状腺中碘的浓度可达到血浆中 25 倍。

（4）细胞结构：如青霉素通过抑制细胞壁合成选择性地杀灭革兰阳性细菌，而人和动物的细胞无细胞壁，所以青霉素不影响人和动物的细胞。

药物作用的选择性是药物分类的基础，如作用于消化系统的药物、作用于心血管系统的药物等；也是临床选择用药的依据。选择性高的药物不良反应较少，选择性低的药物不良反应较多。但在多种病因或诊断未明的情况下，应用选择性低的药物，也有一定优势，如抗菌谱广的抗菌药物用于多种细菌感染或病因诊断未明的感染性疾病时，有利于疾病的及时、有效治疗。

二、药物作用的两重性——治疗作用与不良反应

药物作用具有两重性，即药物既可产生治疗作用（therapeutic action），也可产生不良反应（untoward reaction or adverse reaction，ADR）。治疗作用指药物所产生的符合临床用药目的、能防治疾病的药物作用。根据用药目的不同，治疗作用又分为对因治疗、对症治疗和补充疗法。但药物因选择性不高，常会产生一些不符合用药目的、给患者带来不适或痛苦的药物作用，称不良反应，包括副作用、毒性反应、后遗效应、继发反应、停药反应、变态反应和特异质反应等。

临床药师应充分考虑药物的两重性，为患者提供药物的相关信息及咨询服务，对药物的治疗作用和安全性进行评估，并在患者用药过程中进行药学监护，使药物在发挥治疗作用的同时，尽量减少不良反应以提高用药的安全性。

（一）治疗作用

1. 对因治疗　对因治疗（etiological treatment）指针对疾病产生原因的药物作用，亦称治本。如应用抗菌药物杀灭或抑制致病菌，治疗感染性疾病。

2. 对症治疗　对症治疗（symptomatic treatment）指针对疾病症状的治疗，不能消除病因，亦称治标。如应用解热镇痛药降低患者过高的体温、应用中枢镇痛药缓解癌症患者的疼痛等，并非消除病因。有时对症治疗的重要性并不亚于对因治疗，如一些严重危及患者生命的症状：剧烈疼痛引起的休克、体温过高引起的惊厥等，如不及时采用相应药物进行控制，将会危及患者生命。临床上应遵循"急则治其标，缓则治其本，标本兼治"的原则。

3. 补充疗法　补充疗法（supplement therapy）指补充体内营养或代谢物质的不足，又称替代疗法（replacement therapy），如缺铁性贫血时补充铁制剂。补充疗法也可以纠正发病原因，但引起缺乏症的原发病灶并未除去，因此严格地说与对因治疗并不相同。

（二）不良反应

药物不良反应发生既与药物的特性有关，也与机体本身的反应特性有关，一般很难避免，因此在制定治疗方案时应充分考虑药物的治疗作用和不良反应，权衡利弊得失，制定合理的用药方案。

依据用药目的，用药剂量大小和所发生不良反应的程度，不良反应按其性质可分为（表6-1）：

1. 副作用　药物在治疗剂量出现的与治疗无关的作用称副作用（side effect）或副反应

(side reaction)。副作用通常给患者带来不适或痛苦,但一般都较轻微,大多是可逆性的功能性变化。副作用是药物的固有作用,其产生的原因是药物的选择性低,作用广泛,当利用其某一作用作为治疗作用时,其他作用就成为药物的副作用。所以副作用是可逆的、可预知的,虽然一定会出现,但可以通过合并用药避免或减轻。如可乐定引起肾小球滤过率降低而致水钠潴留,与利尿药合用,可纠正或减轻这一症状。副作用和治疗作用可以互换,取决于不同的用药目的。如阿托品抑制腺体分泌的作用,当用于全身麻醉前可防止分泌物阻塞呼吸道而引起吸入性肺炎的发生,则成为治疗作用;当用于内脏绞痛的患者时可引起口干,则成为副作用。

2. 毒性反应　用药剂量过大或过久引起的不良反应称毒性反应(toxic reaction)。毒性反应通常是可预知的,一般在剂量过大时才会出现,但有时也会因患者的病理状态、遗传缺陷或合用其他药物而引起敏感性增加,在治疗剂量时即出现毒性反应,临床用药时应控制剂量或缩短疗程来避免因药理作用延伸而导致的毒性反应。毒性反应主要分为急性毒性(acute toxicity)、慢性毒性(chronic toxicity)及"三致"作用。

(1)急性毒性:因服用剂量过大而在短期内导致的毒性作用,如肾上腺素剂量过大,发生心律失常、血压剧增,引起脑出血、心室颤动而致死亡。

(2)慢性毒性:因长期用药导致药物在体内蓄积后逐渐产生的毒性作用,如调脂药辛伐他汀长期应用,可能引起横纹肌溶解、肌酸磷酸激酶升高、肝肾功能损害等。

(3)"三致"作用:某些药物可能有致畸胎(teratogenesis)、致癌(carcinogenesis)、致突变(mutagenesis)等作用,也称为特殊毒性。如沙利度胺(thalidomide,反应停)用于治疗孕妇早期的妊娠反应,但可导致分娩四肢短小的畸形胎儿。由于胎儿在发育的最初 3 个月,处于有丝分裂的活跃阶段,最易受药物影响,因此,怀孕早期用药应特别慎重。

3. 后遗效应　停药后血浆中药物浓度降至有效浓度以下,残留药物引起的生物效应称后遗效应(residual effect)。如服用催眠剂量的巴比妥类镇静催眠药,次晨可能出现头晕、困倦、嗜睡等后遗效应。后遗效应长短不一,短的只有数小时,长的可能数月。例如长期用糖皮质激素致使肾上腺皮质功能低下,持续数月甚至半年。

4. 继发反应　由于药物治疗作用之后引起的不良后果,称继发性反应(secondary reaction)又称治疗矛盾。例如长期应用广谱抗菌药,抑制或杀灭敏感致病菌的同时,使菌群间的相对平衡状态遭到破坏,不敏感菌株如葡萄球菌或真菌等则大量繁殖,导致严重的菌群失调,形成新的感染,即二重感染(superinfection),又称重复感染。临床常见的二重感染主要为鹅口疮、呼吸道炎、假膜性肠炎和阴道炎等。

5. 反跳现象　长期用药后突然停药,原有症状复发并加剧的现象,称为反跳现象(rebound reaction),多与停药过快有关。例如长期服用降压药 β 受体拮抗剂普萘洛尔,突然停药可导致血压急剧升高。

6. 变态反应　是机体用药后所发生的病理性的免疫反应,称变态反应(allergy),也称过敏反应。药物、药物的代谢物或杂质通常为抗原或半抗原,与机体成分结合成全抗原,从而引发免疫反应。变态反应与药物的药理作用及剂量无关,不易预知,仅见于少数个体。变态反应常表现为:皮疹、皮炎、发热、血管神经性水肿等,严重的有过敏性休克,如青霉素过敏。对于易过敏的药物或过敏体质者,用药前应进行过敏试验。阳性者禁用,但阴性者在用药时仍可发生过敏反应,因此在用药过程中应密切观察。

7. 特异质反应　少数特异体质的患者对某种药物反应异常敏感,称特异质反应(idiosyncrasy reaction)。该反应非免疫反应,患者的特异体质可能与遗传异常有关。特异质反应与药物的固有药理作用基本一致,反应的严重程度与剂量有关,严重者甚至可以引起死亡。如遗传性血浆伪胆碱酯酶活性降低的患者对琥珀胆碱高度敏感,应用后容易出现毒性反应,如恶性高热等。

表6-1　药物不良反应的分类及其特点

分类	特点	举例
副作用	治疗剂量下产生	一般药物都有
毒性反应	剂量过大或用药过久产生	有机磷酸酯类中毒
后遗效应	停药后残存的效应	巴比妥类药物的宿醉现象
继发反应	治疗作用发挥后引起	二重感染
反跳现象	长期用药突然停药引起	长期应用β受体拮抗剂突然停药
变态反应	与剂量和药理作用无关	青霉素过敏
特异质反应	特异体质者产生	遗传性血浆伪胆碱酯酶活性降低者使用琥珀胆碱

第二节　药物作用机制与药物作用的受体学说

一、药物作用机制

药物作用机制(mechanism of drug action),也被称为作用原理,是研究药物作用起始到效应产生的过程。大多数药物的作用起始于药物与机体生物大分子之间的相互作用,然后引起机体生理、生化功能或形态的改变而产生效应。只有深入了解药物作用机制,才能真正做到合理应用药物,进行安全、有效、经济的药物治疗。

药物作用机制包括两大类:即非特异性药物作用机制(nonspecific mechanism)和特异性药物作用机制(specific mechanism)。

(一)非特异性药物作用机制

药物通过自身的理化性质(如分子大小、溶解度、解离度、表面张力、pH 等),改变组织细胞(尤其是细胞外液)的理化条件,从而影响机体某种生理或生化反应,表现出药物作用。例如,静脉注射甘露醇高渗生理盐水,可使血浆渗透压提高,起到组织脱水的作用,消除脑水肿或肺水肿,由于该药物在体内不被代谢,经肾排泄,故有渗透性利尿作用;口服氢氧化铝、小苏打可中和胃酸,治疗消化性溃疡;口服硫酸镁,由于 Mg^{2+} 和 SO_4^{2-} 不易被肠道吸收,在肠内形成高渗溶液,阻止肠道水分吸收,使肠内容积增大,刺激肠蠕动而导泻;二巯基丁二酸钠等络合剂(chelating agent)可与汞、砷等重金属离子络合,解除毒性。

(二)特异性药物作用机制

特异性药物也称结构特异性药物,药物的生物活性与其化学结构密切相关,大多数药物属于此类。特异性药物通过与机体某一特定生物大分子的功能基团结合,引起一系列识别、换能和放大过程,而影响体内活性物质释放,影响生物膜或离子通道的通透性,参与或干扰

代谢,导致机体原有生理、生化反应改变,表现出药物的特异性作用。药物发挥作用的途径大致分为:

1. 作用于受体　如胆碱受体抑制药阿托品,可通过拮抗 M 受体,松弛胃肠平滑肌,解除痉挛;胰岛素受体激动药胰岛素,可通过作用于胰岛素受体起到调节血糖的作用。

2. 作用于离子通道　细胞膜上无机离子通道控制 Na^+、Ca^{2+}、K^+、Cl^- 等离子跨膜转运,药物可以直接作用于某种离子通道,而影响细胞功能,如利多卡因,通过阻断电压门控 Na^+ 通道,发挥局部麻醉作用和抗心律失常作用。

3. 作用于酶系统　酶的种类很多,在机体或病原体内分布极广,参与所有细胞生命活动,而且极易受各种因素的影响,是药物作用的一类主要对象。如新斯的明竞争性抑制胆碱酯酶,减少乙酰胆碱的降解,治疗重症肌无力;别嘌醇可抑制黄嘌呤氧化酶,减少尿酸生成,治疗痛风。

4. 参与或干扰细胞代谢　在参与或干扰细胞代谢的药物中,包括:①补充生命代谢物质以治疗相应缺乏症:如铁制剂治疗缺铁性贫血、维生素 B_{12} 治疗恶性贫血、胰岛素治疗糖尿病等。②影响核酸代谢的药物:核酸(DNA 及 RNA)是控制蛋白质合成及细胞分裂的生命物质。许多抗癌药是通过干扰癌细胞 DNA 或 RNA 代谢过程而发挥疗效的。许多抗生素(包括喹诺酮类)也是作用于细菌核酸代谢而发挥抑菌或杀菌效应的。有些药物化学结构与正常代谢物非常相似,掺入代谢过程却往往不能引起正常代谢的生理效果,实际上导致抑制或阻断代谢的后果,称为伪品掺入(counterfeit incorporation),也称抗代谢药(antimetabolite)。例如 5-氟尿嘧啶结构与尿嘧啶相似,掺入癌细胞 DNA 及 RNA 中干扰蛋白合成而发挥抗癌作用。

5. 影响转运体(载体)　很多无机离子、代谢物、神经递质、激素在体内主要通过主动转运到达作用部位,需要转运体参与,干扰这一环节可产生明显的药理效应。例如利尿药抑制肾小管离子转运体而抑制 Na^+-K^+、Na^+-H^+ 交换,从而发挥排钠利尿作用。

6. 影响免疫机制　除免疫血清及疫苗外,免疫增强药(如左旋咪唑)及免疫抑制药(如环孢素)可通过影响免疫机制发挥疗效。某些免疫成分也可直接入药。

7. 影响神经递质、调质或激素的体内过程　药物可通过影响神经递质、调质或激素等内源性活性物质的合成、储存、释放、灭活等过程影响上述活性物质的功能而发挥药理作用,如麻黄碱可促进肾上腺素能神经末梢释放去甲肾上腺素而发挥拟肾上腺素的作用。

8. 基因治疗　是指将外源基因导入靶细胞,以纠正因基因缺陷或异常表达引起的疾病。基因治疗可原位修复有缺陷的基因,或者将有功能的正常基因转入靶细胞中,以代替缺陷基因发挥作用。基因治疗目前还主要处于研究阶段。

二、药物作用的受体学说

受体的发现及受体学说的建立是药理学发展史上具有里程碑意义的重要事件,不仅可从分子水平阐明生命现象的生理和病理过程,并解释药物的作用、机制及构效关系;还促进了新药的研制和临床合理用药方案的制定。

(一)受体的概念和命名

1. 受体的概念　受体(receptor)是一类位于细胞膜上、细胞液内或细胞核上,能与相应的分子特异结合,介导细胞信号转导、引起生物效应的功能蛋白。体内能与受体特异性结合的物质称为配体(ligand),也称第一信使,包含内源性配体(如神经递质、激素、自身活性物质等)和外源性配体(如药物等)两种。

自 Langley 提出受体学说 100 年来,受体已被证实为客观存在的实体,类型繁多,作用机制多已被阐明,现在受体已不再是一个空泛笼统的概念。受体分子在细胞中含量极微,1mg 组织一般只含 10fmol 左右。受体是一个"感觉器",对相应配体有极高的识别能力。根据受体与配体结合的高度特异性,受体被分为若干亚型,如肾上腺素受体又分为 α_1、α_2、β_1 和 β_2 等亚型,其分布及功能都有区别。受体与配体有高度亲和力,多数配体在 1pmol/L ~ 1nmol/L 的浓度时即可引起细胞效应。

2. 受体的命名　对于受体目前兼用药理学和分子生物学的命名方法。对已知内源性配体的受体,即按其配体命名,如以递质和激素命名的肾上腺素受体、乙酰胆碱受体、糖皮质激素受体等。在药物研究过程中发现的、尚不知内源性配体的受体,则以药物命名。

目前研究较多的受体有:

(1)神经递质类受体:如乙酰胆碱受体、去甲肾上腺素受体等;

(2)激素类受体:如胰岛素、胰高血糖素、性激素、甲状腺激素、糖皮质激素受体等;

(3)自体调节物质的受体:如前列腺素、组胺、5-羟色胺、血管紧张素等受体;

(4)中枢神经系统受体:如阿片、γ-氨基丁酸(GABA)等受体。

(二)受体的特性

通常,受体可由一个或数个亚基组成,其分子上的某些立体构型具有高度选择性,能准确识别并与内源性配体或与其化学结构相似的药物(外源性配体)结合。受体与配体结合的位点,主要是细胞膜或细胞内的大分子物质如蛋白质、核酸、脂质等,这种特定结合部位称为受点(receptor site)。细胞膜脂质双分子层中的蛋白质受体有不同的亚单位,在配体-受体结合反应中具有不同的功能,有些存在于配体特异性结合位点,有些则与酶或离子通道偶联,有些亚单位是调节亚单位。目前认为,受体具备表 6-2 所列特性。

表 6-2　受体特性

特性	阐述
1. 高敏感性(sensitivity)	低浓度的配体与受体结合即可产生显著的效应
2. 高特异性(specificity)	一种受体只与其特定配体结合,产生特定的效应。因为受体与配体的结合有严格的构象要求,即使是同一化合物的不同对映体与受体的特异结合的程度也相差很大
3. 饱和性(saturability)	受体数量是一定的,受体与配体结合达到最大值后,再增加配体的浓度,结合不再增加,出现药物的最大效应
4. 竞争性(competitiveness)和可逆性(reversibility)	结构相似的配体可与受体竞争性结合,并且多数情况下,受体和配体之间的结合是可逆的,结合后可解离,也可被其他配体竞争性置换
5. 区域分布性(regional distribution)	不同组织或同一组织不同区域,受体密度不同
6. 存在亚型(receptor subtypes)	同类受体不同亚型,分子量、亚细胞、分子特征不同
7. 存在内源性配体(endogenous ligand)	如内源性神经递质、激素等

配体与受体的结合是化学性的,除两者要求构象互补外,还需要两者间有相互吸引力。配体与受体常见的结合方式为:离子键(ionic bonds)、氢键(hydrogen bonds)、范德华力(Van der Waals forces)和共价键(covalent bonds),其中,以共价键方式结合,较难逆转。

受体与配体作用示意图(图6-1)如下:

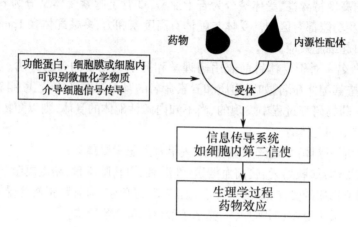

图6-1 受体与配体作用示意图

(三)受体与药物相互作用的学说

由图6-1可见,药物作为外源性配体,需首先作用于相应受体方可发挥药物效应,药物与受体的相互作用可用以下通式表达:

$$D + R \underset{K_2}{\overset{K_1}{\rightleftharpoons}} DR \rightarrow \cdots \rightarrow E$$

即药物(D)与受体(R)结合形成复合物(DR),然后经过一系列连锁反应,产生效应(E)。

受体与药物结合后可产生效应,也可不产生效应,通过对药物与受体结合和效应的分析,科学家曾提出过几种学说,包括占领学说、速率学说和二态模型学说等。其中被广泛认同的是占领学说,其最初提出的基本观点为:

(1)受体需与配体结合才能激活而产生效应;

(2)效应强度与药物占领受体的数量成正比。

但是科学家发现药物占领了受体但却可以不产生效应,及发生最大效应时常有95%以上的受体尚未被占领,因此后来又对该学说进行了补充修订,提出产生效应必须具备的两个条件:

(1)要有亲和力(affinity):即药物与受体相结合的能力。

(2)要有内在活性(intrinsic activity):即药物与受体结合后能激活受体引起特异药理作用的能力。

药物作用效应的强弱不仅取决于药物对受体的亲和力,也取决于药物的内在活性(α)。当药物亲和力相等时其效应强度取决于内在活性,当内在活性相等时则取决于亲和力大小。

药物与受体的亲和力及其内在活性对量-效曲线的影响如图6-2所示。

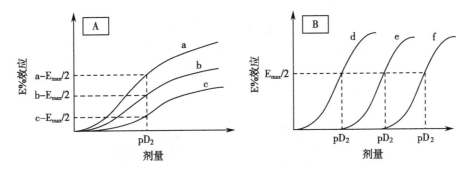

图6-2 药物与受体的亲和力及其内在活性对量-效曲线的影响

A 图:a,b,c 三药与受体的亲和力(PD₂)相等,但内在活性(E_max)不等。

B 图:d,e,f 三药与受体的亲和力(PD₂)不等,但内在活性(E_max)相等。

(四)作用于受体的药物分类

根据药物内在活性的大小和有无,可将药物分为:

1. 激动药(agonist) 指既有亲和力又有内在活性的药物,能与受体结合并激动受体而产生效应。

根据亲和力和内在活性的不同,激动药可分为:

(1)完全激动药(complete agonist):有较强的亲和力和较强的内在活性,$\alpha = 1$。

(2)部分激动药(partial agonist):有较强的亲和力,但内在活性不强($0 < \alpha < 1$)。

这类药物应用后,只能产生较弱效应,即使增加用药浓度也不能达到完全受体激动药那样的最大效应。但当部分激动药与完全激动药合用时,由于部分激动药可占领部分受体,而表现出对完全激动药的拮抗作用(如图6-3)。如吗啡为完全激动药,可产生较强的效应,而喷他佐辛为部分激动药,效应相对较弱。但是当喷他佐辛与完全激动药吗啡合用时,喷他佐辛可能表现出拮抗吗啡与受体结合的作用,因此,部分激动药根据不同的使用情况可表现出激动或拮抗两种不同的特性。

2. 拮抗药(antagonist)

(1)完全拮抗药:指仅有较强的亲和力而无内在活性($\alpha = 0$)的药物。拮抗药本身不产生效应,但因占领受体而拮抗激动药的效应。如纳洛酮阻断阿片受体,可拮抗吗啡的作用;阿托品可阻断 M 受体而对抗 M 受体激动药的效应。

(2)部分拮抗药:部分拮抗药(partial antagonist)以拮抗作用为主,同时还有较弱的内在活性,因此表现出较弱的激动受体的效应,如 β 受体拮抗药吲哚洛尔。

此外,根据拮抗药与受体结合是否具有可逆性还将拮抗药分为:

(1)竞争性拮抗药:能与激动药竞争相同受体而影响激动药的效应,但其竞争结合是双向可逆的。增加激动药的剂量与拮抗药竞争结合部位,可使激动药的效应逐渐增加,并仍达到最大效应。

(2)非竞争性拮抗药:与受体的结合相对不可逆,与激动药合用时,可影响激动药的效应,随着激动药的剂量增加,可使激动药的效应逐渐增加,但最大效应降低。

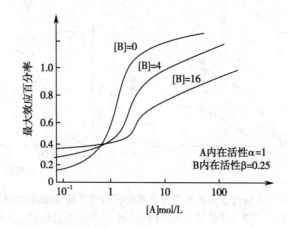

图6-3 部分激动药 B 对完全激动药 A 量-效曲线的影响

（五）受体的分类

药物（或内源性配体）与受体结合后可引起相应的效应。按受体的位置、分子结构、与配体结合后的信号转导过程以及细胞反应可以将受体分为四种类型（图6-4）。

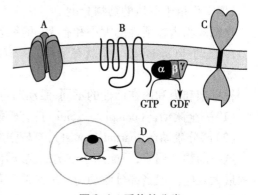

图6-4 受体的分类
A. 离子通道偶联型受体；B. G 蛋白偶联型受体；
C. 激酶偶联型受体；D. 基因转导型受体。

1. **离子通道偶联型受体** 此类受体位于快速反应细胞的细胞膜上。药物与受体结合引起受体被激动，受体变构使细胞膜离子通道开放或关闭，改变离子的跨膜转运，导致膜电位或胞内离子浓度的变化而产生效应，如神经肌肉接头处的 N-乙酰胆碱受体被激动后可使钠离子内流增多。属于这一类型的还有 γ-氨基丁酸 A 型受体（gamma-aminobutyric acid type A receptor，$GABA_A$）、5-羟色胺（5-hydroxy tryptamine，5-HT）受体等。

2. **G 蛋白偶联型受体** 大多数受体属于这一类型。此类受体位于细胞膜，受体被激动后可通过兴奋性或抑制性 G 蛋白使细胞内的第二信使环磷酸腺苷（cyclic AMP，cAMP）增加或减少，或使 4,5-二磷酸磷脂酰肌醇（phosphatidylinositol（4,5）bisphosphate，PIP_2）分解成第二信使甘油二酯（diacylglycerol，DG）或三磷酸肌醇酯（inositol triphosphate，IP_3），通过钙动员或蛋白磷酸化而产生相应的效应。属于这一类型的受体有 M 受体、α 受体、D 受体、阿片受体、$GABA_B$ 受体等。

3. **激酶偶联型受体** 此类受体位于细胞膜，受体被激动后，可激活激酶活性而调节蛋白磷酸化，随之产生级联反应，增加 DNA、RNA 及蛋白质的合成，从而发挥调节细胞生长和分化等作用。如胰岛素受体和一些生长因子的受体。

4. **基因转导型受体** 此类受体位于细胞液或细胞核内，如肾上腺皮质激素受体位于细胞液，甲状腺素受体位于细胞核。受体被激动后，可通过调节 DNA 转录而影响蛋白质的合成，导致生化或生理效应。如糖皮质激素受体、性激素受体、甲状腺激素受体等。

（六）受体调节与药物作用的关系

受体虽是遗传获得的固有蛋白,但并不是固定不变的,其数量及亲和力可因各种生理、病理因素、生物活性物质或药物作用的影响而发生变化。受体与配体作用过程中,受体数目和亲和力的变化称受体调节(receptor regulation)。

1. 向上调节　连续应用受体的拮抗药后受体数目增加或敏感性增强,称为受体的向上调节(up regulation),又称上增性调节。如长期应用 β-肾上腺素受体拮抗药治疗高血压,受体会发生向上调节,如果此时突然停药会因为内源性升压物质作用于向上调节的受体而引起"反跳"现象,可出现血压的突然上升,甚至恶性高血压。

2. 向下调节　长期应用受体的激动药,受体数目减少或敏感性降低,称为受体的向下调节(down regulation),如异丙肾上腺素治疗哮喘,长期使用出现受体的向下调节而导致疗效下降。机体连续用药后药效递减是常见的现象,称为耐受性(tolerance)或不应性(refractoriness)。由于受体的向下调节而产生的耐受性称为受体脱敏(receptor desensitization)。N_2-乙酰胆碱受体在受激动药连续作用后即可发生脱敏现象,这是由于受体的构象发生改变,钠离子通道不再开放所致,这种引起药效迅速降低的现象,称为快速耐受性(tachyphylaxis)。具有酪氨酸激酶活性的受体可被细胞内吞(endocytosis),受体数目减少,也可产生耐受性。

（七）受体与临床用药

1. 基于受体的药物选择　在许多情况下,需要根据疾病发生的部位、受体的分布、受体的亚型及药物对受体的选择性来决定最佳治疗药物。如哮喘时,患者的支气管平滑肌收缩、气道狭窄,因此可以选用 β 受体激动药扩张支气管平滑肌来治疗,如异丙肾上腺素。但支气管平滑肌上分布的受体是 $β_2$ 亚型,因此选择 $β_2$ 受体特异性激动药如沙丁胺醇,可避免异丙肾上腺素因同时兴奋 $β_1$ 受体所产生的心脏副作用。同样道理,在应用 β 受体拮抗剂治疗高血压、心绞痛和心律失常时,如患者伴有支气管哮喘应禁用,否则,可能因拮抗支气管平滑肌上的 β 受体而导致支气管平滑肌收缩,诱发或加重哮喘。乳腺癌治疗过程中,激素的应用是重要的辅助手段,但不同患者临床效果差异很大。研究表明,如癌细胞的雌激素受体呈阴性者,疗效较差;如呈阳性者,激素疗效较好,部分患者肿瘤消退、生命延长。如同时测定黄体酮受体,呈阳性的患者,激素治疗可达 75% 的有效率。

2. 与受体有关的药物不良反应　与受体有关的不良反应往往是与药物对受体或受体亚型选择性不强有关。如应用氯丙嗪治疗精神病时,患者可能会出现帕金森综合征,是由于氯丙嗪既阻断了边缘系统的多巴胺受体,又阻断了纹状体多巴胺受体,产生了以震颤为主的症状及刻板式运动障碍(后者为锥体外系因上调产生的多巴胺受体增敏现象)。此外,氯丙嗪对受体的选择性很低,除了拮抗多巴胺受体外,还对乙酰胆碱受体、肾上腺素受体和5-HT 受体有拮抗作用,应用过程中可产生诸多副作用,如体位性低血压、鼻塞、口干、便秘、嗜睡、淡漠、反应迟钝等。

3. 受体与成瘾性　如中枢镇痛类药物吗啡、哌替啶,其成瘾性与其作用机制有关。中枢镇痛药激动阿片受体产生镇痛作用,阿片受体可分为 μ、κ、δ 等亚型,μ 受体被激活后除产生镇痛效应外,还使患者产生欣快感,是产生成瘾性的一个原因,因此,选用高选择性受体亚型的激动药成瘾性小。

4. 联合用药　对于作用于同一受体或不同受体亚型的激动剂和拮抗剂的联合用药,需根据用药目的进行具体分析。

激动同一受体或亚型的激动剂,一般不联合用药,由于二者对受体的竞争,药效得不到增强,反而会削弱;作用于同一受体的激动剂和拮抗剂一般不同时应用,因其效应可相互抵消。但药物中毒解救时可应用,如激动剂中毒时,可应用拮抗剂与激动剂竞争相同的受体而发挥解毒作用。有时也可利用可激动多种受体的激动剂,如肾上腺素,对 α、β 受体都有激动作用,可根据病情需要选择联合应用仅对 α 受体有拮抗作用的酚妥拉明,而仅表现出肾上腺素的 β 受体激动作用,如在抗休克时,可采用肾上腺素与酚妥拉明联合应用,以减少副作用,增强疗效;完全激动剂与部分激动剂一般不联合应用,因部分激动剂可部分抵消完全激动剂的效应,如喷他佐辛和吗啡合用,可降低吗啡的镇痛效果。

第三节　药物构效关系与量效关系

一、药物作用的构效关系

药物的化学结构与其药物效应有着密切的关系。构效关系(structure activity relationship,SAR)指药物效应与药物结构间的关系。构效关系是分子药理学一直在探索的重要问题,也是药物化学的中心内容之一。对构效关系的研究不仅促进了药物作用机制的深入研究,也对新药设计与研究开发具有重要的指导意义。

对构效关系的研究始于磺胺类抗菌药的发现及其后续研发工作。为了定向研制更有效、安全的药物,不同的磺胺结构类似物被合成和进行对比实验,从而认识到分子结构与药物效应之间的关系存在内在规律性,人们开始对药物的构效关系有了初步的认识。随后,构效关系的研究得到了快速的发展,目前已能应用高性能计算机辅助进行三维定量结构活性关系研究,即所谓的计算机辅助药物设计,极大地提高了药物研发的效率。并且随着对药物分子三维结构与受体作用的相互关系的研究,也将更加深入地揭示药物与受体相互作用的分子机制。

(一)药物的分类

按照药物化学结构对其效应的影响,可将药物分为两大类:

1. 结构非特异性药物　该类药物的效应与其化学结构的关系较少,而主要是由药物特定的理化性质决定的。如全身麻醉药,该类药物的化学结构差异较大。

2. 结构特异性药物　大多数药物属于结构特异性药物,其药效与化学结构中特定的片段密切相关。该类药物一般通过与特定受体结合然后发挥药效,因此药效依赖于药物特定的化学结构,它与受体的空间互补性及结合点的化学键合性,是构效关系研究的重要内容。

(二)构效关系需要注意的几个特点

1. 结构类似的药物常能与同一受体或酶结合,引起相似的作用或相反的作用。例如:炔雌醇与雌二醇结构类似,具有雌激素样作用(图 6-5);卡巴胆碱、乙酰胆碱和丙胺太林三者结构相似,但卡巴胆碱和乙酰胆碱作用相似,具有拟胆碱作用,而丙胺太林则为抗胆碱药,与前述两药作用相反(图 6-6)。

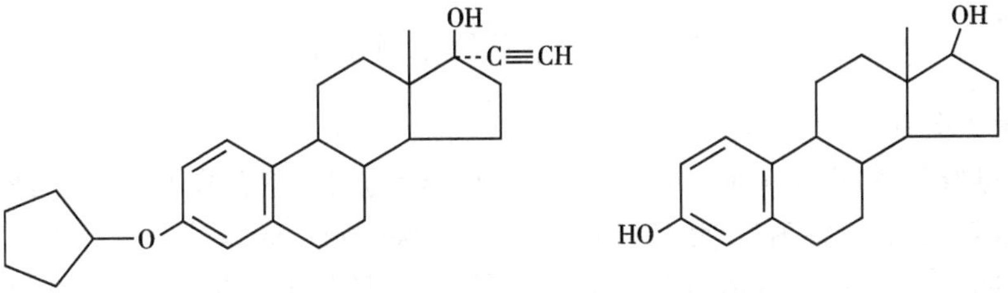

炔雌醇　　　　雌二醇

图 6-5　炔雌醇与雌二醇的化学结构

乙酰胆碱
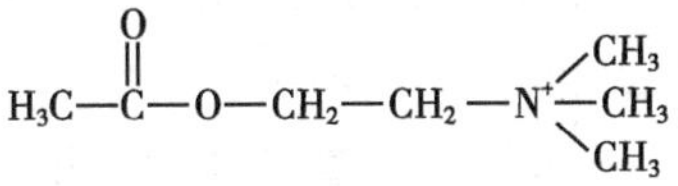

氨甲酰胆碱
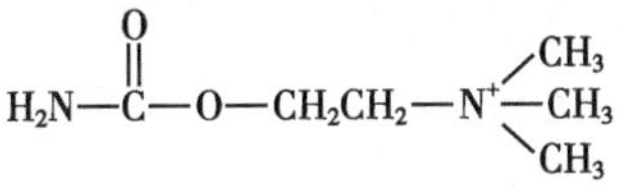

丙胺太林
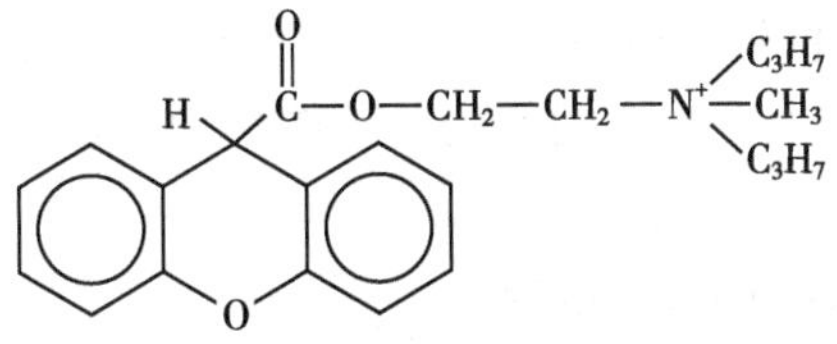

图 6-6　乙酰胆碱、氨甲酰胆碱及丙胺太林的化学结构

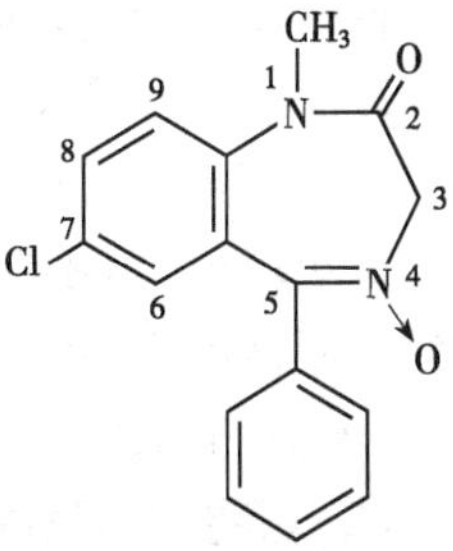

图 6-7　地西泮的化学结构

2. 药物的效应主要取决于其基本结构。在药物构效关系研究中，将具有相同药物效应的药物的化学结构中相同或相似的部分，称为相应类型药物的基本结构，即药物药效结构。药物的基本结构决定结构特异性药物的效应，是结构特异性药物与受体相互作用而发挥药效的必需结构部分。但侧链结构可影响其效应的强弱、快慢、久暂等。例如多甲双铵同系物对神经节 N_N 及骨骼肌 N_M 受体的拮抗作用就因碳链长短而不同。C_5 及 C_6 拮抗 N_N 受体作用最强，而 C_{10}拮抗 N_M 受体作用最强。

在药物的改造过程中，对不同部位的修改，都会在一定程度上改变药物的效应，例如，苯二氮䓬类催眠药的构效关系（图 6-7）。该类药物在体内都要经过生物转化，如去甲基、氧化等。生成代谢产物不仅催眠作用较强，且毒性小。7-位引入—Cl、—Br、—NO_2、—CN、—CF_3 等取代基活性增加；5-位苯基专属性强，改成其他基团则活性下降。

3. 药物的立体结构对药效的影响。立体结构指药物分子的特定原子间的距离、手性中心及取代基空间的排列。立体结构的变化将影响药物与受体在结构上的互补性和复合物的形成，从而影响药效。如化学结构完全相同的光学异构体（对映体），其作用可能不同，甚至完全相反。两个对映体既可表现量的差异，如 *S*-萘普生抗炎作用是 *R*-萘普生的 28 倍；也可表现质的差异，如奎宁左旋体有抗疟疾作用，右旋体有抗心律失常作用，氯霉素左旋体有抗菌作用，右旋体无抗菌作用。

二、药物作用的量效关系

（一）量效关系

药物的量效关系（dose-effect relationship）是指药物效应的强弱与其剂量或浓度之间的关系，简称量效关系，又称为"剂量依赖性"（dose dependant manner）。这种关系可以用药物效应为纵坐标、药物的剂量或浓度为横坐标作图表示，即为量效曲线（dose-effect curve）。

在一定范围内，药物剂量的大小与血药浓度的高低相关，亦与药物效应相关。按所用剂量与药效的关系可将剂量分为最小有效量、治疗量、极量、最小中毒量和致死量等。

1. 最小有效量　最小有效量（minimum effective dose）是出现药物效应所需药物的最小剂量或最低浓度，也称为阈剂量（threshold dose）。

2. 治疗量　治疗量是最小有效量和极量之间的剂量或浓度。

3. 极量　极量又称最大治疗量，能产生最大疗效又不至于中毒的剂量。《中国药典》规定允许使用的最大剂量是安全用药的极限，一般情况不使用极量。

4. 最小中毒量　最小中毒量（minimum toxic dose）是出现中毒症状的最小剂量或浓度。

5. 致死量　致死量（lethal dose）是导致中毒而死亡的剂量。

最小有效量和最小中毒量之间的剂量范围称为安全范围。临床用药时应尽量选用安全范围较大的药物。

（二）量反应及量反应的量效曲线

1. 量反应　量反应（graded response）指药物效应强度的高低，可以用数字或量的分级在个体上反映，如心率、转氨酶含量、尿量、血压等都可在个体上用具体的数值来表示。其量效曲线称量反应的量效曲线。

2. 量反应的量效曲线　对量反应的量效曲线分析如下：

（1）效能（efficacy），也称为最大效应（maximal effect，E_{max}）：随着剂量或浓度增加，药物的效应也增加，当效应增加到一定程度后，虽再增加剂量或浓度，效应不再继续增强，这一效应的极限值即为最大效应，又称为效能。效能反映药物内在活性的大小。分析图 6-8A 可知，X、Y 两药相比，X 效能较高。

（2）药物的半效浓度（half maximal effect concentration，EC_{50}）：即能引起 50% 最大效应的药物浓度。

（3）效价强度或效力（potency）：指不同药物能引起相同效应的剂量或浓度（一般用半效浓度），即等效剂量或等效浓度，其值越小，强度越大。分析图 6-8B 可见，X、Y 两药，效能相同，但达到 50% 效应时，X 药所需的剂量较 Y 药低，故 X 药的效力较 Y 药高。

（三）质反应及质反应的量效曲线

1. 质反应　质反应（quantal response or all-or-none response）指药物效应在群体中用阴性或阳性反应的出现频率或% 来表示：如死亡、抽搐、睡眠、麻醉、惊厥等出现或不出现，结果以群体中的反应阳性率或阴性率作为统计量，而不能用具体的数量在个体上反映。

2. 质反应的量效曲线　质反应的量效曲线是以剂量为横坐标，反应率为纵坐标，得到的一条曲线。对质反应的量效曲线分析如下：

（1）半数效应量、半数有效量和半数致死量：在量效曲线的中央处（50% 效应处）接近直线，斜率最大，其相对应的剂量为能使群体中半数个体出现效应的剂量，即半数效应量。如效应为疗效,则称为半数有效量(50% effective dose,ED_{50}),即群体中半数个体出现疗效的剂量;如效应为死亡,则称为半数致死量(50% lethal dose,LD_{50}),即群体中半数个体出现死亡的剂量。同理,如效应为惊厥,则称为半数惊厥量(50% convulsive dose,CD_{50})等。

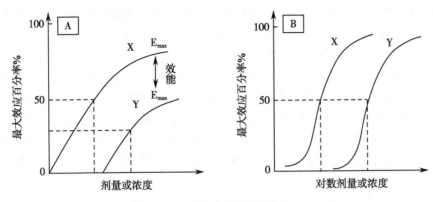

图 6-8　量反应的量效曲线

(2)治疗指数:治疗指数(therapeutic index,TI)是药物的 LD_{50} 与 ED_{50} 的比值(LD_{50}/ED_{50}),是临床用于表示药物安全性大小的参数,此值越大药物可能越安全,但其数值不能完全表达安全性的差别,还应参考可靠安全系数或安全指数等其他参数。如图 6-9 所示,a 药 TI =6,b 药 TI =2.5,c 药 TI =2.5。如仅根据 TI 评价药物的安全性,a 药最安全,b 药和 c 药安全性相同,但实际上 c 药的毒性大于 b 药,因为 c 药在图中所示剂量范围内已引起死亡反应,因此仅依靠 TI 来评价临床用药安全性是不够的。

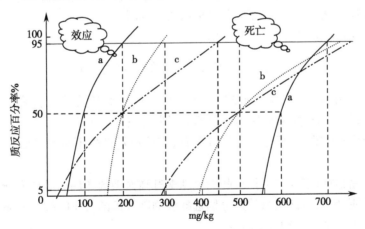

图 6-9　质反应的量效曲线示意图

(3)安全范围及安全指数

1)安全范围(safety range):为 ED_{95}(95% 有效量)和 LD_{5}(5% 致死量)之间的范围。

2)安全指数(safety index,SI):为 LD_{5} 与 ED_{95} 的比值(LD_{5}/ED_{95})。

如图 6-9 所示,a、b、c 三种药物的安全范围分别为:200 ~550mg/kg、300 ~400mg/kg 和 450 ~300mg/kg;安全指数分别为:550/200 =2.75、400/300 =1.33 和 300/450 =0.67,可见 c 药安全性最低,由此可见,结合安全范围和安全指数评价药物的安全性,比单用治疗指数评价更合理。

第四节　药效学相互作用

药物作用于机体产生药物效应,因此药物效应受到药物和机体的多种因素影响。临床药师应熟悉各种因素对药物效应的影响,根据机体个体情况,选择合适的药物和剂量,做到用药个体化,这是临床药学学科的核心内容。

两种或两种以上药物同时或先后应用时,药物可能发生相互作用,改变药物的药动学及(或)药效学,从而使药物效应发生改变。药物相互作用可发生在以下三个方面:①发生在体外配伍时,指药物混合在一起直接发生物理性或化学性的相互反应而影响药物效应,如几种药物混合在一起静脉滴注时。②发生于药动学过程,通过影响药物的吸收、分布、代谢和排泄,改变药物在作用部位的浓度而影响药物效应(见第五章第五节)。③表现为药效学的相互作用。

从药物相互作用的结果来看,药物的效应可能增强或减弱。

(1)协同作用(synergism)

1)相加作用(addition):指相同剂量时,两药合用的效应等于分别单用时效应的累加,可表现为疗效增强,也可表现为副作用加重。如抗焦虑药与抗组胺药合用时,引起作用相加,过度抑制中枢神经系统。老年患者特别敏感,有跌倒或受伤的危险,应特别引起注意。

2)加强作用(potentiation):指同等剂量时,两药合用所产生的药效大于分别单用时药效的累加,如磺胺药与磺胺增效剂合用。

(2)拮抗作用(antagonism):指药物合用时药效减弱。从产生的机制来看,药物应用时产生的相互作用可以是药效学方面也可以是药动学方面。

以下介绍药物应用时的药效学相互作用。

一、有利于药物治疗的药效学相互作用

(1)激动药与拮抗药在受体水平的相互作用:如胆碱能 M 受体拮抗药阿托品可拮抗 M 受体激动药毛果芸香碱过度激动作用而引起的不良反应。

(2)体内化学性结合:如肝素为强酸性药物,应用过量产生不良反应时可应用碱性药物鱼精蛋白解救。

(3)生理作用拮抗:胰岛素可拮抗胰高血糖素升高血糖的作用而维持血糖浓度的正常。

(4)协同作用:磺胺与磺胺增效剂分别选择性抑制细菌的二氢叶酸合成酶与二氢叶酸还原酶的活性,可使药效提高 10 倍以上。

二、不利于药物治疗的药效学相互作用

(1)作用机制相同的药物合用:例如,青霉素类(如氨苄西林)与头孢菌素类(如头孢哌酮)合用抗感染,两类药皆为 β - 内酰胺类抗生素,合用疗效并不提高,而不良反应可能增大、细菌产生耐药性的可能性也增加。

(2)不同作用机制的药物合用:例如阿莫西林是 β - 内酰胺类抗生素,为细菌繁殖期杀菌剂,阿奇霉素是大环内酯类抗生素,是速效抑菌剂;两者合用后细菌生长繁殖受到抑制使阿莫西林难以发挥在细菌繁殖期的杀菌作用,使抗菌作用下降。

（3）生化性拮抗：如环丙沙星片与金双歧片合用。环丙沙星为第 3 代喹诺酮类抗菌药，抗菌效应强；金双歧片的主要成分为双歧杆菌，无致病性，主要用于菌群失调引起的腹泻、便秘。同时服用环丙沙星可以杀死金双歧片中的有益菌，拮抗其调整肠道正常菌群的作用。

（4）药物合用产生不良反应：例如，细胞膜 Na^+/K^+-ATP 酶（Na^+/K^+ 泵）每消耗 1 个 ATP 分子，可泵出细胞膜外 3 个 Na^+，泵入细胞膜内 2 个 K^+。强心苷抑制 Na^+/K^+-ATP 酶活性，使细胞内 Na^+ 浓度升高、K^+ 浓度降低。因此，如果合用使细胞内 K^+ 降低的药物易引起不良反应；例如，强心苷与排钾利尿药或糖皮质激素（有盐皮质激素的保 Na^+ 排 K^+ 样作用）合用，可使细胞内 K^+ 进一步降低，而导致心律失常。

思考题：

1. 简述什么是药理学、临床药理学及药物治疗学。
2. 简述什么是药物的选择性和受体。
3. 什么是效能和效价？哪一个更有临床意义？
4. 药物的不良反应有哪几种？请各举一例。
5. 什么是量效关系？请举例说明其重要性。

（李　华）

第七章 药物治疗作用的影响因素与临床合理用药

 学习要求

1. 掌握合理用药的基本概念。
2. 熟悉影响药物治疗作用的因素。
3. 了解药物滥用及药物依赖性的危害。

第一节 影响药物治疗作用的因素

药物在机体内发挥药效是药物与机体间相互作用的结果,这一过程受多种因素影响。总的来说影响药效的因素包括三个方面,即药物因素(pharmaceutical factors)、机体因素(biological factors)和用药方法。

一、药 物 因 素

(一)药物的剂型和剂量

药物具有不同的化学结构及其所表现的物理化学性质、生物学性质。药物也可以制成不同的剂型,如供口服给药的有片剂、胶囊和口服液;供注射的有注射液、注射用混悬剂、注射用乳剂等;还有控制药物在吸收部位释放速度的缓释制剂或控释制剂。同一药物的不同剂型其体内过程可以不同,影响药物起效时间、作用强度和维持时间等。如注射剂中水溶性制剂较乳剂和混悬剂吸收快,起效时间短;口服给药时溶液剂吸收最快,片剂和胶囊等较慢。缓控释制剂可以控制药物恒速或非恒速缓慢释放药物,药物作用持久而温和。例如硝酸甘油贴皮剂每日贴一次;匹鲁卡品眼片置结膜囊内每周一次;子宫内避孕剂每年放置一次。靶向制剂可使药物靶向性的分布到靶器官,可提高疗效,降低毒副作用。

药物不同剂量产生的药物作用也不相同。通常在一定范围内药物剂量越大,药物在体内的浓度愈高,作用效果也愈强。同一药物不同剂量可产生不同的治疗作用,如阿司匹林小剂量可预防血栓性疾病,中剂量具有解热镇痛作用,大剂量可用于关节炎的治疗。

另外,药物制备工艺和原辅料的不同,也可能显著影响药物的治疗效果,如不同厂家生产的地高辛(digoxin),口服后的血药浓度可相差7倍。

(二)药物的构动关系与构效关系

药物的构动关系与构效关系是指药物的化学结构与其体内过程及生理活性之间的关系,不同药物结构可以有不同的体内过程或药效学特征。

如他汀类化合物的化学结构中3,5,二羟基庚(烯)酸或其内酯结构是活性必需基团,母环可以是氢化萘环、喹啉环、吡咯环、咪唑环、吡唑环等芳环或稠杂环。母环上带有异丙基、环丙基、对氟苯基和氨甲酰基结构有利于提高化合物活性。瑞舒伐他汀的母环为嘧啶环,嘧啶环的4位为异丙基,5位引入侧链,6位为对氟苯基,其抑制羟甲基戊二酰辅酶A还原酶的活性较洛伐他汀高4.4倍。两药的半衰期也有明显的差异,洛伐他汀的 $t_{1/2}$ 是3小时,而瑞舒伐他汀的 $t_{1/2}$ 是19小时。

二、机体方面的因素

同样剂量的某一药物在不同患者间疗效的差异可能很大,甚至出现质的差异,即一般患者不会出现的异常危害性反应。这种因人而异的药物反应称为个体差异(individual variation)。产生个体差异的原因可以存在于药物产生效应的任何一个环节,如果不了解这些因素,不结合患者具体情况,不考虑如何加以调整,就难以达到最大疗效和最小不良反应的治疗目的。机体方面的因素涵盖用药者的一般生理状况(生物学特性)和疾病状况。

(一)年龄

1. 儿童　特别是新生儿与早产儿,各种生理功能,包括自身调节功能尚未充分发育,与成年人有巨大差别,大部分药物可能会产生较强和更持久的作用。新生儿体液占体重比例较大,水盐转换率较快;血浆蛋白总量较少,药物血浆蛋白结合率较低;肝肾功能尚未充分发育,药物清除率低,在半岁以内与成人相差很多;儿童的体力与智力都处于迅速发育阶段,易受药物影响等。例如新生儿肝脏葡萄糖醛酸结合能力尚未发育,因不能形成葡萄糖醛酸酯而排泄,易产生灰婴综合征;婴儿的血脑屏障较差,对吗啡特别敏感,而易致呼吸抑制;四环素可影响钙代谢,使牙齿黄染或骨骼发育停滞;新生儿肾功能只有成人的20%,庆大霉素的血浆半衰期长达18小时,为成人(2小时)的9倍。

2. 老年人　老年人对药物的吸收变化不大。但老年人血浆蛋白量较低,脂肪在机体中所占比例增大,故药物血浆蛋白结合率偏低,水溶性药物分布容积较小而脂溶性药物分布容积较大。肝肾功能随年龄增长而自然衰退,故药物清除率逐年下降。例如地西泮的半衰期正常成人为20~24小时,而老年人可延长4倍;自肾排泄的氨基苷类抗生素半衰期可延长2倍以上。另外老年人药物作用靶点的敏感性升高或降低导致药物反应性发生相应改变。例如苯二氮䓬类药物在老年人中更易引起精神错乱,心血管药易致血压下降及心律失常,非甾体抗炎药易致胃肠出血,抗M胆碱药易致尿潴留、大便秘结及青光眼发作等。

(二)性别

女性体重一般较男性轻,在使用治疗指数低的药物时,为维持相同效应,女性通常需要较小剂量。女性脂肪比例较高而水比例较男性低,可影响药物的分布和药效。另外药物反应和药物代谢酶活性也有性别差异。例如,酒精在女性体内代谢较男性慢,因此女性更易发生酒精中毒反应;女性对特非那定(terfenadine,抗组胺药)的心脏毒性较男性更敏感;雌、孕激素能抑制药物代谢,使得女性对药物的清除能力多比男性弱,如女性服用氯氮䓬的 $t_{1/2}$ 为男性的2倍。

(三)心理因素-安慰剂效应

患者的精神状态和思想情绪影响药物的疗效。心理因素对药物作用有明显影响,医护人员鼓励性的语言,良好的服务态度和患者对医护人员的信任以及患者的乐观情绪对疗效可产生良好的影响。医护人员应重视此因素的影响,尽量发挥其积极作用。

安慰剂(placebo)一般是指由本身没有特殊药理活性的中性物质如乳糖、淀粉等制成的外形似药的制剂。安慰剂产生的效应称为安慰剂效应(placebo effects)。安慰剂效应主要由患者的心理因素引起,来源于对药物和医生的信赖。安慰剂对疼痛、咳嗽、焦虑、紧张、感冒以及心绞痛和心衰的控制等有效率可达 30% 以上。

（四）疾病状况

疾病本身能导致药动学和药效学的改变。肾脏疾病往往会影响到药物的排泄；肝脏疾病很容易影响到药物的代谢，肝实质损伤会降低肝药酶活性，肝组织结构紊乱会引起血流量改变，从而影响经肝脏代谢药物的药效。如口服普萘洛尔，相同时间内正常人普萘洛尔血浆浓度低于肝硬化患者。回肠或胰腺疾病，或由于心衰或肾病综合征导致回肠黏膜水肿而影响药物吸收。肾病综合征时因有蛋白尿、水肿和血浆白蛋白降低，导致药物的蛋白结合率降低，药效增强。甲状腺功能低下会增高机体对哌替啶的敏感性。低体温会降低药物的消除。

（五）遗传因素

遗传是影响药物体内过程和药物效应的最重要因素之一。基因是决定药物代谢酶、转运体和受体活性与功能表达的结构基础，基因的突变可引起药物代谢酶、转运体和受体结构和功能的异常，成为产生药物效应个体差异和种族差异的主要原因。至少已有一百余种与药物效应有关的遗传异常基因被发现。

三、用 药 方 法

（一）给药途径

临床通常依据患者的病情和药物的特点决定给药途径。药物采用不同的给药途径，可因其吸收、分布、代谢、排泄的不同而使药物的起效时间、药效强弱不同，甚至可引起药物效应质的变化，如硫酸镁，肌内注射可产生中枢抑制，而口服则导泻。

1. 口服　口服是最常用的给药方法。其主要优点是方便、经济、安全，适用于大多数药物和患者。其主要缺点是吸收过程的影响因素多且复杂，也不适用于昏迷、抽搐等的患者。

2. 直肠给药　直肠给药主要适用于易被胃肠液破坏或口服易致恶心、呕吐及厌食等的少数药物，如水合氯醛等。

3. 舌下给药　舌下给药可在很大程度上避免首过效应，药物经由血流丰富的颊黏膜吸收，直接进入全身循环，起效迅速。如硝酸甘油片剂舌下给药缓解心绞痛。

4. 注射给药　静脉注射药物直接进入血液循环。药物肌内注射和皮下注射，吸收则受注射部位的血流量和药物的剂型影响。通常肌内注射较皮下注射吸收快。

5. 吸入给药　挥发性或气体药物常用此方法给药。如吸入性全身麻醉药，通过肺泡扩散进入血液，迅速发挥作用。可分散在空气中的液体（气雾剂）或固体药物也可用吸入法给药。抗哮喘药物通常采用此种给药途径。

6. 局部给药　局部用药的目的通常是在皮肤、眼、鼻、咽喉和阴道等部位产生局部作用。

（二）反复用药的影响

在长期用药的过程中，体内受体发生调节，影响药效。长期使用激动剂，可使受体向下调节，疗效逐渐下降，表现为机体对药物的耐受；长期使用拮抗剂，可出现受体向上调节而引起反跳现象，表现为机体对药物的敏感性增加；长期反复使用抗生素或化疗药，病原体及肿瘤细胞等对抗生素或化疗药物敏感性降低，称为耐药性（drug resistance），也称抗药性。

（三）给药间隔时间、疗程及用药时间

给药间隔时间对于维持稳定的有效血药浓度甚为重要，如不按规定的间隔时间用药，可使血药浓度发生很大的波动，过高时可发生毒性反应，过低时则无效。

疗程应根据疾病及病情而定。一般情况下,在症状消失后即可停止用药,但在应用抗菌药治疗某些感染性疾病时,为了巩固疗效和避免耐药性的产生,在症状消失后尚需再应用一段时间。某些慢性疾病则需长期用药。

用药时间需从药物的性质、对胃的刺激、患者的耐受能力和需要药物发生作用的时间等方面考虑,如易受胃酸影响的药物可于饭前服用;而对胃有刺激的药物,则宜饭后服用。

(四)药物相互作用

药物相互作用(drug interaction)是指某一种药物由于其他药物的存在而改变了药物原有的理化性质、体内过程(吸收、分布、生物转化和排泄)或组织对药物的敏感性等,从而改变了药物效应的现象。使原有的药效增强,称为协同作用(synergism);使原有的药效减弱,称为拮抗作用(antagonism)。

药物相互作用产生的主要原因包括药动学相互作用、药效学相互作用及配伍禁忌。药动学相互作用与药效学相互作用的简单介绍见本书第五章与第六章的相关内容。配伍禁忌(incompatibility)是指两种或两种以上药物混合使用或制成制剂时,会在体外发生影响药物质量与药效的理化性质变化,因而不宜混合或配伍的规定。

第二节　合理用药概念及意义

一、合理用药的基本概念

合理用药(rational administration of drug),是以安全、有效、经济、适当为指标,对适时的药品信息、疾病信息和患者信息进行综合分析、权衡利弊后,选择和实施的临床药物治疗。

1987年,WHO提出合理用药的基本要素是:①处方的药应为适宜的药物;②适宜的时间,以公众能支付的价格保证药物供应;③正确地调剂处方;④以准确的剂量,正确的用法和用药时间服用药物;⑤药物质量优良,药物治疗安全有效。

综上所述,临床药师在评价用药是否合理时,应考虑以下几个方面:

1. 药物的选择　在选择用药时,必须考虑以下几点:①是否有用药的必要。②若必须用药,就应考虑疗效问题。为尽快治愈患者,在可供选择的同类药物中,应首选疗效最好的药。③药物疗效与药物不良反应的轻重权衡。一般来说,应尽可能选择对患者有益无害或益多害少的药物,因此在用药时必须严格掌握药物的适应证,防止滥用药物。④联合用药问题。提高治疗效应,减弱毒副反应是联合用药的目的。

2. 制剂的选择　同一药物、同一剂量、不同的制剂会引起不同的药物效应,这是因为制造工艺不同导致了药物体内过程的不同。选择适宜的制剂也是合理用药的重要环节。

3. 剂量的选择　为实现合理用药目标,通常采用最小有效量与达到最大治疗作用但尚未引起毒性反应的剂量之间的那一部分剂量作为常用量。临床所规定的常用量一般是指成人(18~60岁)的平均剂量,但对药物的反应因人而异。年龄、性别、营养状况、遗传因素等对用药剂量都有影响。小儿所需剂量较小,一般可根据年龄、体重、体表面积按成人剂量折算。老年人的药物剂量可按成人剂量酌减。另外,对于体弱、营养差、肝肾功能不全者用药量也应相应减少。

4. 给药途径的选择　不同给药途径影响药物在体内的有效浓度,与疗效关系密切。如心绞痛急性发作时,选择硝酸甘油舌下含服,2～3分钟起效。预防心绞痛发作则可以选择硝酸甘油的透皮贴剂。

5. 给药时间间隔、用药时间及疗程的选择　①适当的给药时间间隔是维持血药浓度稳定、保证药物无毒而有效的必要条件。给药时间间隔太长,不能维持有效的血药浓度;间隔过短可能会使药物在体内过量,甚至引起中毒。根据药物的药动学特点,以药物半衰期为时间间隔恒速恒量给药,4～6个半衰期后血药浓度可达稳态。②药物的服用时间应根据具体药物而定。对于一些受机体生物节律影响的药物应按其节律规定用药时间,如长期使用肾上腺皮质激素,可根据激素清晨分泌最高的特点,选定每日清晨给药以增加疗效,减少副作用。易受胃酸影响的药物应饭前服,如抗酸药;易对胃肠道有刺激的药物宜饭后服,如阿司匹林、吲哚美辛等;而镇静催眠药应睡前服,以利其发挥药效,适时入睡。③疗程的长短应视病情而定,一般在症状消失后即可停药,但慢性疾病需长期用药者,应根据规定疗程给药,如抗结核药一般应至少连续应用半年至一年以上。另外,疗程长短还应根据药物毒性大小而定,如抗癌药物应采用间歇疗法给药。

二、药源性疾病与合理用药

药品是人类预防疾病,维护自身健康的特殊商品。药品具有防病治病和引起不良反应的双重性。随着药品数目和种类的迅速增长,临床不合理用药导致的药源性疾病日渐增多,严重威胁着人类的健康,加重了社会的负担,应该及时提高对它的认识,大力宣传合理用药,并制定和完善措施,预防药源性疾病的发展。

（一）药源性疾病的基本概念

药源性疾病(drug induced diseases)是指药物应用过程中,因药物本身的作用、药物相互作用等引起机体组织器官发生功能性或器质性损害而出现的疾病。药源性疾病是因药物所导致的一类疾病,它是医源性疾病的重要组成部分,又是药物不良反应的延伸结果。

1. 药源性疾病按病因学可分为甲型药源性疾病、乙型药源性疾病和丙型药源性疾病。

(1)甲型药源性疾病:甲型药源性疾病主要是由药物本身或由其代谢产物所引起的,是药物固有药理作用的增强和延续,有明显的量效关系,由药物的副作用、毒性反应等引起的药源性疾病均属于此类。

(2)乙型药源性疾病:乙型药源性疾病是与药物固有药理作用无关的异常反应,主要与药物变态反应或患者的高敏体质有关。

(3)丙型药源性疾病:丙型药源性疾病主要是指药物引起的癌症、畸胎、染色体畸变等。

2. 药源性疾病也可以按病理学表现分为功能性改变和器质性改变两类。

(1)功能性改变:功能性改变是指药物引起器官或组织功能改变,这种变化多数是暂时性的,停药后能迅速恢复正常、无病理组织变化。如抗胆碱药物和神经节阻滞药引起的无力性肠梗阻,利血平引起的心动过缓,抗心律失常药引起的传导阻滞等。

(2)器质性改变:由于药源性疾病的器质性改变与非药源性疾病无明显差别,因此,不能根据组织病理学检查进行判断,而主要依靠药源性疾病的诊断要点,包括:①炎症型,主要见于药物引起的各型药物性皮炎即药疹,其发生与免疫反应密切相关;②增生型,如苯妥英钠引起的牙龈增生、水肿、出血,与过敏反应有关;③发育不全型,四环素能与新形成的骨、牙中所沉积的钙结合,孕妇或8岁前儿童服用,可引起出恒齿着色,终身不褪;④萎缩或坏死型,糖皮质激素可引起骨坏死;⑤有些药物可引起血管神经性水肿、致癌、致畸、致突变等。

（二）药源性疾病与合理用药的意义

近年来,随着新药品种大量上市,药物种类急剧增加,药品应用难度加大,加之临床不合理用药行为,导致药源性疾病有明显增多趋势,在美国,它位于心脏病、癌症、肺病、脑卒中之后,已成为第5位导致死亡的疾病。据2006年原卫生部药物不良反应监测中心报告:我国各级医院住院患者中,每年约有19.2万人死于药源性疾病,急症患者中有1%~4%是由于用药不当所致。又有文献报道:药源性疾病占临床疾病的15%以上。因此,临床药师一定要重视各类药物可能产生的药源性疾病,合理使用药物,争取把药源性疾病的发生减少到最低限度。

合理用药是一个涉及面广,难度高的复杂性工作。药物品种在随着医药科学的发展而迅速增加,现在国内常用的处方药物已超过7000种。21世纪药物仍然是医疗中的重要手段,但临床药物治疗水平在许多方面并未伴随着药品的增加而提高,如浪费药品、延误治疗、药疗事故、药源性疾病等,不合理用药现象在国内极为严重,药害危及人类健康与生命安全。滥用药物增加了有限的社会资金和人类生存空间日益匮乏的资源负担,有报道,上市药物中的70%被诸多原因而浪费,我国每年死于药物不良反应者近20万人。临床药师不仅是药品的提供者,更应该成为合理用药的指导者与管理者。大力推动合理用药,使药物应用安全、有效、经济、适当,不仅可减少资源的浪费,也可以避免大量药害。

三、合理用药措施与临床药学服务

（一）加强用药管理

1. 推广基本药物政策　基本药物(essential medicines)是满足人们基本的健康需要,根据公共卫生的现状、有效性和安全性,以及成本-效果比较的证据所遴选的药品。WHO基本药物入选标准包括:①绝大多数人医疗保健需要并安全使用的药物;②综合考虑流行病学类型、医疗力量、遗传学、人口统计学、环境、经济、文化背景等因素;③通过临床研究,广泛选择安全、有效、经济的药物,并具有以最小代价获取最佳效果的证据;④质量(包括生物利用度)稳定,在贮存条件下易于保存;⑤有两种以上药物符合以上条件时,比较其疗效、安全性、质量、价格、可供性,择优入选;⑥以药物经济学评价比较全疗程或达到一定目标的总费用,而不是比较药物的单价,有时还需要考虑贮运、供应、多用途、当地货源等条件;⑦入选药以单药为主,复方制剂只占6%左右,只有明确优点的复方制剂才能入选;⑧首选专一性原则,即每种适应证通常只选1种首选药,必要时从严入选第2选择药。

2. 加强药品上市后的再评价工作　药品上市后监测制度是确保用药安全、有效的制度,是药品监督管理体系的重要组成部分。评价是用医药学的最新学术水平对已批准上市的全部药品的有效性、安全性重新评估。我国药品上市后的评价工作,主要体现在四个方面:①药品的淘汰工作;②新药试生产期临床试验工作;③药物不良反应监测工作;④药品临床评价工作。

3. 采用多种方法进行药物不良反应的监测　包括自发呈报,医院集中监测、处方事件监测、记录联结应用等。特别是对新购进且用量较大的药品开展全面系统监测,以建立对新药不良反应的早期认识。

4. 抗生素专项整治、处方点评　及时将不合格、不合理处方进行分类、登记甚至上报、公开,通过不断检查、督促进一步提高临床用药水平。

（二）构建现代医疗团队

1. 学科互补,发展治疗药物监测　在临床药学人员的参与下,可实施危重患者合理用药的全程监控。尤其是对治疗窗窄、治疗指数低的药物进行治疗药物监测,协助医师进行个体化给药方案设计,降低药物不良反应发生率。

2. 建设临床药师制　原卫生部于2007—2010年三年间遴选、批准了19个省、自治区、直辖市共44家医院试点临床药师制工作。通过3年的探索,进一步证实了临床药师制建设能够为医院临床合理用药提供制度化保障,促进医疗质量的持续改进,有益于改善医患关系,促进药学专业化服务和学科建设。

（三）加强临床药学学科建设与临床药师队伍建设,打造一支促进合理用药的专业队伍

临床药学学科是药学学科发展中产生的新兴学科,是一门与临床实践密切联系的学科,临床药学颠覆了"以药为本"的传统药学观念,强调"以人为本",关注患者、关注药品的临床应用过程和结果。而培养和建设一定规模的高素质临床药师队伍是临床药学学科建设和发展的基础,也是提高临床药物治疗水平,促进合理用药的核心要素。

（四）全民健康教育与合理用药教育

合理用药教育是全民健康教育的一项重要内容,2013年国家卫计委等部门联合制定了合理用药的十大核心信息。十大核心信息包括:①优先使用基本药物;②遵循能不用就不用、能少用就不多用,能口服不肌内注射、能肌内注射不输液的原则;③买药要到合法医疗机构和药店,注意区分处方药和非处方药,处方药必须凭执业医师处方购买;④阅读药品说明书,特别要注意药物的禁忌、慎用、注意事项、不良反应和药物间的相互作用等事项;⑤处方药要严格遵医嘱,切勿擅自使用;⑥任何药物都有不良反应;⑦孕期及哺乳期妇女用药要注意禁忌,儿童、老年人和有肝脏、肾脏等方面疾病的患者,用药应谨慎,用药后要注意观察,从事驾驶、高空作业等特殊职业者要注意药物对工作的影响;⑧药品存放要科学、妥善,谨防儿童及精神异常者误服、误用;⑨接种疫苗是预防一些传染病最有效、最经济的措施,国家免费提供一类疫苗;⑩保健品不能代替药品。

第三节　特殊人群的合理用药

一、儿童的合理用药

儿童时期是人生的基础阶段,包括新生儿期、婴儿期、幼儿期、学龄前期、学龄期、少年期等生长阶段。儿童时期的特点是全身组织和器官逐步成长,体格和神经系统均在不断发育,遗传性先天疾患最为多见,感染性及其他后天性病症容易发生。大多数药物的药动学和药效学在儿童各年龄组中有相当大的差异,与成人也差异显著。与成人的药动学相比,新生儿的药物分布容积较大,肝代谢和肾排泄药物的能力较差;儿童的药效学特点与成人基本相似,但由于儿童的生理特点与成人有异,对某些药物的反应也有例外,有时不仅表现为量的差异,甚至可能发生质的改变,亦即儿童有其自身的药效学特点。

（一）儿童的药动学特点

参见第五章第三节。

（二）儿童对药物的特殊反应性

婴幼儿特别是新生儿，不仅在药动学方面与成人有很大的差别，而且可能引起不同用药后果，出现某些婴幼儿期特殊的反应。如对某些药物敏感：吗啡易引起呼吸抑制，利尿剂易产生缺钠、缺钾，铁剂易引起呕吐；氯丙嗪易引起肠梗阻等；再如，新生儿黄疸是一种常见的症状和体征，某些药物可使血中胆红素升高，引起胆红素脑病或核黄疸，尤其是已存在的黄疸，要特别注意所用药物是否加重黄疸的危险。

（三）影响儿童用药的因素

1. **母亲用药与新生儿**　妊娠期或哺乳期妇女用药可能对新生儿产生影响，多种药物可通过孕妇用药对新生儿产生不良反应。当然，亦可通过母体用药来防治新生儿疾患。

2. **用药依从性**　依从性是指患者对医嘱执行的程度，就用药而言，即患者能否按医师处方规定用药。儿童不遵照医嘱用药较为常见，且形式多样，如增减剂量、不按时用药、中断用药等，据报道，接受口服青霉素类抗生素治疗的患儿，有25%～75%表现为不依从。依从性差可致用药量不足或过量而影响疗效。许多因素可致依从性差，包括给药方案、疾病、患儿、医师、家长、治疗环境等。复杂的治疗方案可使依从性降低，如每日服药1～2次，依从性为75%，若每日服药4次，依从性降至25%；用药时间越长，依从性越低，如患有哮喘、风湿性关节炎、癫痫等慢性疾病，患儿常表现不依从。另外，患儿拒绝服药或打针，家长忘记或姑息也可致依从性下降。

（四）儿童用药的剂量及给药途径

1. **给药剂量的计算**　儿童用药剂量一直是儿科治疗工作中既重要又复杂的问题。由于儿童的年龄、体重逐年增加，体质各不相同，用药的适宜剂量也就有较大的差别。儿童药物剂量计算方法很多，包括按体重、体表面积或年龄等方法计算，目前多采用前二者。应注意，在婴幼儿时期对某些药物的剂量按体表面积计算与按体重计算有较大的差别，尤其是新生儿时期差异更大。因此，按体表面积计算药量不适于新生儿。根据成人剂量折算儿童剂量方法主要包括根据体重计算、根据体表面积计算、根据成人剂量折算。

（1）根据体重计算：每次或每日剂量 = 儿童体重 × 药量/kg（成人，每次或每日）；6个月内的儿童体重 = 月龄 × 0.6 + 3kg；7～12个月内的儿童体重 = 月龄 × 0.5 + 3kg；1岁以上儿童体重 = 年龄 × 2 + 8kg；

（2）根据体表面积计算：根据体表面积计算是一种广泛使用的方法，科学性强，适用于成年人及各年龄的儿童，不分年龄大小，可按一个标准给药。体表面积（m^2） = 0.035 × 体重（kg） + 0.1，适于30kg以下者；对体重超过30kg者，按每增加5kg，体表面积增加0.1m^2计算；成人体表面可按1.72m^2计算；儿童剂量 = 成人剂量 ×（儿童体表面积）/（成人体表面积）。

（3）根据成人剂量计算：国内外儿童药物剂量根据成人剂量折算法有十余种，结果有的偏大有的偏小。我国药典所载的老幼剂量折算表，偏差较小。

2. **给药途径及方法**　根据患儿不同的病情采用不同的给药途径。胃肠道给药是患儿最常用的给药途径。为了患儿服药方便，可将药物制成水剂或乳剂，部分片剂或胶囊剂也可研成粉末，临时混在糖浆、果汁或其他甜香可口的液体中喂服，但需要注意，有的药片或胶囊是不允许破坏剂型进行研碎或分剂量操作的。2～3岁以上的患儿可及早训练其吞咽药片。

特殊情况如患儿处于昏迷状态或拒绝服药而又无法注射时,可由鼻饲胃管滴入或输入,也可由肛门、直肠灌入。危重急症一般选择注射或吸入法给药,以期迅速控制病情;慢性病则宜选择口服给药。

二、老年人的合理用药

在中国,60 周岁以上的公民为老年人。人口老龄化已成为当今世界所面临的重要问题,在一些发达国家,老年人占总人口的比例已达 15%。老年人是一类较为特殊的人群,其机体各系统、器官的组织形态与生理生化功能随着年龄的增长而发生特征性的变化,这种改变可影响到药物的体内过程,表现在药物吸收、分布、代谢、排泄等方面发生变化。

(一)老年人的药动学特点

参见第五章第三节。

(二)老年人的药物反应性

老年人的生理生化功能衰退,适应力与内环境稳定调节能力下降使药效学发生改变。临床经验显示,老年人对药物的反应较年轻人强,易发生不良反应甚至中毒。一方面是由于药动学作用,即血药浓度随增龄而增高;另一方面是由于药效学作用,即靶细胞或器官的敏感性增加,造成相同血药浓度下的效应增强。与药动学相比,老年人的药效学研究尚较少。关于老年机体对药物作用反应性改变的机制研究不多。一般认为,随着年龄的老化,基因表达、转录和翻译过程都普遍下降,导致与年龄有关的蛋白质转换率降低,使酶对刺激的诱导反应随增龄而下降,这可能是老年机体对各种外界环境因素包括对药物的反应性降低的分子基础。

(三)老年人的用药特点

1. 用药品种较多,疗程较长　老年性疾病的一个明显特点是多病并发,即老年人常同时患有多种疾病,且患病的频率随增龄而增加。如许多老年人同时患有高血压、慢性支气管炎、肺气肿等。老年人的主要死亡原因已不再是过去常见的传染病,而是心血管系统、呼吸系统疾病及癌症等老年性疾病,这些疾病多系慢性重症,且常并发其他疾病。因此老年人患病率及住院率均较年轻人为高,这就使老年人的用药机会和种类明显增多,疗程延长,因合并用药的机会多,老年人出现药物相互作用的可能性增多。

2. 主观选择药物的要求高　由于老年患者主观选择药物的要求高,常给医师带来困难,老年人生活阅历丰富,有一定的用药经验,也常从医师、病友、科普读物、报纸广告中获得某些用药知识。因此老年患者本身对用药有主观选择愿望,盲目地去追求新药、贵药、进口药、补药等心目中的好药,这些要求无疑给医师正确用药带来了困难。

3. 用药个体差异大　老年人健康状况各不相同,其实际年龄并不一定和生理年龄相一致,即老龄和老化之间存在差异。由于现在还缺乏按生理年龄分组的标准,用药也不可能像婴幼儿那样有各种年龄或体重折算用药剂量的公式。这就造成了老年人用药的个体差异较其他年龄组为大。因此,老年人用药也就必须从老年人的生理、心理、病理、药理等各个方面的具体特点进行个体化的综合考虑。

4. 用药依从性差　据统计,依从性平均为 59%,亦即有将近一半的患者不能按规定用药。影响老年人用药依从性的主要原因有:患者的生活环境、社会地位和文化程度,疗程的长短(愈长依从性愈低),服药种类(用药同时超过 3~4 种,则依从性显著降低),以及患者的精神状态等。监测患者依从性的方法有:①直接法,即测定患者血药浓度或尿药排泄量;②间接法,即疗效观察、与患者交谈了解、检查剩药数量等。

5. 用药不良反应发生率高　老年人药物不良反应比年轻人多见,且随年龄增长而增多。

（四）老年人的用药原则

1. 明确用药目的,严格掌握适应证　诊断明确之后,选药时应首先考虑药物对老年人所具有的危害是否小于治疗所带来的益处,即权衡治疗药物的利弊,作出选择。老年人并非所有症状或慢性病都需药物治疗,如对失眠、多梦的老年人,有时只需调节生活习惯,晚间节制烟酒、咖啡等其他精神兴奋因素,而不必应用中枢抑制药物。又如对老年抑郁症患者,可合理安排其生活,丰富生活内容,使其不再感到孤独,无须抗抑郁药的治疗。原则是能不用药的应尽量避免用药。

2. 恰当选择药物及剂型　药物治疗时,应慎重评估疾病的严重性和药物的危险性,恰当地选择疗效可靠、作用温和的药物,排除禁忌证。应劝告患者不要自选药物,尤其不要偏信广告,也不要滥用新药,避免发生不良反应。老年人多患慢性疾病常需长期服药,故主要以口服给药为主。有些老年人吞药有困难,尤其是量大时,不宜用药片、胶囊,可选用液体剂型,必要时可注射给药。老年人胃肠功能不稳定,选用缓释剂型时应注意。

3. 给药方案应个体化　许多药物在老年人应用时半衰期延长,若用常规剂量和间隔往往招致中毒,原则上老年人用药剂量宜小,间隔宜长。一般推荐用常规剂量的半量作为起始量。也有人建议60岁以上剂量减少10%,75岁以上减少20%,85岁以上减少30%。经肾排泄的药物可按肌酐清除率的高低计算用药剂量。老年人用药剂量的个体差异很大,同龄老年人的剂量可相差数倍之多。因此,老年人给药方案应个体化,有条件时应进行TDM。

4. 适当联合用药　临床经验证明,药物不良反应发生率随用药种类增加而增加,用药种类越少,不良反应发生率就越低。故用1种药物有效,就无须用2种药,以免发生不必要的相互作用。如抗生素的联合应用,一般不应超过2~3种。老年人往往患有多种疾病,联合用药时应保持警惕,在高血压等心血管疾病及肝肾功能不全时尤应注意。

5. 疗程不宜过长　长期用药应定期随访。许多药源性疾病往往是由于用药时间过长或剂量过大所致。因此,当病情好转或经治疗达到疗程时,应及时停药或减量,治疗无效时应及时更换其他药物,即使需要长期应用的药物也应定期停用1~2天,以便发现或减少药物的不良反应。当患者出现新的病症时要分辨是原有疾病加剧还是药源性疾病所致。

三、妊娠与哺乳期妇女的合理用药

研究妊娠及哺乳期妇女的临床用药是研究优生的一个重要方面。药动学与药效学在妇女妊娠期有明显变化,且随妊娠时间的延长而愈加明显。当妊娠期及产后疾病需用药物防治时,应考虑到孕妇用药可影响胎儿,临产用药可影响新生儿,乳母用药可影响乳婴等。

（一）妊娠期妇女及胎儿的药动学特征

参见第五章第三节。

（二）药物对胎儿的不良反应

妊娠期妇女可能使用各种药物,有报道称妊娠期间至少用过一种药物者占90%,其中以镇痛药、铁剂、维生素、镇静药、止吐药、抗生素、抗组胺药和利尿药等最为多见。有些药物对胎儿可产生不利影响,因此,研究妊娠期安全用药是一项重要课题。母体用药对胎儿的影响,除与药物本身的性质、剂量、用药方法等有关外,还与胎儿的不同发育阶段有关。

1. 胚胎期　人胚胎各器官的形成起始于妊娠的第1天至3个月,是发育最活跃的时期。在此期间用药,易干扰胚胎组织细胞的正常分化。药物的致畸作用往往多发生在妊娠头3个月,并可能导致新生儿先天性畸形。妊娠后期胎儿各组织或器官已经形成,此时使用药物相对较安全,不致引起畸形。但对有些尚未分化完全的器官,如生殖系统仍可受到影响。至于神经系统,在整个妊娠期,甚至产后仍在继续分化,药物影响可持续存在。

2. 胎儿和新生儿期　胎儿期指从妊娠14周至胎儿出生,在此期胎儿体内器官已形成,并迅速生长发育。引起胎儿、新生儿不良反应的孕妇用药对胎儿的影响多种多样,主要为对各系统功能的影响,如中枢神经抑制药可引起胎儿呼吸抑制,有些药物产前应用可产生新生儿溶血、黄疸等。

(三)孕妇用药原则

首先,对可用可不用的药物一律不用,包括对不断涌向市场的新药在未弄清楚其是否有致畸作用前,孕妇不应随便使用,尤其是妊娠前12周之内更要慎重。其次,必须用药时,应在同类药物中尽可能选择毒性小或不易通过胎盘的药物,其用药剂量亦应尽可能减少。另外,对所有的育龄妇女谨慎用药,决定用药前应权衡利弊。因为妊娠一般要在受精后20天才能确诊,有些人在知道妊娠以前就已接触了有致畸危险的药物,故只是在妊娠期注意用药还不足以预防药物引起胎儿畸形。还应注意,孕妇用药后应当密切观察胎儿在宫内的发育情况,有问题时以便及时采取措施。

近来,有关父体用药对胎儿的影响也备受关注。临床及动物实验均有父体用药使后代致畸的报道,如父亲用反应停引起胎儿畸形。最近还证明人及家兔用苯妥英钠后可在精液中出现该药,接受抗癫痫治疗的男性所生后代可能有缺陷。

(四)哺乳期妇女临床用药

近年推崇母乳喂养,即使在母乳不足时也应尽可能地多用母乳辅加人工喂养。因此,哺乳期妇女所用药物能否从乳汁排泄及对乳婴有无危害的问题为人们所关注。

1. 药物在乳汁中的排泄　乳母用药后大部分药物进入乳汁,但乳汁中的含量很少超过母亲摄入量的1%~2%,故一般不至于给乳婴带来危害,然而少数药物在乳汁中的排泄量较大,如红霉素、卡马西平、巴比妥类、地西泮等。因此,哺乳期妇女用药时必须了解药物经乳汁排出的情况。影响药物从母乳排泄的因素有:①游离型药物浓度梯度:游离型浓度梯度越高,转运能力越强;②药物分子大小:分子越小越易转运,血浆与乳汁中的药物浓度近似;③血浆与乳汁中的pH:正常乳汁pH约为7.08,低于母体血浆,弱碱性药物(如红霉素)易在乳汁中排泄,而弱酸性药物(如青霉素)较难排泄;④药物的脂溶性:乳汁中脂肪含量高,脂溶性高的药物易于转运到乳汁。

2. 哺乳期妇女用药注意事项　①选药慎重,权衡利弊:对可用可不用的药物尽量不用,必须用者要谨慎应用,疗程不要过长,剂量不要过大,用药过程中要注意观察不良反应。②适时哺乳,防止蓄积:避免使用长效药物及多种药物联合应用,而尽量选用短效药物,用单剂疗法代替多剂疗法,以减少药物在婴儿体内蓄积的机会。③非用不可,选好代替:如果哺乳期的母亲患病必须用药时,则应选择对母亲和婴儿危害和影响小的药物替代。例如,乳母患泌尿道感染时,不用磺胺类药,而用氨苄西林代替,这样既可有效地治疗乳母泌尿道感染,又可减少对婴儿的危害。④代替不行,人工哺乳:如果乳母必须使用某种药物进行治疗,而此种药物对婴儿会带来危害时,可考虑暂时采用人工喂养。

第四节　时辰药理学与临床合理用药

时辰药理学(chronopharmacology)又称时间药理学,自 20 世纪 50 年代起,世界各国已广泛开展此方面的研究,它属于药理学范畴,同时也是时间生物学(chronobiology)的一个分支。时辰药理学主要研究内容包括:①时辰药效学(chronopharmacodynamics)、时辰毒理学(chronotoxicology);②时辰药动学(chronophamacokinetics);③药效学和药动学时间节律的机制研究。如受体节律的研究、靶器官生理功能节律变化的研究、药酶活性节律的研究、药物对昼夜节律作用的研究、褪黑激素作用的研究等。

药物的作用不仅取决于药物自身的理化性质、剂量等因素的影响,还受到机体各种因素的影响,包括生物节律的影响。故根据人体生物节律合理选择用药时间,将有助于提高药物疗效、降低毒副反应。

一、时间生物学的基本概念

时间生物学是一门以研究生物节律,即生命活动的周期规律及其产生机制与应用的新兴交叉性生命学科。生命活动存在周期性变化,很早就引起人们的关注,而成为一门学科而崛起是近些年的事。生物节律是内源性的,它是生物体在进化过程中为抵御大自然环境,如射线、气温、光照等周期变化的影响,而逐渐形成的机体内在的生物节律,并表现出与大自然环境周期性变化相似。因此,生物节律的命名常与自然环境周期结合在一起,如近日节律(约 24 小时),近七日节律(约七天),近月节律(约一个月),近年节律(约一年)。在自然界中,从单细胞生物到人类的各种功能活动、生长繁殖随时间的推移,都可能呈现某种有规律性的反复改变,这就是"生物周期性(bioperiodicity),称为生物节律(biorhythm)。这些生物节律既存在于整个机体之中,亦存在于器官,乃至于游离的单个细胞之中,因此生物节律是生命活动的基本特征之一。

某一生命活动一次周而复始的变动所经历的时间,称为其节律的周期(period)。周期反映生命活动节律性变动的快慢,是对生物节律进行分类的主要指标。人的睡眠与觉醒是生物周期性的明显例子。周期为(24 ±4)小时的生物节律,称为"近日节律(circadian rhythm)或称昼夜节律(diurnal rhythm)",是生命活动中最普遍最重要的一种节律。周期小于 20 小时,其振荡频率大于 1 日,是生命活动中非常多见的一类节律,常见的有心脏搏动,呼吸运动等,称为"超日节律(ultradian)"。周期在 7 天左右的称为"近周节律(circaseptan)",动物生命活动,如活动度、体温和血压等变化存在着近周节律。"近月节律(circamensual)"周期为25 ~ 35 天,人体中最为常见的是妇女的月经活动,这是人体中典型的近月节律,另外,体内的内分泌、血压和机体的代谢活动均存在着近月节律。"近年节律(circannual)"周期在 305 ~ 425 天的范围内,近年节律可以说是人类最早就有意无意地观察到的生物节律,它广泛地存在于我们的自然环境中。例如与自然界四季同步变化的植物,其生根、发芽、开花、结果等以年为单位周而复始运动,形成植物的"一岁一枯荣",候鸟的冬去春来,都是最为直观的近年节律。

二、时辰药理学的研究内容

（一）时辰药效学和时辰毒理学

时辰药效学（chronopharmacodynamics）和时辰毒理学（chronotoxicology）是研究机体对药物效应呈现的周期性节律变化规律的学科，分别以有效性或毒性作为研究重点。如降血脂药辛伐他汀通过抑制羟甲基戊二酰辅酶 A 还原酶，抑制肝脏合成胆固醇从而起到降低低密度脂蛋白（LDL）的作用。而机体胆固醇的合成有昼夜节律，夜间合成增加。研究结果表明，夜间给予他汀类的降脂药降低血清胆固醇的作用更强，推荐临睡前给药。

（二）时辰药动学

时辰药动学（chronopharmacokinetics）是研究药物在体内过程中的节律变化。大多数机体功能如心排血量、各种体液分泌的速度及 pH、胃肠运动、肝肾血流量、药物代谢酶活性等等都有昼夜节律，因而许多药物的动力学参数都受此节律的影响。如铁剂的吸收有明显的昼夜节律，在其他条件相同的情况下，19:00 服用较 07:00 服用的吸收率增加一倍，因而，为保证吸收，铁剂的服用选择在 19:00 比较合理；再如，饮用乙醇，07:00 时吸收好，血药浓度较高，C_{max} 为 1.25g/L，达峰时间较短 t_{max} 为 55 分钟，23:00 时饮用乙醇，C_{max} 为 1.08g/L，t_{max} 为 85 分钟；茶碱 5:00 给药比 22:00 给药 C_{max} 明显升高，而卡马西平 22:00 时给药比 8:00 时给药 C_{max} 明显升高。

传统的给药方法有时可能达不到预期的治疗效果。例如传统的每日 3 次给药与每 8 小时等间隔给药，血药浓度变化很大，疗效也不一致。根据昼夜节律重新考虑用药方法，可提高疗效，减少不良反应。

（三）药物作用昼夜节律的机制

1. 组织敏感性机制　在许多情况下，虽然已证实药物的药效或毒效有明显的昼夜差异，但药物在血中甚至靶组织中的浓度并无相应的昼夜变化。许多药物疗效及毒效的昼夜节律并不一定完全取决于药动学的昼夜节律的差异，而且也可能是取决于药物的组织敏感性的昼夜差异。如呼吸道对组胺反应的敏感性在 0:00 ~ 02:00 点最高，因此，哮喘患者易在凌晨发作；再如皮肤对组胺或过敏原有昼夜节律，19:00 ~ 23:00 敏感性最高，赛庚啶的抗组胺作用在 07:00 时给药疗效可持续 15 ~ 17 小时，而 19:00 时给药则只能维持 6 ~ 8 小时。

2. 受体机制　药物必须与受体结合才能产生效应。现已证实，受体的敏感性、受体与药物的最大结合力以及受体的浓度均呈现昼夜节律性变化，这种节律性变化显然是许多药物药效有时间节律性的根本原因之一。许多受体不仅有昼夜节律性变化，而且呈季节节律性变化。如吗啡 15:00 时给药的镇痛作用最弱，21:00 时给药最强，而此效应差异与脑内药物浓度无相关性，故认为可能与脑内多巴胺受体的昼夜节律有关。

3. 药动学机制　在一般情况下药物在血中浓度的高低与其作用大小呈正比，因此，许多药物作用的昼夜节律有可能与其在血中浓度的昼夜节律性变化有关。血药浓度的昼夜节律性变化受多种因素的影响，药物在体内的吸收、分布、代谢及排泄的每一过程都有可能存在着昼夜节律性变化，而这种药动学过程的昼夜节律使药物在体内药物浓度的变化也出现相应的昼夜节律。大量的资料已证明，人的肾脏排泄能力，包括对电解质、尿酸及其他物质的排泄均有昼夜节律性变化。药物的肾排泄不仅单次用药后的排泄有昼夜节律，而且多次用药期间，肾排泄仍可能呈昼夜节律变化。

三、时辰药理学与药物应用

在实际药物治疗中,应用时辰药理学的知识来提高疗效,减少不良反应的治疗方法称为时间治疗(chronotherapy),这个研究领域叫时间治疗学(chronotherapeutic)。近年的研究表明人体的一些病理现象也呈昼夜节律性变化,药物如果能影响这种昼夜节律,就可以减轻疾病的发病,因此具有重要的临床意义。

(一)心血管药物

1. **硝苯地平对心肌缺血昼夜节律的影响** 硝苯地平对心绞痛发作的疗效存在一定的昼夜节律。日平均剂量80mg的硝苯地平对心电图心肌缺血有明显的改善作用,几乎可完全取消通常于上午6～12时发生的心肌缺血高峰,对下午21～24时的心肌缺血虽然也有一定作用,但强度明显不如前者。

2. **阿司匹林对心肌梗死昼夜节律的影响** 小剂量阿司匹林在预防心肌梗死、心源性猝死是不可多得的药物。有研究报道,采用随机、双盲、安慰剂对照的方法,隔日口服阿司匹林325mg可以明显抑制上午6～9时的心肌梗死的发作高峰,使这一期间的发作率降低59.3%,对其他时限发作的心肌梗死降低34.1%。

3. **抗高血压药对血压昼夜节律的影响** 机体为适应内外环境变化,在每日清醒后的短短几小时内,血压都将较大幅度地升高。但对高血压患者来说,这种血压陡升可能导致心血管意外的发生。因此,控制血压的昼夜波动,有可能降低心肌梗死的发病率。但是能有效控制血压昼夜波动的药物不多,某些药物虽然有一定作用,但在减低心肌梗死发生方面有待深入研究。目前常用的 α 受体拮抗药与 β 受体拮抗药虽有降压作用,但对于血压昼夜节律无明显影响。兼有 α、β 拮抗作用的拉贝洛尔,对控制血压波动有较好的效果。拉贝洛尔100～200mg,每日2～3次,可有效地控制单纯性收缩压增高的高血压患者的24小时收缩压,而舒张压下降不明显。早晨06:00时给药,可见血压、心率的昼夜节律曲线变得平坦。钙通道阻滞剂硝苯地平对血压的昼夜波动影响较强。口服20～60mg,每日2次,可有效降低血压,并可明显控制血压的节律性波动,但不影响心率的昼夜节律。维拉帕米抑制血压昼夜波动的作用与硝苯地平相似而较弱,但却能抑制心率的昼夜节律。

(二)平喘药物

哮喘患者呼吸道阻力增加,通气功能下降,并呈现昼夜节律性变化,所以当夜晚或清晨气道阻力增加时,即可诱发哮喘。另外,有些药物自身在药动学和药效学方面也有昼夜节律地差异,因此有必要利用疾病及药物的昼夜节律特点,合理分配每个剂量,以有效地控制病情。β_2 受体激动药可采取晨低夜高的给药方法,有利于药物在清晨呼吸道阻力增加时达到较高血浓度。例如口服特布他林晨8时服5mg,晚8时服10mg,可使该药的血药浓度昼夜保持相对稳定,有效地控制哮喘的发作。又如晚间临睡前口服沙丁胺醇缓释片16mg,测得次日早晨6时的血药浓度为(17.3±5.3)ng/ml,而其有效浓度为20ng/ml,因此可获较好疗效。茶碱类药物白天吸收快,而晚间吸收较慢,根据这一特点,也可采取日低夜高的给药剂量。例如对慢性阻塞性肺疾病患者,可于上午8时服茶碱缓释片250mg,晚8时服500mg,可使茶碱的白天、夜间血浓度分别在 $10.4\mu g/ml$ 和 $12.7\mu g/ml$,有效血药浓度维持时间较长,临床疗效较好而不良反应较轻。

（三）糖皮质激素

肾上腺皮质激素在体内的昼夜节律相当明显而恒定,皮质激素昼夜节律的紊乱,可导致其他功能昼夜节律的紊乱。此种紊乱主要是由于药物应用的方法违反了时辰药理学的原理,扰乱了或消除了体内皮质激素的自然昼夜节律所致。采用放射配体结合法研究发现,正常人外周白细胞糖皮质激素受体呈现晨高晚低的昼夜节律特征,而此受体反应性的昼夜节律与血中的糖皮质激素浓度无关,应用糖皮质激素治疗疾病时,08:00 时 1 次予以全天剂量比 1 天多次给药效果好,不良反应也少;皮质激素治疗"肾上腺性征异常症",早晨不给药而中午给以小剂量,下午给予 1 次大剂量,夜间给予最大剂量,这种方法既可避免由于每日剂量过多而产生的不良反应,又可将对脑垂体的抑制作用提到最高。

（四）胰岛素

糖尿病患者的空腹血糖、尿糖都有昼夜节律(非糖尿病患者无此节律),在早晨有一峰值。胰岛素的降糖作用,不论对正常或糖尿病患者都有昼夜节律,即上午(峰值时间为10:00 时)的作用较下午强。尽管如此,糖尿病患者早晨需要胰岛素的量还是要更多一些,因糖尿病患者的致糖尿病因子昼夜节律在早晨也有一峰值,而且其作用增强的程度较胰岛素早晨所增强者更大。糖尿病患者尿钾排泄较多,其昼夜节律的峰值时较正常人约延迟 2小时,有视网膜病变的并发症患者还要再延迟 2 小时。在用胰岛素"控制住"血糖后 4~5 天此昼夜节律方能恢复正常。因此有人主张用胰岛素控制血糖后,继续用药观察,以节律正常作为指标。国外近年已研制出可植入体内胰岛素自控给药装置,可按血糖浓度的昼夜节律定量给药。另外对病情复杂的难治性糖尿病患者,其 24 小时内血糖浓度变化很大,常用给药方法已显得无能为力。胰岛素泵则可根据这类患者的血糖变化情况,按预定的程序在不同时间内增加或减少胰岛素药泵的释放量,维持血糖水平的相对稳定。

（五）抗肿瘤药物

不同类型的肿瘤对化学药物有特定的时间敏感性,即在一天中的某一时刻,相同剂量的药物可以杀灭的肿瘤细胞要比其他时刻更多。另外正常人体组织对化学药物毒性的耐受程度也存在着时间差异性。因此,掌握和利用肿瘤与机体对药物反应的时间规律,可以获得最优化的治疗方案,使抗癌药物发挥最大的治疗作用,并且使其对正常组织的损伤程度减小到最小。例如:对艾氏腹水癌小鼠,用阿霉素治疗,每日 1 次,共 4~10 天。若每天在中午 12时给药,则存活期较对照组延长 60%~80%;若于夜间给药,则存活期反而缩短 20%。对接种 L1210 肿瘤细胞后的小鼠,用阿糖胞苷进行治疗,总量都是 240mg/(kg·d),共 7 天。若将每日总量平均分为 8 次注射,即每 3 小时注射 30mg/kg,另按照时间治疗学原理,将剂量分成不等分(7.5,15.0,30.0,67.5mg/kg)同样每 3 小时注射一次,则小鼠的存活天数都较长,而将最高剂量点安排在早晨 09:30 分,则存活时间较对照治疗组高出 60% 以上。最高剂量的中点时间越往后推效果越差,呈有规律的节律变化。这种起伏式(sinusoidal)的给药法,较之阶梯式(在一天中有高、低两种剂量)或均分式(将一天总量平均分配于各次注射)给药法为优越,不仅能取得较高疗效,而且可以使毒性降低,提高治疗指数,对肿瘤化学治疗方案的制定有一定意义。

第五节 遗传药理学与临床合理用药

遗传药理学(pharmacogenetics),又称药物遗传学,是研究遗传因素(基因)和药物反应间相互影响的一门新兴学科,它是近代药理学的分支,是在生化遗传学基础上发展起来的,也是药理学和遗传学相结合的一门边缘学科。遗传药理学的研究目的在于:①解释和控制药物和毒物反应的变异性,确定药物异常反应与遗传的关系;②研究这种异常反应的分子基础及其临床意义;③研究基因对药物作用的影响及遗传病的药物治疗,为阐明药物反应个体差异找到理论根据,对指导临床合理用药、提高疗效、减少和避免药物不良反应提供理论基础;④利用遗传病患者对某些药物的异常反应来诊断某些遗传病的基因携带者,以及鉴别以上不同的疾病。

一、遗传变异对药物作用的影响

众所周知,药物在体内要经过吸收、分布、代谢和排泄,才能完成药物发挥药效的过程。在此过程中,许多环节都与酶、转运体和受体的作用密切相关。倘若这些酶、转运体和受体蛋白的基因出现变异或缺陷,必将导致药物体内过程、药物效应发生异常反应。因此,有必要深入了解遗传变异对药物反应的影响及其分子基础,并据此预测对药物异常反应的个体,从而进行有效的防治。

(一)药动学差异

1. 乙酰化作用 异烟肼(isoniazid)是常用的抗结核药。在体内主要通过 N-乙酰基转移酶(N-acetyltransferase,简称乙酰化酶)将异烟肼转变为乙酰化异烟肼而灭活。按对异烟肼灭活的快慢,人群中可分两类:一类称为快代谢者(extensive metabolizer,EM),血中异烟肼 $t_{1/2}$ 为 45~110 分钟;另一类称为慢代谢者(poor metabolizer,PM),$t_{1/2}$ 为 2~4.5 小时。而慢代谢者是由于乙酰化酶的遗传缺乏,故代谢较慢。不同种族慢代谢者发生率不同:埃及人高达 83%,白种人 50% 左右,黄种人 10%~30%,纽因特人仅为 5%。由于异烟肼乙酰化速度的个体差异对结核病疗效有一定影响。如每周服药 1~2 次则快代谢者疗效较差。但从毒性作用看,慢代谢者有 80% 发生多发性神经炎(polyneuritis),而快代谢者仅 20% 有此副作用。这是由于异烟肼在体内可与维生素 B_6 反应,使后者失活,从而导致维生素 B_6 缺乏性神经损害,故一般服异烟肼需同时服用维生素 B_6 可消除此种副作用。此外,服用异烟肼后有个别人可发生肝炎,甚至肝坏死。发生肝损害者中 86% 是快代谢者,其原因是,乙酰化异烟肼在肝中可水解为异烟酸和乙酰肼,后者对肝有毒性作用。

通过 N-乙酰基转移酶进行乙酰化代谢的药物尚有磺胺二甲嘧啶、苯乙肼、普鲁卡因胺、甲基硫氧嘧啶、肼苯哒嗪、氨苯砜等,对这些药物慢代谢者,在服用肼苯哒嗪和普鲁卡因胺时可引起红斑狼疮,苯乙肼可引起镇静和恶心;快代谢者由于毒性代谢产物乙酰肼屈嗪在体内积聚,更易发生肝脏毒性。

2. 水解作用 血浆假性胆碱酯酶缺乏的人(约 1:1500)对琥珀胆碱灭活能力减弱,当应用常规剂量时可以引起呼吸肌麻痹时间延长。

3. 氧化作用

(1)异喹胍(DB)氧化多态性:异喹胍是肾上腺素阻断药,曾用于治疗高血压,由于其抗高血压作用的剂量差别很大,今已不用,但其代谢多态性很重要。异喹胍 4'-羟化代谢由 CYP2D6 催化,PM 不能对异喹胍进行 4'-羟化代谢。在很多人种中观察了异喹胍 4-羟化酶的种族变异,PM 在不同人群的分布率:埃及人为 1.5%,加拿大人为 12%,尼日利亚人为 15%,瑞典人为 5.4%,英国人为 9%,日本人为 0%。中国各民族中藏族为 1.52%,维吾尔族为 0.63%，蒙古族为 0.81%，侗族为 0.8%，苗族为 0%，异喹胍 PM 者服用其治疗高血压时，会增加中毒危险（如直立性低血压）。

异喹胍 PM 者对很多其他药物也是弱代谢者，这些药物有 β 受体拮抗药、抗心律失常药等。

（2）S-美芬妥英代谢多态性：美芬妥英为抗癫痫药，由于其长期应用引起较多不良反应，现只作工具药用于遗传药理学的研究。美芬妥英是 R- 与 S- 构型的混旋体，在体内 S-美芬妥英经芳香 4 位羟化生成 4-羟美芬妥英，而 R-美芬妥英则经 N 位去甲基生成 5-苯基-5-乙基乙内酰脲（PEH），在美芬妥英 PM 中，只有 S-美芬妥英的羟化反应明显减弱，而 R-构型的去甲基反应不受影响。

群体研究表明，PM 在北美和欧洲白种人中的发生率为 3%，印度人为 20.8%，中国人为 14.3%，日本人为 22.5%，韩国人为 12.6%。与 S-美芬妥英 4-羟化代谢多态性相关的药物，均为经过 CYP2C19 氧化代谢的药物，例如地西泮、萘普生、普萘洛尔、奥美拉唑、甲苯磺丁脲、苯妥英钠、双氯芬酸、S-华法林、四羟基大麻酚、替诺昔康、吡罗昔康、布洛芬、氯喹、丙米嗪等。在 PM 中使用这些药物时要特别警惕不良反应的发生。

4. 葡萄糖-6-磷酸脱氢酶（glucose-6-phosphate dehydrogenase，G6PD）　G6PD 是一种主要表现为溶血性贫血的遗传病，平时一般无症状，但在吃蚕豆或伯氨喹啉类药物后可出现血红蛋白尿、黄疸、贫血等急性溶血反应。G6PD 在红细胞还原反应中起着重要作用，该反应对维持红细胞完整性是必不可少的。

G6PD 缺乏症是某些常见药物性溶血的遗传基础。已知能引起 G6PD 缺乏者溶血的药物和化学制剂有数十种之多，见表 7-1。故 G6PD 缺乏症患者因治疗必须使用表 7-1 中的某些药物时，应在医师严密监护下使用。

表 7-1　G6PD 缺乏者应禁用或慎用的药品及食物

类别	药品或食物
抗疟药	伯氨喹啉，氯喹
磺胺药	磺胺，乙酰磺胺，磺胺吡啶，TMP-SMZ 等
砜类药	氨苯砜
止痛药	阿司匹林，非那西丁
杀虫药	β-萘酚
抗菌药	阿司匹林，非那西丁
其他	蚕豆，丙磺舒，大量维生素 K 等

G6PD 缺乏症呈世界性分布，但比较集中于亚热带地区。据估计全球 G6PD 缺乏症患者达 2 亿人。我国主要分布于黄河流域以南各省，尤以广东、广西壮族自治区、海南、贵州、云南、四川发生率高，为 4%～20%。G6PD 缺乏症尚是蚕豆病、新生儿黄疸、某些感染性溶血（如病毒性肝炎、流感、大叶性肺炎、伤寒、腮腺炎等）发生的遗传背景，其中新生儿黄疸引起核黄疸可导致患儿智力低下，甚至死亡。

5. 乙醛脱氢酶与乙醇脱氢酶　约 50% 的亚洲人缺乏一种涉及乙醇代谢的酶——乙醛脱氢酶，这些人饮用乙醇后能导致血中乙醛明显升高，导致儿茶酚胺介导的伴有欣快的血管扩张以及营养障碍症状,并出现不良反应,如面部潮红、心率增快、出汗、肌无力等。约85%亚洲人群、5%～10%的英国人、9%～14%的法国人及20%的瑞士人,乙醇脱氢酶(乙醇代谢的另一种酶)所起作用约比通常的快5倍,这样的人饮用乙醇后也导致乙醛累积,引起广泛的血管扩张,面部潮红,以及代偿性心动过速。

(二)药效学差异

1. 华法林活性降低　某些个体在应用治疗量的华法林后表现出非常低的抗凝血活性,要产生期望的药理效应,剂量要高达正常量的20倍。这些病例对华法林生物转化作用并无异常,其低活性可能是与遗传有关的华法林和其受体相结合的亲和力降低所致。

2. 胰岛素耐受性　胰岛素耐受性分两种:一种为胰岛素受体缺陷病,亦称胰岛素A型受体病;另一种是胰岛素自身抗体引起的胰岛素耐受性,称为B型胰岛素耐受。胰岛素受体基因突变可引起机体对胰岛素产生耐受性。根据对胰岛素功能的影响,突变可分受体合成障碍与受体转运障碍。受体合成障碍是指某些突变导致受体mRNA水平降低,包括无义突变、内含子和外显子接点突变、核苷酸缺失引起移码突变;受体转运障碍指某些突变干扰转录后修饰作用。胰岛素耐受性是非胰岛素依赖性糖尿病的一个重要的发病机制,对胰岛素有耐受性的患者,每天常需数千单位的胰岛素。

二、遗传药理学与药物应用

临床在使用某些药物时,必须遵循因人而异的用药原则。因为在群体中,不同个体对某一药物可能产生不同的反应,甚至可能出现严重的不良反应,这种现象称为个体对药物的特应性(idiosyncracy)。特应性产生的原因相当部分取决于个体的遗传背景。根据遗传药理学的研究,可以帮助临床进行个体化药物治疗方案的设计。

(一)合理选择药物

对于存在遗传差异的不同人群,相同的治疗药物,特别是那些药效差异与基因改变有关的药物可能产生不同的,甚至是完全相反的作用。我们已经知道了许多药动学、药效学与基因多态性有关的药物,其中某些基因型检测已开始用于临床。例如癌症的化疗,由于绝大多数化疗药物都有强烈的毒副作用,应用遗传药理学信息可明显提高化疗的安全性。目前,主要集中于癌症化疗药物的代谢酶与化疗药物耐药相关基因的多态性研究。在用巯鸟嘌呤为癌症患者进行化疗时,由于红细胞中转甲基酶活性降低,使药物不能代谢降低其毒性,一些患者出现了严重的由于血药浓度的急剧升高而发生的毒性反应,甚至有死亡病例。而通过基因型检测可以筛选出PM,为他们选择其他的药物进行治疗或调整治疗剂量,从而降低不良反应的发生率。从瘤体等部位中分离出的有关耐药基因的多态性数据可以用来选择高敏感性药物,提高化疗效果,如长春碱、紫杉醇等。治疗前通过遗传基因筛选可以确定某种治疗方式的有效人群,如群司珠单抗(trastuzumab)这种药物是一种治疗晚期乳腺癌的单克隆抗体,只有对于肿瘤细胞 *HER2* 基因高表达的患者使用才可达到较理想的治疗效果,因此患者在接受该种治疗前要先进行标识物实验。随着该领域的研究发展,遗传药理学有效标示物在临床治疗中的使用增加了治疗的有效率,减少了无效人群对药物的使用。基因型的分类信息有助于我们解释在肿瘤化疗中出现的各种毒副作用及治疗效果的差异,在国外癌症化疗中,遗传学检测数据已成为主要的治疗依据,协助临床医师确定治疗方案。

（二）合理调整药物治疗剂量

借助遗传药理学的研究结论，可以帮助临床了解如何通过调整药物剂量来降低临床用药不良反应的发生，提高疗效。依据以遗传多态性为基础的代谢差异将为患者提供更加合理的治疗建议和参考信息，推动药物治疗的安全和有效。如奥美拉唑是 H^+-K^+-ATP 酶抑制剂，用于治疗消化道溃疡及消化道反流，其单剂量药动学研究中，亚洲人的 AUC 比白种人增加近 40%，这种差异是由药物的不同代谢率引起的。奥美拉唑是细胞色素酶 P450 2C19（CYP2C19）的作用底物，近 20% 的亚洲人为 CYP2C19 的突变纯合子形式，为弱代谢型，因此对于亚洲患者中的弱代谢型及肝功受损的患者，应调低剂量进行治疗。

第六节 药物滥用与药物依赖性

一、药物滥用与药物依赖性的基本概念

20 世纪 80 年代以来，阿片类毒品逐渐波及我国各省市地区，给人民身心健康和社会带了严重的危害。到 90 年代，苯丙胺类中枢兴奋剂在欧美及东南亚地区滥用的势头迅猛增长，甚至超过了海洛因等传统毒品，而且迅速传入我国。药物滥用已经成为当今全球一大公共卫生问题和某些国家面临的严重社会问题。就世界范围而言，目前被滥用的依赖性药物已不仅限于阿片类，它们还包括可卡因、大麻、某些中枢兴奋剂、镇静催眠药、致幻剂、挥发性溶剂以及酒精和烟草等。这种具有无节制反复用药的特征，往往导致对用药个人精神和身体的危害，并进而酿成对社会的严重危害。如不采取有效的措施预防和控制，药物滥用及其与之相关的疾病将会很快在全球泛滥。

（一）药物滥用

药物滥用（drug abuse）是指与医疗、预防和保健目的无关的反复大量自行使用一些具有依赖性药物的行为。有人从行为角度对药物滥用这一概念进行了解释。①不论是药品类型还是用药方式和地点都是不合理的；②没有医师指导的自我用药，而且这种自我用药已经超出了医疗范围和剂量标准；③使用者对该药不能自拔并有强迫性用药行为；④由于使用药物，往往导致精神和身体危害以及社会危害。

药物滥用具体方式包括：①吸毒（毒品滥用）。吸毒是指为满足某种精神体验，非法获取和使用法定管制的麻醉药品和精神药物，将药物用于非医疗目的之用途。目前，我国滥用的毒品，多为海洛因等阿片类药物以及甲基苯丙胺（冰毒）等精神兴奋药。②生活嗜好品（烟与酒）的滥用。烟草和酒精饮料是自由流通的商品，是社会生活中广为应用的生活嗜好品，它们含有药理活性物质，有形成依赖性的特性。过度吸烟和饮酒属于药物滥用，会带来医学和社会问题。③体育竞赛中的药物滥用。药物被用来作为提高运动员竞赛成绩的手段，可以损害运动员健康，是体育运动中所禁止的。精神兴奋剂、激素类、麻醉性镇痛药等药物禁止用于体育训练和竞赛中。

（二）药物依赖性

药物依赖性（drug dependence）是指在药物滥用条件下，机体与滥用药物相互作用所形成的一种特殊精神状态，有些滥用药物还会形成一种特殊身体状态。这些特殊的精神或身体状态表现为欲求定期或不间断地用药，以期体验用药后的心理效应，或避免由于停用药物

所引起的严重身体不适和痛苦。这种状态有时伴有对该种滥用药物的耐受性。药物依赖性的临床表现十分复杂,可依其呈现的特殊精神状态或身体状态,分为身体依赖性和精神依赖性两类。

1. 身体依赖性　身体依赖性(physical dependence)又称生理依赖性,是指药物滥用所造成的一种特殊身体状态。在这种身体状态下,一旦中断用药,用药者会相继发生严重的精神和身体症状,使用药者感受异常痛苦,甚至可能危及生命,此即药物戒断综合征。药物戒断综合征的临床表现,随用药者滥用药品的类别不同而有差异。在出现戒断综合征的同时,都伴有渴求再次用药的心理体验和觅药行为。

2. 精神依赖性　精神依赖性(psychic dependence)又称心理依赖性(psychological dependence),是药物滥用所致的一种特殊精神状态。滥用药物使用药者产生欢愉和满足感,这种虚幻的欣快情绪驱使用药者欲求周期地或连续用药,以满足欢愉感觉或避免不适,出现强迫性用药行为。有些药物的滥用仅引起精神依赖性,停药后并不出现药物戒断症状。有些药物滥用既可产生精神依赖性,又可引发身体依赖性。药物所致精神依赖性是导致药物滥用的生物学基础。药物依赖性的发展,会导致药物依赖性患者的意志衰退、劳动能力削弱、行为堕落,甚至走上犯罪道路,危害社会。

(三)交叉依赖性

交叉依赖性(cross dependence)是人体对一种药物产生身体依赖性时,停用该药所引发的戒断综合征可能为另一性质相似的药物所抑制,并维持原已形成的依赖性状态,这种现象称作上述两种药物间的交叉依赖性。药物的交叉依赖性,可表现为两种药物间所有药理作用的相互替代,亦可能仅表现于两药的部分药理作用间的交叉依赖。

(四)药物成瘾性

药物成瘾性(drug addiction)是指某些药物具有的,可导致用药者精神依赖和生理依赖,继而产生强迫性、失去控制用药行为的特性。能成瘾的药物具有引起精神愉悦或缓解烦恼的作用,这是触发条件。一般成瘾规律是先产生精神依赖性,后产生不同程度的生理依赖性。成瘾者既有主动追求药物精神效应,又有被动避免痛苦的动机。

二、依赖性药物分类

为加强对依赖性药物的国际管制,国际禁毒公约将具有依赖性特性的药物分为麻醉药品和精神药物两大类进行国际管制,它们有时被统称为"精神活性药物"。世界卫生组织将尚未列入国际管制的三类精神化学物质如酒、烟草及挥发性溶剂也纳入公约管制。因此,将有依赖性潜能并能引起药物滥用的药物分成三大类:

(一)麻醉药品

麻醉药品(narcotic drugs)是指具有依赖性潜力的药品,连续使用、滥用或不合理使用,易产生生理依赖性和精神依赖性,能成瘾癖的药品。其特点是:连续用药后很快便出现严重的精神依赖性、身体依赖性和耐受性;与类似药物有交叉耐受现象;自然断药或用受体拮抗剂(如纳洛酮)催促,能产生明显戒断症状。如阿片类、可卡因类和大麻类。

麻醉药品与全身麻醉药或局部麻醉药的概念不同,后两者指能使意识暂时丧失或局部感觉暂时缺失,但一般不会产生依赖性。

（二）精神药物

精神药品（psychotropic substances）是指直接作用于中枢神经系统，使之兴奋或抑制，连续使用能产生依赖性的药品。这类药物包括：镇静催眠药及抗焦虑药，如巴比妥类、苯二氮䓬类等；精神兴奋剂，如苯丙胺类、甲基苯丙胺（俗称冰毒）、哌甲酯等；致幻剂，如麦角酸二乙胺（LSD）、三甲氧苯乙胺等。此类药物特征是：能产生严重精神依赖性和身体依赖性，但发展较缓慢，耐受性比吗啡轻；与酒精等有交叉耐药性；断药后可产生明显戒断症状；这类药物的滥用多从医疗用药开始，对其潜在依赖性易失去警惕。

（三）其他

包括乙醇、烟草、挥发性有机溶剂、NMDA受体拮抗药（氯胺酮）等。其特点是：有严重精神依赖和身体依赖性；有耐受性并与镇静催眠药有交叉耐受性；停药后可出现与镇静催眠药相同的戒断症状；长期过量使用可出现慢性中毒症状。

三、药物滥用形势及管制

本书第四章第四节特殊药品（麻、精、毒、放）管理中，对医疗机构中特殊药品管理进行了介绍，此处，简单介绍对药物滥用的管理情况。

（一）国际公约

1961年在纽约通过《1961年麻醉品单一公约》，后经1972年修正，已有125个缔约国，这就是现行的《国际麻醉品管理公约》。1971产生了《1971年精神药物公约》，已有92个缔约国。这两个公约具有广泛的国际公认：首先肯定麻醉药品及精神药物具有医疗和科学价值；确认这些药物会产生公共卫生、社会和经济问题，对它们须采取严格管制措施；只限定应用于医疗和科研，必须开展国际合作，以协调有关行动。国际禁毒公约的宗旨是禁止非法生产、贩运和滥用，目的在于限制这类药品的可获得性，麻醉科医师具有"红处方"签发权，故应有义务自觉参与这类药品的严格管理。

（二）中国药物滥用的管制

1950年2月24日，中央人民政府政务院向全国下达了《关于严禁阿片烟毒的通令》，仅仅用了2年（1950—1952年）时间就在我国根绝了绵延多年的阿片毒害。新中国的禁烟成效，不仅受到了全国人民的充分肯定，而且赢得了世界各国的赞誉，一致认为这是一个奇迹。中国政府为了确保阿片烟毒以及其他麻醉品和精神药物不危及人类社会，制定了一系列管理法规，并使其日臻完善。

1950年11月颁布了《麻醉药品管理暂行条例》。1978年9月国务院发布《麻醉药品管理条例》，根据该条例的规定，原卫生部制订了《麻醉药品管理条例细则》，并于1979年2月公布实行。为了进一步落实《中华人民共和国药品管理法》中有关麻醉品管理的规定，国务院于1987年11月28日又发布《麻醉药品管理办法》。为了加强精神药品的管理，国务院根据《中华人民共和国药品管理法》的规定，于1988年12月27日正式颁布《精神药品管理办法》。2005年8月，为进一步加强麻醉药品和精神药品的管理，保证麻醉药品和精神药品的合法、合理使用，防止流入非法渠道，根据药品管理法和其他有关法律的规定，制定并公布了《麻醉药品和精神药品管理条例》，共九章89条。依据精神药品使人产生的依赖性和危害人体健康的程度，将其分为第一类和第二类，各类精神药品的品种由卫计委确定。麻醉药品和第一类精神药品不得在医药门市部零售。2013年11月11日CFDA、公安部、国家卫计委公布了 2013 年版《麻醉药品品种目录》和《精神药品品种目录》,要求自 2014 年 1 月 1 日起施行。

四、药物依赖性的治疗

药物依赖性的治疗一般包括脱毒(消除负性强化作用)、防止复发(消除正性强化作用)和回归社会三个有机联系的过程。

"戒毒"的第一环节"脱毒"主要解决身体依赖性,采用相应的对症和对因治疗措施,主要有替代治疗、非替代治疗和对症治疗。药物脱毒的方法是选择相应的替代药物,如非成瘾性麻醉药、镇静催眠药及长效、弱效阿片类药物,使成瘾者在能耐受又安全的情况下,比较平稳地渡过戒断综合征的高峰期和发作期,然后再逐步达到完全停药。常用药物有:①纳曲酮(naltrexene):属阿片受体激动、拮抗药,因具有激动、拮抗双重作用,作用时间较持久(72 小时),可防止戒断后的复发,降低海洛因的戒断症状。②丁丙诺啡(buprenorphine):亦为阿片受体激动、拮抗药,脱瘾作用比美沙酮强,对海洛因成瘾者尤有效,每日舌下含化 3 ~ 8mg,用药第 4 天后递减药量,我国常用此药。③美沙酮(methadone):目前国内外常用,虽有成瘾性,但毒性较低,以 10 ~ 20mg 口服或肌内注射,用药需 1 ~ 3 周。该药不能消除精神依赖性,故很难做到完全停药,但可减轻海洛因的欣快作用。④可乐定(clonidine):有对抗阿片药戒断症状的作用,无成瘾性,不能克服心理依赖性,1 ~ 2mg/d,5 天后减量,用药中注意低血压和嗜睡。⑤三唑仑(triazolam):又名海洛神,为苯二氮䓬类衍生物,主要作用为镇静和诱导睡眠,很少积蓄,在"戒毒"中可减轻戒断症状,但长期使用有成瘾性,日用量 50 ~ 150mg,分 3 ~ 4 次口服。⑥氯胺酮(ketamine):属镇痛性分离全麻药。应用低浓度氯胺酮持续静脉滴注,使吸毒成瘾者处于梦幻、嗜睡状态,必要时辅助苯二氮䓬类药,日用量 0.3 ~ 0.5g,5 ~ 7 天为一疗程,注意支持疗法和严密监护。

防复发的主要目的是防止药物滥用者在停药后,由于对此类药物的记忆性欣快效应等而主动再次使用药物,主要与精神依赖有关。防复发治疗主要是针对患者对药物的心理渴求。现有的措施包括:相应的受体拮抗药、认知行为治疗、复发预防、家庭群体及社会治疗等等。

回归社会需要全社会的共同关心,主要依赖于社会群体监督治疗,属于广泛意义上的治疗过程。

?思考题:

1. 请简述合理用药与临床药学学科的关系。
2. 请简述药物应用方法对用药结果产生的影响及其与临床药师工作的关系。
3. 请简述影响药物治疗作用的因素。
4. 请举例介绍你知道的不合理用药现象。
5. 什么是药物滥用?什么是药物依赖性?

(邹 颖)

第八章　临床药物治疗学

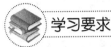 学习要求

1. 掌握临床药物治疗学的基本概念及与其他学科的关系。
2. 熟悉药物治疗的一般原则及药物治疗过程。
3. 了解临床药师在药物治疗过程中的作用和职责、药历书写基本要求、典型疾病药物治疗方案的分析方法以及各系统常见疾病的用药原则及注意事项。

第一节　临床治疗学与临床药物治疗学

一、临床治疗学

临床治疗学(clinical theraputics)是临床医学的一部分,是研究治疗的起源与发展规律、治疗方法、治疗技术及其机制、适用范围与禁忌证等内容的一门临床学科。治疗学起源于人类与疾病斗争过程中所积累的经验,这些经验经过数千年的磨砺,形成了流派纷呈的治疗方法和技术,成为治疗学的雏形。从17世纪起,实验观察和数据分析方法引入医学研究,治疗学的发展由被动的经验积累逐渐转变为主动的探索求证,实现了向实验医学的转化。20世纪以来,医学逐步从观察疾病的表面现象转变为细胞、亚细胞甚至分子水平的研究,从系统的、多元的角度,探索疾病发生、发展的规律,寻求更有效的治疗手段,现代医学科学体系的形成,使临床治疗学进入了理论医学的阶段。

临床治疗学的方法很多,包括药物治疗、手术治疗、放射治疗、介入治疗、免疫治疗、物理治疗、心理治疗、血液净化、腹膜透析、器官移植、辅助生殖,以及传统的推拿、针灸,结合饮食治疗和综合治疗等,其中最常应用的是药物治疗。

二、临床药物治疗学

临床药物治疗学(clinical pharmacotherapeutics)简称药物治疗学,是以疾病为系统,应用基础医学、临床医学与药学的基本理论和知识,在准确诊断的基础上,研究各种疾病的药物治疗理论与方法的学科。其目标是指导临床制定和实施适宜的药物治疗方案,促进临床合理用药,以获得最佳疗效和最低治疗风险。

临床药物治疗学是现代新兴的一门学科,是为适应临床实践的需求而产生和发展起来的,其核心是指导临床合理用药。为了减少药物不良反应,达到用药个体化,现代临床药物治疗学综合了多门学科的知识作为基础,不断汲取最新的科技和医学进展,如药物基因组学(pharmacogenomics)和药物代谢组学(pharmacometabonomics)在临床中的应用,实现了根据个体遗传信息实施基因导向性药物治疗,增加了药物治疗的有效性和安全性。此外,临床药物治疗学还运用循证医学(evidence based medicine,EBM)的研究方法与结果,逐步形成了其

独特的思维方式和工作方法。

三、临床药物治疗学与相关学科的关系

临床药物治疗学与药理学、临床药理学、内科学、循证医学、药物基因组学等学科有着密切联系，但各有侧重。

临床药物治疗学以药物为基本治疗手段，与药理学、临床药理学既联系紧密，又存在区别。药理学是研究药物与机体（包含病原体）相互作用及其作用规律的学科，主要包括两个分支学科，即药效学（pharmacodynamics，PD）和药动学（pharmacokinetics，PK）。临床药理学（clinical pharmacology）是以人体为对象，研究药物与人体相互作用及规律的学科。药理学和临床药理学均以药物为纲，介绍药物的作用特点、治疗疾病的机制和临床应用等。临床药物治疗学不仅关注药物，还关注疾病，它以疾病为纲，在阐述疾病的病因和发病机制、药物的作用和作用机制基础上，根据患者特定的病理、生理、心理状况和遗传特征，结合药物的特点，阐明如何给患者选用正确的药物、正确的剂量、正确的用药时间、正确的给药途径和正确的疗程，以提高患者生活质量为目的，制定针对性的药物治疗方案。

临床药物治疗学关注疾病，但有别于内科学。内科学在阐述疾病的流行病学、病因、病理变化和发病机制的基础上，重点关注疾病的临床表现、诊断、鉴别诊断以及疾病的综合治疗原则。临床药物治疗学重点关注临床药物治疗结果，以内科学对疾病的发病机制、病理变化和明确诊断为基础，在明确药物作用机制的基础上，寻求药物适应证和作用靶点，注重根据患者不同的生理、病理、心理特征，制定最佳的治疗方案，达到安全、有效、经济、适当的药物治疗目的。

临床药物治疗学与循证医学关系密切。循证医学强调临床决策证据与证据的科学性，将个人临床专业技能与经过系统研究获得的他人最佳临床证据有机地结合起来，改变了传统经验医学的认知和实践模式，成为临床诊断和药物治疗的行为指南。循证医学在药物治疗方案的调整、完善和解决药物治疗的困惑中发挥着越来越重要的作用。

药物基因组学是在遗传药理学（pharmacogenetics）和基因组学（genomics）基础上形成的个性化治疗科学，致力于用已知基因理论改善患者的治疗，从基因水平研究基因序列的多态性与药物效应多样性之间的关系，即研究基因突变对药动学与药效学的影响，指导合理用药，提高用药的安全性和有效性，避免不良反应，减少药物治疗的费用和风险。将药物基因组学和药物代谢组学研究引入临床药物治疗实践将对个体化治疗的发展起到重要作用。

第二节 药物治疗的一般原则

合理用药（rational administration of drug），是以安全、有效、经济、适当为指标，对适时的药品信息、疾病信息和患者信息进行综合分析、权衡利弊后，选择和实施的临床药物治疗。因此，药物治疗的一般原则是以合理用药的四个指标为基础的，具体包括：必要性、安全性、有效性、经济性、规范性、适度性和方便性。

一、药物治疗的必要性

患者只是在必要的情况下才需要使用药物，药物有严格的适应证，在针对适应证进行治

疗时还可能发生非期待的不良反应,因此,要根据疾病和药物的特点,权衡利弊,谨慎用药,有些疾病的药物治疗需要很长的疗程甚至终生用药,在决定用药前更要慎重考虑。

药物治疗是最基本的临床治疗手段,在疾病的诊治和预防中起着重要作用。药物可通过与机体的相互作用对疾病状态下的器官功能水平发挥调节作用,使之恢复正常,从而达到缓解疾病症状甚至治愈疾病的目的。药物还可杀灭、抑制影响人体正常功能的病原体或肿瘤细胞,祛除病因达到治疗作用。激素和维生素等还可起到补充替代的治疗作用。对感染性疾病以及多数内科系统的疾病,药物治疗往往具有不可替代的作用。对于是以局部病变为主要特征的外科系统疾病,在选择手术、放射等局部非药物治疗方法的同时,适当的药物治疗也是提高疗效或防治并发症的有效方法。

尽管药物治疗方法在许多疾病的治疗过程中具有不可替代性,但是药物在发挥治疗作用的同时,还可产生不良反应等对机体不利甚至是有害的影响,在选择药物治疗时,要根据疾病的轻重、药物疗效的优劣与不良反应的大小进行综合判断。对于每一位患者的药物治疗过程均应权衡利弊,使患者接受药物治疗的预期获益大于药物可能对机体造成的伤害,使患者承受较小的治疗风险而换取较大的药物治疗获益,以充分体现药物治疗的必要性。对于危及生命的严重疾病或综合征,在选用药物时,应以能产生足够的疗效,挽救患者的生命为主要出发点。为了达到这个目的,有时需要患者承受较大的药物不良反应的风险,在这种情况下,必须征得患者的知情同意并签署知情同意书。

二、药物治疗的安全性

用药安全性(safety)是药物治疗的前提。药物在发挥防治疾病作用的同时,可能对机体产生不良反应或改变病原体对药物的敏感性,追求绝对安全是不可能的。因此,患者从药物治疗中获益的同时也必然会冒一定的风险,不同的药物治疗方案,患者的获益不同,所承担的风险也不一样,需要在二者间权衡后做出选择,理想的药物治疗应有最佳的获益/风险比(benefit/risk ratio)。考虑药物的安全性主要着眼于禁忌证和药物相互作用,关注特殊人群如妊娠与哺乳期妇女、儿童、老年人、肝肾功能障碍者、过敏体质者等,注意药物不良反应的发生。药物不良反应可能造成机体器官功能和组织结构损害,甚至产生药源性疾病;一些有精神效应的药品还可能产生生理依赖性和精神依赖性,不仅对用药个人产生危害,而且可能酿成严重的社会问题。

影响药物安全性的因素包括:

(一)药物本身固有的生物学特性

药物具有两重性,在产生治疗作用的同时也可能产生不良反应。药物的不良反应对药物的适用群体而言是不可避免的,但其发生概率对不同的群体可能各不相同,而对用药个体而言,具体的某一不良反应是否发生及其严重程度,则存在个体差异。为减少药物不良反应的发生,应该在药物研发阶段对药物安全性评价严格把关,努力避免对机体可能产生严重不良反应的药品上市,对已上市的药品则要加强不良反应监测。

(二)药品质量

药物制剂中不符合标准的有毒有害相关物质超标准或有效成分含量过高可影响药物治疗安全性。因此,应加强药品生产、流通、储存及使用各环节的质量控制和监管,避免药品质量问题的发生。

（三）药物的不合理使用

不合理用药包括无适应证用药、药物剂量过高、疗程过长、突然停药、联合用药不合理、出现配伍禁忌以及长期用药过程中未能按要求及时监测重要脏器功能等，都属于药物不合理使用的范畴。年老体弱多病者，同时使用多种药物或由多位医生诊治，重复交叉使用多种药物，都可能导致不良药物相互作用的产生，也是不合理用药的表现。在临床药物治疗过程中，应权衡利弊，注意患者的病史、用药史、生理与病理特征、药物相互作用等因素，尽可能使药物对患者的损害降至最低程度。

三、药物治疗的有效性

药物的药效学特征是药物治疗有效性（efficacy）的基础，药物效应的发挥主要是通过药物与靶点结合后引起机体生理生化功能改变来体现的。药物作用靶点几乎涉及生命活动过程的所有环节，这些靶点包括受体、酶、离子通道、基因等。正因为药物通过人体起作用，所以要实现理想的药物治疗效果，必须综合考虑药物和患者两方面的因素。

影响药效的因素包括三个方面，即药物因素、机体因素及用药方法。应根据患者机体因素和病理情况，结合药物的结构、性质、制剂类型、制剂处方、制剂工艺等药物因素，确定合理的用药方法，包括给药途径、给药时机、给药频率、治疗周期、联合用药方案等。应根据药物的药动学特点和药效学特点选择生物利用度高，有效血药浓度平稳的剂型和给药途径，尽量避免与可能产生有害的药物相互作用的药物合用，以减少不良反应，取得满意的治疗效果。

患者性别、年龄、体重、精神因素、病理状态、遗传因素、时间因素等对药物治疗效果均可产生重要影响。因此，应根据患者个体情况给予个体化药物治疗。保持患者良好的生理和心理状态，积极配合药物治疗，也是取得满意治疗疗效的关键。患者对治疗方案是否依从，对药物治疗效应有很大的影响，因此，应根据不同情况采取相应的应对措施，提高药物治疗的依从性。

四、药物治疗的经济性

药物治疗的经济性（economy）就是要以最低的成本实现最好的治疗效果。经济性主要受治疗成本影响，治疗成本、患者的经济状况、医疗保险等是选择药物时必须考虑的问题，医务人员应向患者提供真正需要的、适当的和患者能负担的药物。考虑药物治疗成本时还应该注重治疗的总支出即治疗总成本，如果较高的药费支出可以缩短住院天数、避免或减轻不良反应、使患者早日恢复健康，则治疗总成本反而降低，那么这种具有较好成本效果的药物治疗方案也不失为一种选择。

控制医疗费用的快速增长已成为世界各国共同关注的难题。药物治疗的经济性强调建立合理的医药卫生保障体系，改变盲目追求新药、高价药的现象，控制药物需求的不合理增长；控制有限药物资源的不合理配置，改变有些地区或群体浪费医药资源，而有些地区或群体（尤其是经济贫困地区）却存在资源紧缺的局面；还要控制经济利益驱动下的过度药物治疗。

采用药物经济学（pharmacoeconomics）研究方法可提高药物治疗的经济性。药物经济学是研究和比较不同药物干预方案间或药物干预与其他干预方案的成本与结果（效益、效果或效用），以促进合理用药的学科。通过对药物治疗成本和结果进行比较，确定经济的药物治疗方案,为控制药品费用的不合理增长提供了一种可借鉴的方法,药物经济学在药物治疗中的应用将得到进一步的推广和完善。

五、药物治疗的规范性

药物治疗的规范性(standardization)是保证合理用药的重要措施,是疾病规范治疗的一部分。权威临床学术团体以最优的临床证据为基础,遵循循证医学理论,通过严格随机对照临床试验和系统评估对疾病的治疗方案加以验证和优化,形成系统、成熟、规范的临床诊疗指南。临床诊疗指南是由管理部门或专业团体制订的,用以指导和规范临床医务人员诊疗行为的专业文件。疾病治疗指南一般包含对疾病规范化的诊断、治疗、预后等各环节的临床指导。在药物治疗方面,根据疾病的分型、分期、疾病的动态发展及并发症,对药物选择、剂量、剂型、给药方案及疗程进行规范指导。临床治疗指南可以减少常见病治疗的随意性和不确定性,权威的指南能帮助医生对疾病治疗作出正确决策,提高临床药物治疗的规范性。

影响规范治疗的因素主要有:药物治疗的决策者不了解规范治疗的重要性,过于相信自己的经验,实施规范化治疗的意识淡薄,实施不够严格;由于疾病的复杂性和多样性,许多疾病目前尚未制定指南,暂无统一规范的指南可实施;基层医疗机构缺乏必要的医疗设施,无法满足实施指南的基本要求。

六、药物治疗的适度性

药物治疗的适度性(moderation)是指在明确疾病诊断的基础上,从病情的实际需要出发,以循证医学为依据,选择适当的药物治疗方案。在药物治疗过程中,应确定适当的剂量、疗程与给药方案,使药物的作用发挥得当以达到治疗疾病的目的。违背药物治疗的适度性可造成药物过度治疗或治疗不足。

药物过度治疗是指超过疾病治疗需要过度使用药物,而且没有得到理想效果的治疗,药物过度治疗包括超适应证用药、用药剂量过大、用药疗程过长、无病用药、轻症用重药等。造成过度治疗的原因包括:患者求医心切;虚假广告泛滥,患者受诱惑;为了减少医疗纠纷,部分医务人员有意识地采取一些保护性的过度用药行为,处方追求大而全;个别医务人员为追求经济利益开大处方。药物过度治疗不仅延误病情、损害健康,而且加重患者的经济负担,造成有限医疗资源的浪费。

与药物过度治疗相对的是治疗不足,主要表现为用药剂量不够和疗程不足,因此达不到预期的治疗效果。引起治疗不足的原因主要有:患者对疾病认识不足,依从性差,未能按剂量用药或坚持治疗;患者收入低,又没有相应的医疗保障,导致无力支付而终止治疗;治疗方案不当等。

七、药物治疗的方便性

药物治疗的方便性(convenience)是指一种药物的制剂和给药方案应该尽量方便患者,以提高患者治疗的依从性。保证药物治疗的安全有效应该是首要的,在治疗目标或者治疗结果确定的情况下,医药人员在药物选择过程中,还要考虑患者用药的方便性,如口服给药比肌内注射用药更方便,肌内注射给药比静脉滴注更方便;缓释制剂能减少给药次数,不容易发生漏服现象,提高患者依从性;糖皮质激素吸入给药,可提高呼吸道局部药物浓度,迅速改善哮喘患者的临床症状,减少全身不良反应;采用可与第一口饭同时口服的降血糖药物,可以减少患者用药遗忘,避免餐后血糖突然升高。

第三节　药物治疗过程

药物治疗过程包括药物、疾病、患者信息收集与评价;综合分析信息,明确诊断;综合分析信息,确定治疗目标;拟定治疗方案;拟定与实施药学监护计划;实施药物治疗;治疗方案的优化;用药依从性评估与患者用药指导。

一、信息收集与评价

药物治疗实施前,首先应收集患者各种临床信息,包括患者基本情况,如性别、年龄、身高、体重、体重指数、血压、不良嗜好(烟、酒、药物依赖)等,了解患者历史资料,如既往病史、既往用药史、家族史、过敏史、药物不良反应及处置史等,更应注意入院情况的收集,包括主诉和现病史、伴发疾病与用药情况等。

以上信息的获得可通过问询、查体、查阅病历资料等方式,但对获取的相关信息应进行分析和评价,确定其真伪和参考价值。对于客观检查结果和查体资料,应注意其时效性,注意检查时间与疾病发展的关系,如脑梗死患者12小时内进行脑部CT检查不能显示病变灶。对于问询得到的资料,应根据患者文化程度高低、神志是否清楚、表达是否准确、记忆力是否正常等情况认真进行分析,剔除错误信息,保留有价值内容,以防错误信息对诊断和治疗产生不良影响。

除此之外,还应了解相关疾病诊断知识和药物治疗知识,掌握相关疾病的临床诊疗指南,了解首选治疗药物和备选治疗药物信息,为下一步的诊断、治疗和药学监护奠定基础。

二、明确诊断

明确诊断是开始正确治疗的决定性步骤。明确诊断是综合分析收集到的各种临床信息,了解疾病的病理生理学过程,以便针对疾病发生发展的关键环节采取相应治疗措施,促使病情向好的方向转归。实际工作中,确立诊断的依据可能并不充分,而治疗又是必需的,此时仍需拟定一个初步诊断并进入下一步治疗,在接下来的治疗过程中,根据治疗效果和相应的辅助检查,验证、修订或修改临床诊断。需要指出的是,在完全诊断不明的情况下盲目地对症治疗,有可能贻误病情,造成严重后果。

三、确定治疗目标

治疗目标是在对疾病和患者情况充分认识的基础上确立的疾病治疗的预期结果。治疗目标是多方面的,如疾病治愈,消除或减轻症状,减缓疾病进程,预防有害的状态或疾病,提高生活质量等。目标的确立是一个决策过程,不仅要从治疗疾病本身出发,更应从患者的综合结果去考虑。治疗目标应该清楚明了,具有可检验性、可观察性。治疗目标应该切合实际,针对患者急需解决的问题进行有效的干预。治疗目标的确定往往需要与患者的远期生存质量及病理生理状态相适应,这决定了药物治疗方案的复杂性,也决定了患者可能获得的最佳疗效。治疗目标的确定设立了一种对治疗结果的期望,建立了医患双方对最终治疗结果的评估标准,如果患者对治疗结果的期待与确定的治疗目标不同或未能实现,可能导致患者对医务人员的不信任而影响患者对治疗的依从性。

四、拟定治疗方案

针对一个治疗目标往往有多种药物治疗方案,需要综合考虑患者的情况和药物的药动学特征与药效学特征进行治疗药物评估,按照原则确定治疗药物、给药剂量和治疗疗程。例如,对类风湿关节炎患者,应考虑患者的个体情况,有无溃疡病史,过去是否有过非甾体抗炎药物不良反应史,患者经济状况如何,是否非常在意药品费用等因素,选择合适治疗药物:如果患者身体状况较好,没有溃疡病史,又非常关注治疗费用,则可考虑选用布洛芬、阿司匹林等价格低廉的非甾体抗炎药物;如果患者身体状况较差或对非甾体抗炎药有胃肠道不良反应病史,经济状况较好,则可选用选择性 COX-2 抑制剂,如塞来昔布等;对于重度年轻患者,急于改善类风湿症状,可选用疗效快、价格高的英夫利西单抗注射治疗,迅速改善疾病症状。

对于合并有多种疾病的患者,应考虑每种疾病的治疗目标及综合治疗目标的关系,应保证治疗某一种疾病的方案不会影响另一种疾病的治疗效果。还要根据患者个体差异和病理状况进行治疗药物评估,确定个体化药物治疗方案。

五、药学监护计划的拟定与实施

提供药学监护应以临床药师为主,需要多学科、各专业人员合作。拟定药学监护计划,首先评估患者药物治疗的适应证、疗效、安全性及依从性等,目标是解决药物治疗中的问题,保证患者药物治疗的合理性。之后,应制定患者监护计划,说明药师要做什么,患者要做什么。

药学监护的具体实施步骤:建立完整的用药档案;收集、综合、解释有关的资料,包括与患者的疾病及其使用的药物有关的资料,向患者讲解并提供咨询;列出患者与药物相关的问题,注意疾病危险因素与治疗药物的联系;针对每一个药物相关问题制定药物治疗目标;确定适宜的个体化药物治疗方案,决定最适宜的药物剂量、剂型、服法及日程安排;制定治疗药物监护计划并随访监测。

药学监护过程中,应重点关注药物治疗相关问题,向患者提供最佳药物治疗方案与药学服务,以提高药物治疗效果,减少不良反应的发生。

六、药物治疗实施

医师开具药物处方或用药医嘱是药物治疗方案实施的开始。医师应根据要求开具书写正确、格式规范的合格处方或医嘱,药师应对处方或医嘱进行审核和调配,指导患者或治疗护士正确用药。

疾病的发展可以是基础疾病的进展和复发,也可以是诱发因素或并发症引起病情的发作或恶化,应当分清主要矛盾和次要矛盾,密切关注和预测疾病的发展趋势及时调整治疗方案。合理的药物治疗方案可以使患者获得安全、有效、经济的药物治疗。药物治疗方案的制定和实施应考虑以下几个方面:

（一）为药物治疗创造条件

在实施药物治疗前应根据情况采取必要的非药物措施（如改善环境、改变生活方式及其他治疗等），为药物治疗创造条件，以提高药物治疗效果，减少药物治疗的不良反应。

（二）根据治疗目标实施治疗方案

药物治疗的目标包括消除病因、祛除诱因、预防发病、控制症状、治疗并发症，为其他治疗创造条件或增加其他疗法等，在疾病发展的不同阶段，应抓住主要矛盾，制定相应的阶段性治疗目标，解决主要的临床问题。

（三）选择合适药物

应根据药物的药动学与药效学特点及适应证，结合患者临床诊断，选择有效治疗药物。选择治疗药物还应考虑患者具体生理特点和病理情况，包括肝肾功能是否正常，是否为特殊群体：老年患者要考虑机体功能退行性变化，药物是否影响机体功能；婴幼儿对药物敏感性高，所选药物是否安全；孕妇用药应考虑药物是否会影响胎儿；哺乳期妇女用药应考虑药物是否经乳汁分泌进而影响婴儿。

（四）选择合适的给药方法

应根据患者个体情况、临床诊断和病情严重程度，选择合适的药物剂型、给药途径、给药剂量和治疗疗程等。

新生儿胃肠道功能不完善，口服药物吸收差，肌肉组织非常少，不能采用肌内注射，因此多选择注射剂静脉给药。哮喘患者应选择控释制剂控制哮喘夜间发作，选择气雾剂、吸入剂等吸入给药，可提高局部药物浓度，起效快、用药量少、副作用轻。高血压等慢性疾病多采用控缓释制剂，使血药浓度保持平稳，有利于控制血压波动。

药物剂量应依据年龄、身高、体重、病情轻重、肝肾功能、药物反应的遗传多态性以及不良反应作适当调整，采取个体化给药方案，以最低药物剂量达到理想的治疗效果，使药物不良反应发生率控制到最低。合用其他药物时，应严密观察两药作用的叠加或拮抗，注意药物相互作用对治疗的影响，并及时进行必要的剂量调整。口服药物的生物利用度还受食物的影响，因此应注意用药时间的选择。

疗程依据病情、治疗反应和治疗目标等因素确定，可以是数天也可以是终生治疗。不同的疾病、不同的病情、不同的治疗反应以及不同的病原体，疗程不同。

（五）合理的联合用药

在临床上，一般根据治疗目标的需要，选用不同类别的药物，以实现不同的治疗目标。针对某一具体治疗目标，尤其是在使用一种药物难以奏效时，为了达到更好的临床效果，可以选用两种或两种以上的药物进行合理的联合用药。联合用药应该达到的目标是：增强疗效；减轻毒副作用；用药的风险不增加；使用方便，患者的依从性好。临床上联合用药的种数与不良反应发生率呈正相关，因此要严格规范联合用药，尽量选择单一药物治疗，联合用药时应对联合用药方案进行效益与风险评价以及药物经济学评价。

（六）合理的综合治疗

许多疾病的临床治疗都需要综合治疗，包括药物治疗、手术治疗、康复治疗、心理治疗等。药物治疗与非药物治疗应密切配合、优势互补、合理应用，在不同病程阶段，各种疗法的主次地位可相互转换，应抓住主要矛盾进行相应的调整。

七、治疗方案的优化

在药物治疗过程中,应根据治疗目标对药物治疗方案进行监测,以评估治疗效果,并依此决定继续治疗、调整治疗方案或是终止治疗。

治疗有效:如果患者按用药方案完成了治疗,疾病已治愈,则治疗可停止。如疾病未愈或为慢性,治疗有效且不良反应轻,或者不良反应不影响治疗,可继续治疗。如出现严重不良反应,应分析原因,重新考虑所选择的药物与剂量方案。检查对患者的指导是否正确,有无药物相互作用等因素。

治疗无效:如果治疗无效,应重新考虑诊断是否正确、治疗目标与所用药物是否恰当、剂量是否太低、疗程是否太短、给予患者的指导是否正确、患者是否正确服药和对治疗的监测是否正确。若能找出治疗失败的原因,则可提出相应的解决办法如调整给药方案、更换药物、改善患者依从性等。若仍不能确定治疗为什么无效时,应考虑换药,因为维持无效的治疗无益而有害,并且浪费资源。

个体化用药(personalized medicine/individualized medication)是针对患者适时状况,充分考虑其个体特征拟定和实施的药物治疗。进行个体化用药的目的是提高药物的疗效,降低药物的毒副作用,减少医疗费用。在实施个体化用药时,通常由医师根据患者的发病机制选择药物,药师根据基因检测结果或 TDM 结果,拟定出初始给药剂量,交给药房调剂,护士给患者用药后抽取标本,技师测定标本浓度,药师根据患者血药浓度和其他临床数据计算药动学参数,推荐新的给药方案,最后由医师修正治疗方案。应依据下述药效学指标和药动学指标优化药物治疗方案。

(一)药效学指标

药效学指标是调整给药方案的金标准,用做调整给药方案的药效学指标要求必须能够定量,界线要清楚明确,能明确反映量效关系,方可作为剂量调整的依据。还有一些定量的生化指标也可作为剂量调整的依据,如把凝血酶原时间的延长作为确定应用华法林的依据,把糖化血红蛋白(HbA1c)小于 7.0% 作为血糖获得控制的标准等。

目前,在临床抗感染治疗中,依据抗菌药物的药效学参数如最低抑菌浓度(minimum inhibitory concentration,MIC)、最低杀菌浓度(minimum bactericidal concentration,MBC)、抗菌后效应(post antibiotic effect,PAE)等指标制定给药方案,以获得最佳疗效。根据药效学特点可将抗菌药物分为时间依赖性抗菌药物和浓度依赖性抗菌药物两大类。时间依赖性抗菌药物如 β 内酰胺类抗生素,其抗菌作用与超过对病原菌 MIC 的时间($T_{>MIC}$)密切相关,$T_{>MIC}$ 是评价时间依赖性抗菌药物疗效的重要指标,因此,该类抗菌药物应根据其药动学特征,采用多次给药的治疗方案,保证 $T_{>MIC}$ 足够长。浓度依赖性抗菌药物包括氨基苷类和喹诺酮类等,其杀菌作用与浓度密切相关,即血药峰浓度(C_{max})与 MIC 的比值增大,临床有效率增加,因此,应保证单次给药剂量,使 C_{max} 足够高。有些药物血药浓度与效应之间无明显的直接关系,要了解、评价、判断药动学与药效学对药物临床疗效的影响,需建立一种血药浓度与效应之间的定量关系研究方法,即药动学/药效学(PK/PD)模型,科学地揭示药物剂量、时间与机体的效应关系,更好地发挥抗菌药物的临床治疗效果,降低不良反应和耐药性的发生率。

(二)药动学指标

对于大多数药物来说,血浆药物浓度与该药物治疗作用的起始时间、作用强度及作用持续时间具有显著的相关性。但由于患者对药物的吸收、分布、代谢和排泄的差异,以至于相同的药物剂量在不同的个体之间可以产生不同的血药浓度。根据药动学参数拟定给药方案的具体方法请参阅本书第六章相关内容。

1. 由稳态血药浓度确定给药剂量或给药间隔 当多剂量口服给药至体内达到稳态时,每一个给药间隔时间平均给药量与体内消除的药量相等,根据单次给药后药时曲线下面积(AUC)等于稳态时一个给药间隔期间的药时曲线下面积,可估算给药间隔时间。

2. 根据消除半衰期调整给药方案 药物的消除半衰期($t_{1/2}$)是体内药量消除一半所需的时间,也就是药物在体内分布平衡后血浆药物浓度下降一半所需的时间。绝大多数药物按一级动力学规律进行消除,个体的消除半衰期相对固定,不随血浆浓度改变;少数药物在血浆浓度较高时按非线性动力学规律进行消除,其消除半衰期不是一个恒定的数值,随血药浓度改变,血药浓度越高,消除半衰期越长。消除半衰期在临床给药方案设计中具有重要指导意义,药物在体内累积消除90%需要3.32个$t_{1/2}$,累积消除99%的药物需要6.64个$t_{1/2}$。根据药物的$t_{1/2}$设计给药方案比较简单、方便,但须根据药物的处置类型、$t_{1/2}$的长短来调整临床给药方案。

八、用药依从性评估与患者用药指导

广义的依从性(compliance)是指患者的行为与医疗或保健建议相符合的程度。从药物治疗的角度,依从性是指患者对药物治疗方案的执行程度。无论药物治疗方案制订得多么正确,如果患者不依从也将难以产生预期的治疗效果。患者应按照处方取药,依照正确的剂量、恰当的用药时间和给药途径用药。在其中任一环节上偏离医师的用药要求,都会导致用药不依从而影响治疗效果。

(一)患者不依从的主要类型

1. 不按处方取药 有的门诊患者拿到处方后并不取药,住院患者在出院时也不去取应继续使用的药物。

2. 不按医嘱用药 包括剂量错误、次数错误、用药时间或顺序不恰当、用药途径或方法错误。

3. 提前终止用药 如症状已改善或一次开具的药量已用完,患者错误地以为不需要再用药了,擅自终止用药。

4. 不当的自行用药 有患者认为自己的症状与他人相似,就按照他人的药物治疗方法用药。

5. 重复就诊 患者因不同疾病就诊于不同专科或者不同医院而不告知医师有关情况,造成相同或者相似药物的重复使用。

(二)患者用药不依从的常见原因

1. 疾病因素 一些疾病本身症状不明显,或有些症状明显的疾病经过一段时间治疗后症状得到改善,患者漏服药物或自行停药。

2. 患者因素 患者对医师缺乏信任、担心药物不良反应、药费支出过高等原因而自行停药,或轻信他人经验自己更改用药方案。

3. 给药方案不合理 药物治疗方案过于复杂、药物种类过多或服药次数过于频繁,患者忘记用药,或用药方式不适合患者自身状况(如药片或胶囊太大难以吞咽,制剂带有不良气味使患者拒服等），给药途径不方便而不能及时用药。

4. 用药指导不到位　医务人员缺少与患者的沟通，不能提供适宜的用药指导。

（三）患者用药不依从的后果

患者不依从的直接后果取决于不依从的程度及药物治疗窗的大小。当药物的治疗窗较宽，有较好的安全性时，漏服与重复服药出现药物浓度低于最小治疗浓度或高于最小中毒浓度的概率较小；如果药物的治疗窗较窄，不规则用药出现无效或产生毒性反应的概率较大。

不依从的间接后果是导致医师或临床药师在监测治疗结果时作出错误判断。将患者不依从而造成的治疗失败误认为是诊断错误或所采用的药物治疗无效，从而有可能进一步导致额外的化验检查、改变剂量、更换药物等错误决策，使患者承受更大的药物不良反应风险和经济损失。临床上评估患者依从性的方法主要有：患者自报、服药日记、计数剩余药量、电子剂量监测、TDM，评估结果的可信度依次递增。

为改善患者用药依从性，应与患者建立良好的医患关系，优化药物治疗方案，制定包含药物较少的药物治疗方案，选择药物不良反应少的药物，采用合适的剂型和尽量简单的给药方法以及尽可能短的治疗疗程，并以通俗易懂的语言向患者提供适宜的用药指导。

（四）患者用药指导

向患者提供用药指导的目的是使患者主动参与到治疗活动中来，帮助患者正确地认识药物，正确地使用药物，参与药学监护与 ADR 监测，保证药物治疗活动的顺利进行。在这个过程中，临床医师与临床药师的交流技巧很重要，要熟悉患者的心理，要表现出应有的同情心，冷静耐心地倾听，保持温和、友善、积极的态度有助于建立患者对临床医师与临床药师的信任。用药指导基本内容包括：

1. 告知药物疗效　为什么需要采用此药治疗；哪些症状会消失或改善，哪些不会；估计何时起效；如果不服药或不正确地服药将出现什么情况。

2. 指导药物使用　怎样服用此药；何时服用此药；连续服用多久；怎样贮存此药；剩余的药品如何处理。忘记按时服药是常见的事，可以提示患者利用闹钟、电脑、移动电话等的提醒功能，或者推荐缓释剂型药物。

3. 告知用药注意事项　帮助患者适当了解药物的作用与不良反应，预防或避免不必要的困扰与危险。告知患者可能出现哪些重要的不良反应，药物不良反应会持续多久，有多严重，采取什么措施，对于多疑者还需要强调不良反应的发生是一个统计学概率事件，是整体人群的反应，对于个人来说不一定发生，提醒的目的是万一发生时，可采取相应措施如停药或者就医，告诉患者什么情况下不应再服用此药，不要超过的最大剂量等。

4. 确认沟通效果　询问患者是否对上述各项都已理解；让患者复述最重要的信息；询问患者是否还有其他问题。

对任何疾病的治疗，提高依从性最有效的方法是对患者进行宣传教育。用药宣教可以是针对某位患者的个人宣教，也可以是针对用药存在的普遍问题通过各种媒体、科普刊物、会议、座谈会等形式进行公众宣教，如高血压的长期用药、糖尿病的药物选择、各种剂型的特点和用法、家庭药箱的管理、药物与食物的关系等。

第四节　临床药师在药物治疗中的工作方式

临床药师与临床医师、护理人员及其他相关专业技术人员组成临床治疗团队，共同承担患者药物治疗的责任和保护患者的用药权益,成员之间应是互学、互补、良性合作共同参与的协作关系。

作为临床治疗团队的重要成员,临床药师不仅应熟悉与医院药事管理有关的法律、法规、规章等的相关内容,熟练掌握临床药学专业基础理论知识,掌握各类药品的各项信息及动态;还应重视临床药学专业知识和医学等相关专业知识的持续补充,熟悉临床诊疗程序和具有相关基础医学和临床医学基本知识,了解相关医疗文书知识,掌握阅读临床检验学、影像学和心电图等报告的基本知识及其对临床诊断或治疗的意义,具有较好的沟通交流能力。

临床药师与临床医师同是临床治疗团队的成员,分别行使其工作职责,具有不可替代性。临床药师参与临床医疗工作的全过程,重点患者实施药学监护,开展 TDM,设计个体化给药方案,对患者进行用药教育等。临床治疗实行主治医师负责制,医师和药师对药物治疗出现不同意见时,原则上应听从医师意见;若出现较明显不合理用药或者可能导致医疗安全隐患分歧时,应由上级医师、药师或者由医疗治疗团队成员集体讨论,形成统一意见。

临床药师不是替代护理人员按医嘱给患者实施治疗用药,而是帮助护理人员更好地完成药品请领、药品保管、患者药物治疗等工作,并为其提供药学专业技术指导和治疗药物的相关信息。

临床药师参与临床药物治疗的主要方式是在所从事的临床专科病房(区)与医师同步参与患者的药物治疗工作,其重点是临床用药的鉴别选择、药物合理应用、药学监护和对患者进行用药教育。

临床药师在药物治疗中的主要工作内容如下:

一、建立与患者和医务人员的沟通交流平台

1. 与患者、医务人员的交流沟通,建立良好的医(药)患关系　①树立以患者为中心的理念,尊重患者合理用药要求和隐私权与知情权;②了解和关心患者的心情与疾病的痛苦以及其他困难,应给予适宜的关心与帮助;③与患者的监护人、陪护人沟通,建立良好的医(药)患关系;④与患者的交流沟通要有条理性、专业性和采取适宜的方式方法,应符合医疗规范和职业道德准则。

2. 与医师、护师的交流沟通,建立良好的专业关系,尊重其他医务人员的医疗服务。

二、参加日常的药物治疗活动

临床药师应根据医疗规范、临床诊疗指南(或临床用药指导原则)和药学监护特点,参加日常的药物治疗活动,与每位患者建立和谐的医(药)患关系。参与药物治疗工作时必须作必要的记录。

①参加日常或者专家查房以及重点患者病例讨论。查房或者病例讨论前应有准备,熟悉重点患者病情要点、用药史等,所选用药物的特点、适宜性及其使用后的反应等;认真听取医师、专家和治疗团队其他成员对病情的分析与治疗意见。②熟悉患者病史、药物治疗史、对药物或其他物质过敏史,以及患者肝、肾功能情况。③了解医师对患者体检和检查诊断以及查阅分析患者临床检验学、影像学和实验室等相关检查报告信息。④根据采集的上述信

息,运用药学专业知识和临床药物治疗思维,参与医师制定药物治疗方案,审核处方或用药医嘱的适宜性,提出调整药物治疗意见与建议。⑤通过上述临床用药工作实践和患者实际情况,确定重点药学监护患者。

三、实施药学监护

1. 对所在临床科病房(区)的患者,实施药学监护　①临床药师可加入某个临床治疗组参与药物治疗、学习医疗规律与工作程序,面向所参与的临床专科全体患者或某一类药物的临床应用。②医师对每位患者的治疗用药和每次调整临床用药后,临床药师都应认真审核治疗用药的适宜性和合理性,如用药需要调整,应及时向医师提出建议,由医师进行修改调整。③识别和解决药物治疗中发现的问题,如处方或用药医嘱有不适宜的,药品不良反应、医源性或药源性疾病与药害事件等的防范,指导提高患者药物治疗的依从性,以及为临床提供相关的药物信息等。④药物治疗过程中,临床药师应对某些药品是否需要做血药浓度监测提出意见,如有需要应向医师提出建议,并依据监测结果设计个体化给药方案,与医师一起组织实施。⑤对患者进行适宜的安全用药指导和宣传合理用药知识。

2. 对药物治疗难度较大的患者,实施重点药学监护　①按技术规范实施重点药学监护,制订药学监护计划,与该患者的主管医师、护师保持紧密的沟通与合作,加强用药后观察,及时掌握病情变化、药品疗效、不良反应等情况,进行药物疗效评价,根据实际需要提出调整用药建议。②协助医师、护师在患者转移临床科室或病区时,保持药物治疗的连续性、及时性与适宜性。③对重点药学监护患者,应按规范书写药历,并按有关规定妥善保存。④患者病情好转或消除重点药学监护因素,转入常规药物治疗后,即可结束重点药学监护。

四、对患者进行用药教育和提供药学信息咨询服务

宣传合理用药,进行用药指导,应根据不同的患者人群、不同疾病和使用不同药品而有差异。应根据每位患者具体情况,采用适当的方式方法。指导和宣传要适宜、适度,要及时、准确,有针对性,且应通俗易懂。

宣传和指导的内容可有:①为什么要按医嘱用药;②所应用药品的特点;③这些药品应如何服用,如服药顺序、每天服药次数与剂量、服药方法和时间;④不能与哪些药品或食品、饮料共服及其原因;⑤向患者介绍可能出现的主要不良反应,应如何预防和尽可能减少不良反应的发生,发生不良反应时应如何应对;⑥解释用药注意事项和对某些特殊人群,如孕妇、哺乳期妇女以及肝、肾功能不全的患者介绍用药注意事项;⑦解释所领取药品的正确保存办法及注意事项。

五、在临床药物治疗的不同阶段应承担的主要技术工作与职责

按照临床药物治疗程序,药物治疗一般可分为前期、中期、后期三个阶段,临床药师在这三个阶段应做好的主要技术工作与职责如下。

1. 用药前期　了解患者病情和医师对疾病诊断;参与药物治疗方案设计与审核用药医嘱的合理性与适宜性,对药物治疗提出意见与建议,协助医师鉴别选择最适宜的药品;向医

师、护师提供与药物治疗相关信息和咨询服务。

2. 用药中期 观察分析用药后结果：收集疗效，不良反应，患者意见与要求；对重点患者实施药学监护并书写药历；根据药物治疗后实际情况，必要时应及时建议医师调整临床用药或药品剂量、用法；向患者提供合理用药相关知识和安全用药指导。

3. 用药后期 恢复期及出院后安全用药指导：出院后所带药品的特点，可能出现的不良反应及处置办法，注意事项等；提供药品及用药指导；总结典型病例的用药经验；根据需要对某些患者的用药情况进行追踪了解。

第五节 药历与药历书写

药历（medication record）是临床药师在临床药学实践中针对特定患者所作的药物治疗记录。药历作为病历的一种延伸形式，是目前我国医院临床药学工作中值得使用和提倡的有效形式。临床药师的职责是保护患者安全有效使用药品，这将直接影响患者的治疗结果，因而要对患者药物治疗全过程中药品使用的情况建立规范的文件档案，这也是临床药师学习和总结累积经验的需要。由于临床药师制尚属起步阶段，药历应如何定位尚须探索，因此，药历在现阶段主要是作为临床药师参与临床用药实践积累经验的重要手段，宜存放于药学部门。

一、药历书写要点

药物治疗是直接向患者提供负责的与用药相关的药物监护，以达到提高患者生命质量的目的。要将药学监护整合到患者的总体治疗计划中，作为医疗团队中的一员，临床药师需要与其他医务人员进行充分的交流，对所提供的药物治疗主要内容进行记录，一方面对保护患者药物治疗的完整性有十分重要的意义，另一方面也体现了临床药师的责任和提供服务的价值。

建立药历的主要目的是为完整保存与传递药物治疗信息，还可用于教育、研究和质量评估。医疗机构应制定药历书写规范与相应的规章制度，以有助于临床药师与医师、护师之间的良性互动，有助于培养临床药师的临床药物思维和临床判断能力。

（一）药历中记录的信息

临床药师在药历中记录的信息应根据各类疾病治疗指南与不同患者的特点与需求有所侧重。应记录的基本信息如下（不仅局限于下面所列举的内容）：

1. 患者一般信息 包括患者姓名、科别、年龄、民族、病案号、入院诊断及既往病史。

2. 患者既往用药史，药物、食物及其他物质过敏史和主要临床症状。

3. 用药医嘱和所用药品的通用名称、剂型、剂量、给药次数、给药途径。

4. 妊娠期、哺乳期、老年人用药；患者肝、肾功能情况及已出现的和潜在的与用药有关的问题。

5. 审核用药医嘱和实施药学监护：

（1）规定必须做皮试的药品，处方医师与护士是否注明过敏试验及结果的判定；

（2）处方或医嘱用药与临床诊断的相符性；

（3）剂量、用法的正确性；

（4）选用剂型与给药途径的合理性；

（5）是否有重复给药现象；

（6）是否有潜在临床意义的药物相互作用和配伍禁忌；

（7）所选药品的不良反应情况；

（8）患者对用药方案依从性程度；

（9）与用药方案密切相关的临床检验和药动学相关的数据；

（10）其他用药不适宜情况。

6. 对患者进行的安全用药指导。

（二）药历书写基本规范

1. 药历书写应当使用蓝黑墨水、碳素笔，需复写的资料可以使用蓝或黑色油质的圆珠笔。

2. 药历书写应当使用规范的中文和医学、药学术语。通用的外文缩写、无正式中文译名的症状、体征、疾病名称等可以使用外文。药品名称应当使用中文或英文通用名称。

3. 药历书写应当文字工整，字迹清晰，表述准确，语句通顺，标点正确，保证语句完整。书写过程中出现错字时，应当用双线划在错字上，不应采用刮、粘、涂等方法掩盖或去除原来的字迹。

4. 药历应当按照规定的内容书写，并由临床药师签名。实习、试用期药学人员书写的药历，应当经过本医疗机构的临床药师审阅、修改并签名。进修药学人员应当由接收进修的医疗机构根据其胜任本专业工作的实际情况认定后书写药历。

5. 上级临床药师有审查修改下级临床药师书写药历的责任。修改后，应当注明修改日期、签名，并保持原记录清楚、可辨。

（三）药历书写应符合相关法律、法规与规章制度

1. 尊重患者的隐私权与知情权，交流方式应简单明确。

2. 书写药历应符合相关法律、法规和规章制度，要遵循各类疾病标准诊疗指南。

3. 应使用非判定性语言，避免使用带有责备意义的词汇（如错误、失误和疏忽等）或表示护理不当的词汇（如有缺陷的、不充分的、不合适的、不正确的、有问题的和令人不满的等），事实记录应明确、简明和客观，要反映医疗团队设定的目标。

4. 对医师和其他医务人员要求回答的咨询内容的记录以及参加会诊的记录可以是直接的意见和适当的建议。非正式咨询内容以及临床、检查所见，提出的问题和建议应是商榷式的，记录更应细微。

二、建立药历的基本程序

药历建立的基本程序是：①在医院规章制度和医务人员管理制度中应明确为重点患者建立药历的规定，为如何建立药历提供具体的指导方向；②药历的法律地位需要有关部门认定，未认定前药历应保存在医疗机构药学部门；③在建立药历的程序中，应与有关医务人员进行充分的交流和讨论；④药历书写及其持续质量改进，需要持续不断地培训、训练和评价。临床药师书写药历应接受相关的培训；对临床药师的药历书写进行培训与管理，可邀请医师和其他医务人员举办讲座和研讨会介绍如何通过药历进行有效的交流，内容可包括交流方法的选择、药历的格式、书写规范和要求等;可采用相应的临床现场培训的方式来训练临床药师书写药历的能力;药历书写是改进医疗服务质量的内容之一,药学部门服务质量改进的内容应包括药历的质量评价。

三、药历模板与教学药历举例

(一)空白药历模板

药　历

建立日期:　　　　　　　　　　　　建立人:

姓名		性别		出生日期			住院号	
住院时间				出院时间				
籍贯			民族		工作单位			
联系方式								
身高(cm)			体重(kg)			体重指数		
血型			血压(mmHg)					
不良嗜好(烟、酒、药物依赖)								
主诉和现病史:								
既往病史:								
既往用药史:								
家族史:								
伴发疾病与用药情况:								
过敏史:								
药物不良反应及处置史:								
入院诊断:								
出院诊断:								
初始治疗方案分析:								
初始药物治疗监护计划:								
其他主要治疗药物:								
药物治疗日志:								
药物治疗总结:								

（二）教学药历实例

教 学 药 历

建立日期：__2014__年__1__月__2__日　　　　　　　　　　　　建立人：＊＊＊

姓名	＊＊＊	性别	男	出生日期	1964 年 12 月 2 日	住院号	0794647

| 住院时间　2013 年 12 月 25 日 | | | 出院时间　2014 年 1 月 1 日 | |

籍贯：河北＊＊		民族：汉族		工作单位：＊＊＊＊＊＊
电话：＊＊＊＊＊＊＊＊＊		联系地址：＊＊＊＊＊＊		

身高（cm）	176	体重（kg）	85	体重指数	27.5
血型	O	血压（mmHg）	118/75mmHg	体表面积	

不良嗜好（烟、酒、药物依赖）	无吸烟嗜好，间断大量饮酒，7~8 两/次。

主诉和现病史：

　　主诉：发现高血压 2 年，间断头晕 7 个月。

　　现病史：患者缘于 2 年前体检时发现高血压，当时测量为 130/90mmHg，无头晕、头痛及黑蒙，无恶心、呕吐，无胸闷、气短，未重视及监测血压。近 7 个月来无明显诱因出现头晕，测血压最高可达 160/120mmHg，就诊于社区医院，给予"硝苯地平控释片"治疗，后测血压波动于 120/80mmHg 上下，患者服药 1 个月后因全身出现皮疹停药，改为"缬沙坦"治疗，血压控制于 120~130/80~90mmHg，但仍间断出现头晕，无恶心、呕吐，无胸闷、胸痛、气短，偶有心悸，症状持续约 10 余分钟至 1 个小时不等，可自行缓解，后就诊于当地医院，给予口服"缬沙坦氢氯噻嗪、富马酸比索洛尔"治疗，上述症状仍间断出现，性质、程度及缓解方式同前，现为进一步诊治而入院。

既往病史：

　　既往高脂血症病史 2 年，未规律服药治疗。脂肪肝 3 年，未予治疗。否认糖尿病病史。否认消化道溃疡及青光眼病史。否认肝炎、结核等传染病病史。

既往用药史：硝苯地平控释片、缬沙坦、缬沙坦氢氯噻嗪、富马酸比索洛尔。

家族史：父母均患有高血压，家族中其他成员无类似疾病。

伴发疾病与用药情况：无

过敏史：否认食物、药物过敏史

药物不良反应及处置史：无

入院诊断：

　　1. 高血压 3 级，很高危

　　2. 高脂血症

出院诊断：

　　1. 高血压 3 级，很高危

　　2. 高脂血症

初始治疗方案分析：

患者2年前体检时发现高血压，近7个月来无明显原因出现头晕，测血压最高可达160/120mmHg就诊于当地医院，给予口服药物治疗，上述症状仍间断出现，现入院治疗。

初步诊断为：①高血压3级，很高危；②高脂血症。

诊疗计划：患者被明确诊断为高血压、高脂血症。《内科学》中指出在未使用降压药的情况下，诊室收缩压≥140mmHg和（或）舒张压≥90mmHg即可诊断为高血压。当收缩压≥180mmHg或舒张压≥110mmHg为高血压3级。当高血压患者合并1～2个危险因素，为很高危。此患者血压最高可达160/120mmHg，合并的危险因素有：①高血压1～3级；②血脂异常；③家族史。因此诊断为高血压3级，很高危。

高血压是导致心脏病、脑血管病、肾脏病发生和死亡的最主要危险因素。高血压的治疗目标是血压达标，以最大限度地降低心脑血管病发病及死亡总危险。《中国高血压防治指南》指出，普通高血压患者血压应降至140/90mmHg以下，如能耐受，血压水平还可进一步降低，建议尽可能降至120/80mmHg以下。在治疗高血压的同时，应干预患者的所有危险因素。指南中指出，为使降压效果增大而不增加不良反应，可以采用两种或多种不同作用机制的降压药联合治疗。降压药物的应用应从小剂量开始，优先选择长效制剂。患者入院后，给予厄贝沙坦/氢氯噻嗪、比索洛尔联合降压，阿司匹林肠溶片抗血小板聚集，辛伐他汀降脂，丹参多酚酸盐改善微循环，复合辅酶改善心肌代谢等综合治疗。同时，行血常规、尿便常规、生化、胸片、心脏彩超等相关检查，密切观察患者病情。

给药方案：

用药时间	药品	剂量	频次	给药途径
2013.12.25—2014.1.1	阿司匹林肠溶片	100mg	QD	口服
2013.12.25—2014.1.1	富马酸比索洛尔片	5mg	QD	口服
2013.12.25—2014.1.1	厄贝沙坦/氢氯噻嗪片	162.5mg	QD	口服
2013.12.25—2014.1.1	辛伐他汀片	20mg	QN	口服
2013.12.25—2014.1.1	注射用丹参多酚酸盐	0.2g	QD	静脉滴注
2013.12.25—2014.1.1	注射用复合辅酶	0.2mg/200IU	QD	静脉滴注

初始药物治疗方案监护计划：

1. 抗血小板聚集　阿司匹林在心脑血管疾病一级预防中有重要的作用，高血压患者当收缩压<160/100mmHg后方可使用抗血小板治疗。阿司匹林可预防血小板的黏附和聚集，改善前列腺素与血栓素 A_2 的平衡，预防动脉硬化血栓形成。

2. 降压　厄贝沙坦/氢氯噻嗪属复合制剂降压药。氢氯噻嗪可引起交感神经系统和肾素-血管紧张素系统激活，对抗降压作用，并降低血钾水平；厄贝沙坦能抵消由利尿剂诱发的代偿机制，增强利尿剂的降压效果，减轻氢氯噻嗪诱发的血清尿酸升高和血钾降低。

β受体拮抗剂用于心率偏快的高血压患者，对心血管高危患者的猝死有预防作用。比索洛尔是一种高选择性的 $β_1$ 肾上腺受体拮抗剂，其通过降低血浆肾素活性而降低血压。比索洛尔可降低心率和心排血量，从而降低心排血量和耗氧量。

此患者的降压方案符合《中国高血压防治指南》中小剂量，长效制剂，联合降压治疗的原则。

3. 降血脂 对于高血压伴脂代谢异常者,在生活方式干预基础上,应适度调脂治疗。总胆固醇水平≥6.2mmol/L,考虑予以他汀类调脂治疗,治疗目标是<5.2mmol/L。

辛伐他汀属于 HMG-COA 还原酶抑制剂,主要作用部位在肝脏,可使总胆固醇和低密度脂蛋白水平降低,可中度降低血清甘油三酯水平和增高高密度脂蛋白水平。

4. 改善微循环 注射用丹参多酚酸盐具有活血、化瘀、通脉的作用,可改善微循环。

5. 改善心肌代谢 注射用复合辅酶主要成分为辅酶 A、辅酶 I、还原型谷胱甘肽等,其直接作用于细胞并参与三羧酸循环、细胞呼吸和氧化磷酸化。能改善心肌代谢及心功能,对抗缺氧缺血,保护心肌细胞,减轻机体损害。对冠状动脉硬化、心肌梗死有一定的辅助治疗作用。

初始药物治疗监护:

1. 疗效监护

1)监测血压:监测患者血压,了解换服降压药后,血压控制情况。

2)监测血脂:了解患者血脂达标情况。

2. 不良反应监测

1)监测血压:复合辅酶滴速过快可引起短时低血压。

2)监测电解质:厄贝沙坦/氢氯噻嗪可引起血钾异常。

3)监测肝功能:比索洛尔可引起肝酶升高。辛伐他汀可引起血氨基转移酶可逆性升高。

4)神经系统不良反应:厄贝沙坦/氢氯噻嗪用药间可引起头痛、眩晕、咳嗽等不良反应。比索洛尔在服药初期可能出现中枢神经紊乱症状如眩晕、头痛、抑郁、失眠等,1～2 周自然消退。辛伐他汀可引起头痛、皮疹、头晕、失眠、视力模糊等。

5)消化系统不良反应:厄贝沙坦/氢氯噻嗪用药期间可引起消化不良、胃灼热感、腹泻等症状。厄贝沙坦可引起恶心、呕吐、腹痛、腹泻等胃肠道症状。阿司匹林肠溶片可引起胃肠道出血,应注意监测。

6)辛伐他汀可引起肌炎、肌痛、横纹肌溶解,表现为肌肉疼痛,并伴有血肌酸磷酸激酶升高、肌红蛋白尿等。

其他主要治疗药物:

12.27 甲磺酸倍他司汀片 12mg 3 次/日 口服

药物治疗日志

2013-12-26

患者 2 年前发现高血压,近 7 个月来无明显原因出现头晕,测血压最高可达 160/120mmHg,给予口服药物治疗,上述症状仍间断出现,性质、程度未缓解而入院治疗。

查体:T 36.2℃,P 73 次/分,R 18 次/分,BP 118/75mmHg,神清,颈静脉无充盈,双肺呼吸音清,双肺未闻及干湿性啰音。心率 75 次/分,律齐,各瓣膜听诊区未闻及杂音。

心电图(12.25)示:窦性心律,心率 73 次/分,Ⅲ 导联 T 波倒置,aVF 导联 T 波低平。

初步诊断为:高血压 3 级,很高危;高脂血症。

入院后给予厄贝沙坦/氢氯噻嗪、富马酸比索洛尔联合降压,阿司匹林肠溶片抗血小板聚集,辛伐他汀降脂,丹参多酚酸盐改善微循环,复合辅酶改善心肌代谢等综合治疗。

药学监护:高血压具有明显的家族聚集性,父母均有高血压,子女发病率可高达 46%。高血压常见症状有头晕、头痛、心悸、视力模糊等。此患者高血压病史 2 年,最高可达 160/120mmHg,以头晕为主要表现,症状出现时测血压多有升高。因此,在降压治疗的同时,密切监测患者血压控制情况,避免血压降得过快。此患者选用长效制剂,小剂量联合降压,使血压在 24 小时得到稳定控制,恢复正常的杓型血压,安度清晨危险,从而减轻靶器官损害,避免冠心病、脑卒中等心脑血管疾病的发生。

2013-12-27

患者今日病情稳定,自诉间断头痛,一般情况可。

查体:T 36.5℃,BP 114/72mmHg,双肺呼吸音清,未闻及干湿性啰音。心率72次/分,律齐,余查体同前。

检查结果回报:

胸片示:心肺膈未见明显异常。

心脏彩超示:组织多普勒提示左室舒张功能中度降低。

生化全项:DBIL 7.35μmol/L↑　HDL 1.08mmol/L↓

血常规、尿液常规分析、便常规、DIC常规均未见明显异常。

患者血压控制可,可进一步请神经内科会诊,以协助诊治,密切观察病情变化。

加用:甲磺酸倍他司汀片　12mg　3次/日　口服

用药分析及监护:患者的直接胆红素略高于正常值,高密度脂蛋白未达标,辛伐他汀片可增高高密度脂蛋白水平,应继续服药,密切监测。由于患者头痛症状未缓解,故加用甲磺酸倍他司汀片口服治疗。倍他司汀属新型组胺类药物,主要用于急性脑血管病,高血压所致的眩晕、头痛等。其对脑血管、心血管有扩张作用,显著增加心、脑及周围循环血流量,并降低全身血压,还具有轻微利尿作用。服用此药会出现口干、胃部不适、心悸、皮肤瘙痒等不良反应,有消化性溃疡患者应谨慎使用。

2013-12-30

患者今日病情稳定,未诉不适,精神、睡眠、饮食可。

查体:T 36.5℃,BP 118/75mmHg,双肺呼吸音清,未闻及干湿性啰音。心率70次/分,律齐,余查体同前。患者病情平稳,无头晕等不适,继续目前治疗,密切观察病情变化。

神经内科会诊建议行头颅CT或MR检查。

2013-12-31

患者今日病情稳定,未诉不适,精神、睡眠、饮食可。

查体:T 36.6℃,BP 116/83mmHg,双肺呼吸音清,未闻及干湿性啰音。心率71次/分,律齐,余查体同前。患者病情平稳,无头晕等不适。

头颅CT检查回报:未见明显异常。患者现病情好转,血压控制良好,无明显头晕等不适,现准予出院。

出院带药:

药品	剂量	频次	给药途径
阿司匹林肠溶片	100mg	1次/日	口服
富马酸比索洛尔	5mg	1次/日	口服
厄贝沙坦/氢氯噻嗪片	162.5mg	1次/日	口服
辛伐他汀片	20mg	1次/晚	口服

药物治疗总结

一、治疗过程

患者2年前体检时发现高血压,近7个月来无明显原因出现头晕,测血压最高可达160/120mmHg就诊于当地医院,给予口服药物治疗,上述症状仍间断出现而入院治疗。入院后查体及根据相关检查,初步诊断为:高血压3级,很高危;高脂血症。因此入院后给予厄贝沙坦/氢氯噻嗪、比索洛尔降压,阿司匹林肠溶片抗血小板聚集,辛伐他汀降脂,丹参多酚酸盐改善微循环,复合辅酶改善心肌代谢等综合治疗,同时完善相关检查。在治疗过程中,密切监测患者血压,了解换服降压药后血压控制情况;监测患者血脂。经上述治疗,患者情况基本稳定,出院恢复。

二、存在问题

患者有明确的高血压、高脂血症病史,此次共住院治疗7天,入院时HDL 1.08mmol/L,服用辛伐他汀片降脂治疗,出院前未复查血脂情况。

三、出院用药教育

1. 抗血小板治疗　阿司匹林肠溶片宜在饭后用温水送服,不可空腹服用。此药为肠溶片,必须整片吞服。如忘服阿司匹林片,下次服药时不要服用双倍的量。如服用过量,可出现水杨酸反应,轻度表现为头疼、耳鸣、恶心、呕吐、腹泻等。重度可出现血尿、抽搐、呼吸困难。常见的不良反应为胃肠道反应,如腹痛和胃肠道轻微出血、黑便,偶尔出现恶心,呕吐和腹泻。

2. 降压　厄贝沙坦/氢氯噻嗪属复合制剂降压药,服药后可出现头痛、眩晕、心悸、咳嗽等不良反应。可能会对肾功能有影响,应注意监测。如服用过量,可出现低血压、心动过速或心动过缓等。

富马酸比索洛尔适用于高血压、冠心病患者。可在早晨或进餐时用水服用,不应咀嚼。服药期间不可随意改变剂量、随意终止服药,如需停药,应每周逐渐将剂量减半停用。服用此药不可同时服用二氢吡啶类衍生物,其可增大降血压风险。如服用过量可出现心动过缓、低血压、低血糖等。

3. 降脂　辛伐他汀片用于降低血脂治疗。服药期间应定期检查血胆固醇和血肌酸磷酸激酶,辛伐他汀可使血氨基转移酶增高,如转氨酶增高达正常高限的3倍,或血肌酸磷酸激酶显著增高或有肌炎、胰腺炎表现时,应即刻停药。服用此药可出现胃肠道不适、头痛、头晕、视力模糊等不良反应。

四、健康教育

1. 调整饮食　日常注意低盐饮食,高血压患者每日的钠盐以不超过6g为宜。体内钠盐过多,可使血压反射性升高。适度补钙和钾,预防便秘诱发血压的增高。增加植物蛋白摄入,减少高脂、高胆固醇、高热量动物蛋白的摄入。

2. 加强锻炼、适度运动,避免劳累。

3. 调整情绪,避免易怒、紧张、焦虑等负面情绪引起血压波动。

4. 起居正常,晨起勿过快过猛,应稍清醒片刻,再缓慢坐起后下床,预防体位性低血压的发生。

5. 规律服药,定期复查,有不适随诊。

五、复查指标

1. 监测血压、心率变化。

2. 一个月复查血常规、肝功能、血脂。

第六节　典型疾病药物治疗举例

一、感染性疾病用药案例及分析

典型病例：

患者：男，52岁，因发热、胸痛、咳嗽半月，痰中带血7天入院。

患者有结核病史，经抗结核治疗病情稳定。半月前，因着凉感冒，咳嗽、发烧，自行服用抗感冒药及多种抗菌药均不见好转。7天前，高烧不退，咳痰且痰中带血。经在当地住院治疗不见好转遂转来本院。

患者呈急性病容。面红，呼吸急促、咳嗽频繁，有脓痰、量中等，痰中带血、色鲜红。体温39.5℃，心率98次/分钟，血压130/85mmHg。心电图正常。胸部CT显示：右侧毁损肺，有结核空洞及大片阴影，胸膜腔有液平。诊断：右肺继发感染、脓胸。

入院后，患者先后应用抗感染药物青霉素、左氧氟沙星等，同时进行对症、支持疗法；病情未见好转。血培养和药敏试验显示为耐药金黄色葡萄球菌和耐药铜绿假单胞菌混合感染，遂改用敏感的万古霉素、美罗培南治疗。3天后患者体温开始下降，一周后痰中血量减少，20天症状体征基本消失，患者出院。

药物治疗方案分析：

1. 感染性疾病（infectious diseases）的致病因素是有生命的病原体，在人体内的发生发展过程与其他致病因素引起的疾病有本质上的区别，感染性疾病的基本特征和临床特点是其他疾病所没有的。抗感染药物临床应用原则主要包括正确诊断，根据病原体特点选药，注意耐药性和二重感染的发生等。

2. 耐药菌感染的治疗难度很大，需要留取生物标本进行细菌培养，参照药敏实验结果选择敏感抗菌药物，采取适当的给药剂量足疗程治疗；如果药敏试验结果显示耐药菌对所用抗菌药物均耐药，应选择耐药率中介的抗菌药物联合应用，或选择不同类别的抗菌药物联合治疗。

3. 该患者是在陈旧结核病变部位发生的继发耐药菌感染混合感染。耐药金黄色葡萄球菌对青霉素类药物不敏感，因此，先前青霉素治疗无效；万古霉素为有效控制药物，改用万古霉素后感染得到有效控制。药敏实验显示，铜绿假单胞菌对左氧氟沙星等喹诺酮类药物高度耐药，对美罗培南等碳青霉烯类药物和庆大霉素敏感，考虑到万古霉素与氨基苷类药物均有肾毒性，二者合用会造成肾毒性的累加，故选用美罗培南。

4. 耐药菌感染对患者的危害很大，严重影响治疗效果，因此，应加强抗菌药物临床应用管理，遏制或延缓耐药菌的出现。

二、呼吸系统疾病用药案例及分析

典型病例：

患者：女，75岁，发热、咳嗽、咯痰伴喘2天，于下午3时入院。

患者有吸烟史40年，有慢性支气管炎史。2天前，因着凉感冒，发热、咳嗽、咯黏液性痰伴哮喘、呼吸困难，自行服用抗感冒药及平喘药不见好转入院。

患者一般状态良好,营养佳。呈急性病容,面红,呼吸急促、咳嗽,有黏液性痰、量中等。体温 38.5℃,心率 88 次/分钟,血压 135/85mmHg。听诊双肺有哮鸣音,CT 检查结果示:支气管炎,肺部感染。

诊断:慢性支气管炎急性发作,支气管哮喘。

入院后,患者先后口服对乙酰氨基酚退烧,静脉滴注氨溴索祛痰,静脉滴注头孢曲松抗感染及输液支持疗法。住院期间,医院未给予吸氧处置,患者自感缺氧难受,多次自行服用自备药氨茶碱,服后通气改善。次日晨,体温 37.5℃,心率 80 次/分钟,自述汗多、尿多,睡眠不好,身体虚弱。主治医师嘱继续按前一天医嘱用药。午饭后,患者因说话激动突然心脏骤停,经抢救无效死亡。

药物治疗方案分析:

1. 呼吸系统是机体进行气体交换的器官,咳、痰、喘是呼吸系统疾病的最常见症状,止咳、祛痰、平喘是最常用的治疗方法。

2. 该患者为慢性支气管炎急性发作,支气管哮喘,应及时对症治疗,可用止咳药镇咳,祛痰剂溴己新或氨溴索等祛痰,如有支气管痉挛,可用氨茶碱治疗。患者有肺部感染,予抗感染治疗以去除病因。

3. 氨茶碱系平喘药,具有直接松弛气道平滑肌、强心、利尿等作用。急性哮喘病例应用氨茶碱缓慢静脉注射,能缓解气道痉挛,改善通气功能。对慢性哮喘病例,茶碱通常用于预防发作和维持治疗。氨茶碱舒张支气管平滑肌的有效血浆浓度为 $10 \sim 20 \mu g/ml$,超过 $20 \mu g/ml$ 即可引起毒性反应,表现为恶心、呕吐、头痛、不安、失眠、易激动等,严重时可出现心律失常、精神失常、惊厥、昏迷,甚至出现呼吸、心搏停止而引起死亡。茶碱的生物利用度和消除速率个体差异较大,当应用相同剂量时,不同患者的血浆药物浓度可有较大差别,因此,应实施 TDM,及时调整用量以避免出现茶碱中毒反应。该患者系老年人,肝、肾功能衰退,药物代谢和排泄减慢,容易造成药物蓄积中毒。该患者自行用药,剂量很难估计,很可能达到了中毒剂量;哮喘本身可造成缺氧,医师对患者没有进行吸氧处置,氨茶碱的强心作用进一步增加了心肌的耗氧,缺血的心肌对药物更加敏感,从而使患者的体内药物浓度达到了中毒浓度,一经触发,造成猝死。

4. 临床药师建议　对老年患者要考虑综合性治疗措施,如果能给予吸氧,可能不会促使患者自行用药;因老年人生理功能的衰退影响药物的药效学和药动学,氨茶碱治疗窗窄,临床应用时应严格适应证、严格剂量,进行必要的 TDM,一经发现血药浓度超过治疗浓度,应立即停药并采取相应解救措施。

三、内分泌系统疾病用药案例及分析

典型病例:

患者,女性,33 岁。8 年前出现怕热、多汗、心慌、消瘦、乏力。在外院查甲功异常,诊断为甲状腺功能亢进。口服甲巯咪唑治疗 2 年后出现过敏反应,后中医治疗效果欠佳。于 3 年前住院治疗,选择甲状腺血管栓塞术疗法,症状有所缓解。后持续服用丙硫氧嘧啶、阿替洛尔及对症治疗。今年上述症状再次复发加重,伴大便次数增多,睡眠差再次就诊。

查体:体形瘦,甲状腺功能亢进面容,皮肤温暖潮湿,双眼裂增宽,眼球轻度突出。甲状腺 Ⅱ度增大,质中度硬,表面光滑,无结节及压痛,可随吞咽上下移动。未闻及血管性杂音。

心率 110 次/分钟,第一心音亢进。双手平举时细微震颤(+),腱反射亢进。辅助检查:血胆固醇下降,肝功异常,血常规正常。心电图提示窦性心动过速。专科检查:甲状腺 B 超示甲状腺弥漫性增大。甲状腺功能显示 TSH < 0.008μIU/ml,FT$_3$ 32.55pg/ml,FT$_4$ 7.77pg/ml,A-TG 1141IU/ml,A-TPO 600IU/ml。

入院诊断:甲状腺功能亢进。

治疗:行^{131}I 放射治疗,给予充足营养和休息,保肝治疗。

药物治疗方案分析:

1. 甲状腺功能亢进(hyperthyroidism,简称甲亢),是由多种原因引起血中甲状腺激素增多,并作用于全身组织器官所致的内分泌病,可有心慌、怕热、多汗、食量增多、消瘦、颈粗、突眼等一系列临床表现。甲状腺功能亢进的治疗方法包括:①手术切除;②放射治疗:抑制分泌功能或肿瘤生长发育;③药物治疗:用抗甲状腺药物(如硫脲类)抑制甲状腺激素的合成和释放;④抑制促激素的合成和分泌:如甲状腺激素抑制促甲状腺激素;⑤综合治疗。

2. 甲状腺功能亢进的治疗药物主要是硫脲类药物,包括甲巯咪唑、甲亢平、甲基硫氧嘧啶、丙硫氧嘧啶等,其作用是抑制甲状腺激素在甲状腺内的合成。治疗应从足量开始,病情控制后逐渐减药,总的服药时间需要 1~2 年以上。主要不良反应如皮疹、发热、关节痛、肝功能损害等,严重的可以引起白细胞减少甚至消失。因此在治疗过程中,要经常检查白细胞计数并积极处理。

3. 该患者为典型甲状腺功能亢进,病程较长(8 年),在多次用药物治疗不能完全控制症状的情况下,选用^{131}I 放射治疗。^{131}I 在甲状腺大量聚集,放出 β 及 γ 射线,破坏甲状腺组织。此法方便、安全,但治疗后症状消失慢,如剂量不当,一些患者治疗后可能发生永久性的甲状腺功能减低。

4. 临床药师用药教育　服药期间应当避免妊娠;禁止吃过多的含碘药物及食物;避免精神诱因,生活规律,劳逸结合,预防发病。

四、免疫系统疾病用药案例及分析

典型病例:

患者,女,26 岁,因急性阑尾炎入院,于早晨 4:00 实施阑尾切除术,术后肌内注射了青霉素 80 万 U(青霉素皮试阴性);上午 8:00,静脉滴注头孢拉啶 5.0g;下午 14:00,静脉滴注青霉素注射液 500 万 U;16:00,患者自述心前区不适、疼痛伴短暂抽搐,同日晚 20:00,再次静脉滴注青霉素 800 万 U,用药过程中,患者突然出现口唇发绀、面色苍白、口吐白沫、呼吸困难、四肢抽搐、循环衰竭、昏迷等症状;医护人员立即针刺人中穴、给氧、胸外心脏按摩、心脏三联针静脉注射、给予呼吸兴奋剂和地塞米松等药物,历时约 45 分钟,终因抢救无效死亡。

次日进行尸体剖验,发现死者口唇周围、手指、脚趾青紫,眼结膜点状出血,气管喉头(会厌部)充血水肿,气管内有大量淡黄色夹有血丝的黏性液体,肺水肿,肺叶间及肺底部散在点状出血;脑膜出血,脑水肿。血液药物分析检出大量青霉素和头孢拉啶,血液和支气管黏液免疫学检验发现 IgE、IL-4 和组胺含量严重超标,白细胞分类计数显示血嗜酸性粒细胞数量明显增加。

药物治疗方案分析:

1. 变态反应(allergy)又称过敏反应,是机体受到某些抗原刺激时,出现生理功能紊乱或组织细胞损伤的异常适应性免疫应答所致,其主要特征是具有明显个体差异和遗传背景。药物过敏性休克是全身过敏性反应的一种,诱发药物以青霉素最为常见,表现为呼吸困难、血压下降,抢救不及时可导致死亡。

2. 青霉素过敏性休克属于 I 型超敏反应,抗体是 IgE。接触青霉素类药物的机会是决定特异性 IgE 抗体水平高低的重要因素。反复接触青霉素类药物,能引起强烈的 IgE 抗体应答和对青霉素类药物的特应性反应。有些人第一次注射青霉素就出现了过敏反应,说明其以前对青霉素有"隐性接触"史,比如食用过含有青霉素的奶制品或肉类,吸入了含有青霉菌的空气,甚至皮肤上某些非致命菌也可产生少量青霉素。

3. 青霉素过敏性休克的抢救措施包括:①就地抢救:立即停药,使患者平卧,注意保暖,针刺人中。②立即皮下注射 0.1% 盐酸肾上腺素 0.5～1ml,如症状不缓解,可每隔半小时皮下或静脉注射 0.5ml,直至脱离危险期。③纠正缺氧改善呼吸:给予氧气吸入,当呼吸受抑制时,应立即进行人工呼吸,并肌内注射尼可刹米或洛贝林等呼吸兴奋剂。喉头水肿影响呼吸时,应立即准备气管插管或配合施行气管切开术。④抗过敏抗休克:立即给予地塞米松 5～10mg 静脉注射或用氢化可的松 200mg 加 5% 或 10% 葡萄糖注射液 500ml 静脉滴注,根据病情给予升压药物如多巴胺、间羟胺等。若患者心搏骤停,立即行胸外心脏挤压。⑤纠正酸中毒。⑥密切观察。

4. 该患者系青霉素过敏性休克死亡,患者术后用药及抢救不当与其死亡之间的联系不能排除。①在反复使用青霉素类药物期间,患者已于下午出现心前区不适、疼痛伴短暂抽搐等症状,但未引起医护人员的高度重视,并仍在患者状态不佳和饥饿情况下,于当晚继续静脉滴注青霉素。②青霉素皮试阴性的患者使用青霉素时仍可出现过敏反应。患者在首次注射青霉素之前进行了皮试且为阴性,但在此后又相继 1 次肌内注射,2 次静脉滴注青霉素,1 次静脉滴注与青霉素化学结构相似且有交叉过敏反应的头孢拉啶,增加了过敏性休克的危险因素。③青霉素过敏反应发生后,抢救措施不得当。

思考题:

1. 简述临床药物治疗学的基本概念及与其他学科的关系。
2. 药物治疗的一般原则有哪些?
3. 临床药师在药物治疗过程中的职责是什么?
4. 简述药历书写基本要求。

(张志清)

第九章　药源性疾病与药物急性中毒的处置

📚 学习要求

1. 掌握药源性疾病与药物急性中毒的基本概念。
2. 熟悉临床药师在药源性疾病与临床急性中毒防治中的作用。
3. 了解镇静催眠药物中毒的鉴别诊断和抢救治疗原则,了解一般中毒机制及药 (毒)物在机体内的变化规律。

药源性疾病(drug-induced diseases),又称药物诱发性疾病,指用药过程中,因药物本身的作用、药物相互作用以及药物使用引起的机体组织或器官发生功能性或器质性损害而出现的临床症状,是药物诱发的疾病或药物不良反应的后果,属于医源性疾病范畴。无论是临床医师还是临床药师,都应该在使用药物预防、诊断、治疗疾病的过程中,尽力避免药源性疾病发生。

中毒(poisoning)是指机体由于受到毒物的作用而引起组织功能损害或器质性改变后出现的疾病状态。包括农药中毒、化学药物中毒、中草药及植物中毒、金属与类金属中毒、工业气体与有机物中毒、动物伤害中毒、辐射中毒、军事毒剂中毒等,其中药物引起的急性中毒时有发生。在许多中毒事件中,一般发病急、病情重,若处理不及时或处理不当,会造成严重后果;尤其是某些有毒物质引起的损伤尚未被人们所认识,这给中毒的救治工作提出了更加艰巨的任务。为了对急性中毒事件及时实施有效处理,保护人民的身体健康,挽救患者生命,临床药师必须掌握和了解毒物、中毒与解毒的基本知识,以便更好地指导临床实践。

第一节　药源性疾病及其预防与处置

一、药源性疾病的分类

药源性疾病根据临床发病情况大致分为四类:

（一）量效关系密切型

其发生与用药剂量密切相关,一般容易预测。如氨基苷类抗生素引起的耳聋、抗凝血药引起的出血等。

（二）量效关系不密切型

与药物剂量和正常药理作用不相关,一般难预测。例如个别患者应用青霉素等药物会发生药物变态反应(俗称"过敏"),临床表现为皮疹、血管神经性水肿、过敏性休克等。

（三）长期用药致病型

如细菌耐药和长期使用激素突然停药的"反跳现象"。

（四）药后效应型

包括药物的致癌性、生殖毒性等。

目前也有根据药源性疾病的发生机制、病理和受害器官进行分类的。

按发生机制可以分为：①药物自身药理作用相关类，用药剂量决定病变损伤的严重程度，停止用药或减小剂量则能部分改善或完全恢复正常，是药源性疾病最常见的一种，发病率最高，了解药物的药理作用机制可以预测。②与促进微生物生长相关类，如广谱抗菌药物长期使用，抑制或杀灭了体内特别是肠道内敏感菌，使体内正常菌群平衡失调，导致耐药菌过度生长，从而引发各种继发的真菌感染及假膜性肠炎等。③与化学刺激相关类，与药物及赋形剂的刺激作用有关，如口服药物导致食道、胃肠黏膜损伤，注射药物引起的局部肿痛、静脉炎。④与遗传代谢障碍相关类，主要与家族遗传缺陷相关，如 6-磷酸葡萄糖脱氢酶(G-6-PD)缺陷者，服用磺胺类药物，即使很小剂量都可能引起溶血。⑤与遗传毒性相关类，如己烯雌酚，可损害人类基因，导致细胞分化异常而致癌，孕妇服用己烯雌酚可致婴儿先天畸形。

按病理表现分为：①功能性改变：如抗胆碱和神经节阻断药可引起无力性肠梗阻，利血平引起心动过缓等。②器质性改变：包括有炎症型(如各型药物性皮炎)、血管型(如药物变态反应发生的血管神经性水肿)、血管栓塞型(如血管造影剂引起的血管栓塞)、赘生型(如药物致癌变)等。

药源性疾病也常常按受损器官系统分类，如消化系统药源性疾病、呼吸系统药源性疾病、血液系统药源性疾病等。

二、引起药源性疾病的因素

药源性疾病不仅与使用药物的自身特点有关，如药物的药理作用，药物剂型，原、辅料性质及制剂工艺等；还与用药对象的因素，如患者的年龄、性别、饮食习惯、特异体质及特殊病例生理等有关；尤其是还与药品的使用有关。

任何药物使用不当，如药物剂量过大、疗程过长、滴注速度过快、用药途径错误、配伍不当、重复用药、忽视用药注意事项和禁忌证等，都可能引起药源性疾病。

（一）药物因素

1. 药物的性质　由于药物对作用靶点的选择性不强等原因，药物在治病的同时也会产生一些不良作用。如异烟肼、利福平治疗结核可能引起的肝损害，胰岛素治疗糖尿病引起低血糖症等。

2. 药物制剂　药物的安全性不仅和其主要成分有关，也与主要成分的分解产物等有关物质，以及制剂中的溶剂、稳定剂、色素、赋形剂等有关。如苯妥英钠注射液的溶剂丙二醇可引起低血压；防腐剂对羟基苯甲酸酯、色素柠檬黄可引起荨麻疹等。20 世纪 60 年代影响较大的澳大利亚癫痫患者"苯妥英钠中毒事件"，是制剂生产时将处方中的赋形剂硫酸钙改为乳糖，增加了苯妥英钠的生物利用度。

（二）患者因素

1. 年龄　药源性疾病的发生率与患者的年龄关系密切，在老年人和新生儿容易出现。小儿特别是新生儿，可能肝脏的解毒能力及肾脏的排泄能力尚未发育成熟，以及肝酶系统和血脑屏障等发育不全，易发生药物毒性反应。老年人的组织器官明显退化，还可能同时存在其他老年性疾病，药源性疾病的发生率较青壮年显著升高；肝肾功能减退的老年人，对药物的代谢消除能力减弱，容易造成药物在体内大量蓄积，还可能导致中毒死亡。

2. 性别　一般而言，女性药源性疾病的发生率高于男性。女性对地高辛、肝素和卡托普利等药物的不良反应较男性明显,由保泰松或氯霉素引起的粒细胞减少症为男性的 2 倍。

3. 遗传　药源性疾病存在着明显的种族因素,遗传是种族和个体差异的重要决定因素,遗传基因的差别造成人类对药物反应的差别。药源性疾病的种族和个体差异与受体、转运体及药物代谢酶的基因多态性等有关。卡马西平引起的皮肤反应在含人白细胞抗原等位基因 HLA-B * 1502 的患者中更容易发生,亚裔人携带该等位基因者比例较白种人高。

4. 饮食　药物与食物之间也可能存在相互作用,如日常生活中常用的饮料葡萄柚汁,因其影响肠及肝脏 CYP3A4 酶,可使免疫抑制剂环孢素 A 的血药浓度升高,引起严重的肾毒性,甚至肾衰竭。

(三) 药物使用因素

1. 剂量和疗程　万古霉素剂量过大会引起肾损害;庆大霉素剂量过大会引起耳聋;长期使用广谱抗菌药物,会导致菌群失调和真菌感染。糖皮质激素药物突然停药会出现“反跳”现象。

2. 药物联用　患者在接受治疗时,通常会有多种药物联合应用。有些药物合用可以提高疗效,但有些药物合用其治疗作用可能过度增强,或增加各自的毒副作用,导致危害机体而产生药源性疾病。如庆大霉素和利尿剂均有一定的耳毒性,单独短期应用时不显著,但合用时则毒性增强,导致听力减弱。

3. 注射剂溶媒选择及给药速度　注射剂溶媒种类和量选择不正确,导致药物不稳定或溶解不完全,可引起静脉炎和栓塞等。如静脉滴注氯化钾浓度过高、滴速过快,可引起胸闷甚至引起心脏停搏。

三、药源性疾病的诊断

药源性疾病是一种继发性疾病,是在一种或多种原发病治疗的基础上发生的。无论是患者叙述病史,还是医师询问病情,常常容易将药物引起的损害误认为原有疾病的加重或并发症。药源性疾病的非特异性和临床用药的多样性,也给药源性疾病的诊断带来了困难。药源性疾病的诊断方法主要有:

(一) 追溯用药史

医生和药师在诊疗过程中,应该常想到药物作为一种致病因子的可能性,仔细询问患者治疗疾病的过程,认真了解患者用药史是诊断药源性疾病的关键。

(二) 确定用药时间、剂量与症状发生的关系

从开始用药到发生反应或造成药源性疾病都有一个过程,这一段时间叫做药源性疾病的潜伏期,潜伏期长短不一。根据不同药源性疾病的潜伏期,确定用药时间与临床症状发生的关系密切与否是药源性疾病诊断的重要依据之一。

(三) 排除药物以外的因素

由于药源性疾病是在一种或多种原发病治疗的基础上发生的,因此在诊断时,要注意通过一定的诊疗方法排除原发疾病和其所致的并发症、继发症,以及患者的营养状况和环境因素造成的影响,才能确立药源性疾病的诊断。

(四) 进行必要的实验室检查和其他鉴别检查

嗜酸性粒细胞计数、皮试、致敏药物的免疫学检查、治疗药物监测(therapeutic drug monitoring,TDM)、药物不良反应的激发试验等都有助于疾病的诊断。体格检查、血液学和生化

学检查、器官系统的功能性检查、心电图、超声、X 线等检查为确定药源性疾病的受损器官、严重程度提供了依据，并可指导进一步治疗。

（五）进行流行病学调查

有些药源性疾病(尤以新药所致)在单个病例发生时，很难得出正确的诊断，而是要根据不良反应监测网络报告数据汇总分析，或经流行病学的调查分析后才能确定。

四、药源性疾病的预防

（一）重视药源性疾病的危害性

药物用好了是一种治疗手段，用不好就是一种致病的因素，临床选药要充分了解患者情况和药物特性，对易引起药源性疾病的药物，一方面应加强管理，同时要广泛宣传，避免患者未按医嘱用药或自行盲目用药，造成药源性疾病。

（二）坚持合理用药原则

不合理用药是引起药源性疾病的主要原因，用药要有明确的指征，选对适应证，避免禁忌证；尽可能用最少品种的药物达到治疗目的，联合用药时要排除药物之间相互作用可能引起的不良反应；根据所选药物的药效学与药动学特点，制定合理的用药方案。

（三）加强药源性疾病和药品不良反应监测

一个新药的临床试验，往往只是根据数百至数千人的试验结果来评估药物的有效性和安全性，往往由于试验时间较短，或试验未包括某些特殊人群，如孕妇、儿童、老年人及存在特殊基因突变的个体，副反应或不良反应常不易发现。氯霉素引起再生障碍性贫血、林可霉素可致出血性的肠炎、氟伐他汀诱发横纹肌溶解症等，都是在药品上市使用过程中通过不良反应监测发现的。因此要重视药品上市后的监测，在用药期间，密切观察患者病情和用药后的反应，及时监测和处理药品不良反应。

临床药师的职责之一，就是要及时了解患者用药过程中的药物反应，以便及时调整剂量或优化治疗方案。

五、药源性疾病的治疗

药源性疾病最有效的治疗就是及时停药，即去除病因。绝大多数轻型患者在停用相关药物后可以自愈或停止进展。

对于一些与剂量相关的药源性疾病的治疗，可采用静脉补液、利尿、导泻、洗胃、催吐，给予毒物吸附剂，以及血液透析等方法加速药物的排泄，延缓和减少药物吸收。利用药物的相互拮抗作用来降低药理活性，减轻药品不良反应，也是治疗药源性疾病的有效方法。

药物引起过敏性休克时，应立即让患者平卧、抬高下肢、吸氧、开放静脉通道，维持生命体征，同时用抗过敏的药物进行对症治疗；对药物引起的各种器官损害要采取相应的方法治疗。

以下是药师参与处理的一例卡马西平致药源性疾病。

患者，男性，57 岁，因脑外伤继发癫痫，服用卡马西平 0.1g，2 次/天。服用 12 天后，患者躯干部出现紫红色斑片，迅速扩张至面、颈部，同时口腔、眼、外生殖器的皮肤、黏膜出现糜烂，伴有高热来院就诊。医生怀疑不良反应立即停用卡马西平。2 天后在红斑部位出现水疱，水疱破溃后形成糜烂面。

诊断为卡马西平致中毒性表皮坏死松解症（toxic epidermal necrolysis，TEN），予以甲泼尼龙、头孢孟多酯钠、复方甘草酸苷、还原型谷胱甘肽、多烯磷脂酰胆碱、人免疫球蛋白等治疗。患者皮疹逐渐好转，1 个月后糜烂面基本痊愈。

第二节　毒物与毒物的毒性

一、毒物及其分类

（一）毒物

毒物（poison）是指在一定条件下，小剂量作用于机体，即能引起生物学系统有害反应，导致机体发生病理变化、损害机体功能，甚至能危害生命的物质。

毒物的概念不是绝对的，剂量是重要的因素。药理学家 William Withering 说过，"小剂量的毒物是最好的药物，而有效的药物用过了量也就成为毒物"。任何一种物质，只有达到中毒剂量时，才是毒物。临床应用的许多药物本身就是剧烈的毒物，如砷、汞、马钱子、乌头、天南星、洋金花等。

（二）毒物的分类

毒物按来源可分为毒素和毒药，毒素常指各种生物如植物、动物、真菌和细菌所产生的有毒物质；毒药是指人类人为制造的产物或副产物。毒物也可根据其物理状态、化学稳定性或活性、化学结构或毒性潜力等进行分类。

1. 按化学性质分类　可分为挥发性毒物、非挥发性有机毒物、杀虫剂与杀鼠剂、金属毒物、气体毒物以及水浸出毒物等。

2. 按毒物对机体的侵害情况分类　可分为腐蚀性毒物、毁坏性毒物、功能障碍性毒物等。

3. 按使用范围及用途分类

（1）工业性毒物：在工业生产中使用或产生的各种有害物质。它可能是原料、辅料、半成品、产品，也可能是废弃物、中间产物，或其中所含的有毒成分，可能是气体、液体或固体。

（2）农业性毒物：包括农药、化肥、除草剂、灭鼠药等。

（3）药物性毒物：包括麻醉药物、精神药物、强心苷等治疗指数较小，容易引起中毒的药物。

（4）植物性毒物：包括毒蕈、七叶一枝花、乌头、天南星等毒性较大的植物。

（5）动物性毒物：包括毒蛇、蜈蚣等有毒动物。

（6）细菌性毒物：包括腐败的食品产生的毒素等。

（7）日常生活性毒物：包括某些食物、洗涤剂、防腐剂、灭蟑药等。

二、毒物的毒性及其分级

毒物的剂量与反应之间的关系常用"毒性（toxicity）"这一概念来表示。毒性是指一种物质对机体产生损害的能力，其中也包括致癌、致突变和致畸的能力。通常将一次投给时该物质所产生的毒性称为急性毒性，该毒物毒性的大小常用引起动物致死量来表示。具体表示急性毒性的指标有最大耐受量（或浓度）、最小致死量（或浓度）、半数致死量（或浓度）、绝对致死量(或浓度)以及致死量(或浓度)等。其中最为常用表示毒性的指标是半数致死量(median lethal dose,LD_{50})或半数致死浓度(median lethal concentration,LC_{50})。

在评价药物或化学物质毒性大小时,人们常根据药物与化学物质对实验动物的标准毒性实验数据进行推算,或根据人们的临床经验以及其他理由对其中一些药物及化学物质的毒性进行分级或分类。

对于毒物的急性毒性分级,一般分为剧毒、高毒、中等毒和低毒四级。世界卫生组织推荐了一个分级标准,见表9-1。

表9-1 WHO 毒物急性毒性分级

毒性分级	大鼠1次经口 LD_{50}(mg/kg)	6只大鼠吸入4小时,死亡2~4只的浓度(ppm)	兔经皮 LD_{50}(mg/kg)	对人可能致死的估算量	
				g/kg	总量(g/60kg)
剧毒	<1	<10	<5	<0.05	0.1
高毒	1~	10~	5~	0.05~	3~
中等毒	50~	100~	44~	0.5~	30~
低毒	500~	1000~	350~	5~	250~

注:LD_{50}:半数致死量

第三节 中毒发生机制

一、中 毒

中毒(poisoning)是指机体由于受到毒物的作用而引起组织功能损害或器质性改变后出现的疾病状态。临床上根据起病的急缓、病程的长短以及临床表现不同可将中毒分为急性中毒、亚急性中毒和慢性中毒三类。

1. 急性中毒(acute intoxication) 大量毒物短时间内进入机体,很快出现中毒症状甚至死亡。通常是在1次或1个工作日内接触大量毒物而发病。其特点是:①发病快,病情变化迅速。②病程短,很难明确划分出潜伏期、前驱期、发作期和恢复期的界限。③经及时救治,一般预后良好。

2. 亚急性中毒(subacute intoxication) 常介于急、慢性中毒之间,如误食桐油可出现急性呕吐、腹泻、躁动、呼吸困难为急性中毒。若在食油中混有桐油,持续食用后,胃肠道症状较轻,4~30天后才出现全身症状,则属于亚急性中毒。

3. 慢性中毒(chronic intoxication) 小剂量毒物长期或反复进入机体,在体内积累到一定量后才出现中毒症状者,称慢性中毒。由于是长期受毒物的毒害所致,所以多见于职业中毒,如经常接触超过最高允许浓度的铅、锰、汞、苯等毒物,经数月,甚至数年才逐渐出现中毒症状。

此外,当毒物进入机体后,引起机体生物化学或生物物理方面的一定变化,如接触有机磷后,血液胆碱酯酶活性下降至正常值的90%~70%,但此时尚无中毒的临床表现,称为潜在性中毒。

毒物对机体作用的速度、强度等与毒物吸收的快慢和侵入机体的途径有关。毒物进入体内的主要途径有胃肠道、肺、皮肤、黏膜等,产生最大的毒性效应且作用最快的途径是毒物通过静脉途径直接入血,其他途径按作用效果依次为呼吸、腹膜内、皮下、肌内、皮内、消化道和皮肤。

二、中毒发生机制

毒物进入机体后,以原形或其代谢产物作用于靶器官,与一定的受体或细胞成分相结合而产生毒性作用。因此,探讨毒物对机体产生中毒作用的机制是防治中毒的重要理论基础。但中毒发生的机制涉及许多基础学科,如生理学、生物学、药理学、免疫学、病理学和分子生物学等多方面的知识。对某一毒物来说,往往在其中毒发生发展过程中,先后或同时有几种中毒机制同时存在。

（一）对酶系统的影响

酶是生命过程赖以进行的主要物质,但也是毒物通常作用的靶分子,毒物可使酶系统的结构发生破坏,其方式有以下四种主要途径。

1. 与酶蛋白的金属或活性中心起作用　酶的蛋白质部分是决定酶的特异性的部位,某些酶的蛋白质内有金属离子,如细胞色素氧化酶的铁,可通过氧化还原反应由 Fe^{2+} 变为 Fe^{3+} 而发挥作用,一氧化碳与氰化物都对细胞色素氧化酶起抑制作用,就是通过 Fe^{2+} 或 Fe^{3+} 的结合而使细胞发生窒息。

酶蛋白有许多功能基团,形成活性中心,如巯基（—SH）、羧基（—COOH）、羟基（—OH）、氨基（—NH$_2$）等,当这些活性中心受破坏或与毒物结合后,酶的活性即降低或完全失活。如许多重金属易与巯基结合,因而与体内巯基的酶系统有很强的亲和力,引起该类酶系统失活。

有机磷农药能抑制多种酶,但中毒主要是由于胆碱酯酶受抑制所致。它与胆碱酯酶结合成为磷酰化胆碱酯酶,从而使胆碱酯酶丧失活性,失去水解乙酰胆碱的能力,造成体内乙酰胆碱大量蓄积而导致一系列毒蕈碱样（M）中毒症状、烟碱样（N）中毒症状和中枢神经系统中毒症状。

2. 与酶的辅助因子结合而干扰正常代谢　典型例子是鼠药氟乙酰胺,进入体内后经体内代谢生成氟乙酸,氟乙酸与辅酶 A 结合,生成氟柠檬酸,干扰体内正常的三羧酸循环,使柠檬酸的氧化及能量生成受到抑制,主要损害心血管和中枢神经系统。

3. 酶的竞争性抑制　在三羧酸循环中,琥珀酸脱氢酶能被丙二酸抑制,因为琥珀酸的结构与丙二酸相似,后者代替琥珀酸与脱氢酶的结合,因而影响琥珀酸的正常氧化。

4. 与酶的激动剂结合　磷酸葡萄糖变位酶是生成和分解肝糖原的酶,其作用需要 Mg^{2+} 作为激动剂,氟离子能与 Mg^{2+} 形成复合物而使其丧失激动作用。因此当氟化物中毒时,磷酸葡萄糖变位酶活性将受抑制。

（二）对神经传导的影响

毒物可干扰神经突触与神经效应器之间冲动的传导。包括:①阻断正常神经递质的释放,使其不能作用于突触后膜的递质受体部位;②起假递质作用;③影响递质的合成、贮存、释放、再摄取等过程,或使有关的酶失活,从而改变了递质的正常浓度等,如肉毒杆菌的毒素能干扰运动神经肌肉接头处的乙酰胆碱释放,引起麻痹;有机磷中毒后引起周围神经性病变,表现为肢体麻痹。

（三）对血红蛋白功能的影响

大量的惰性气体存在时,可使空气中氧分压降低而造成窒息,如一氧化碳与血红蛋白结合后使其携氧功能受阻。亚硝酸盐、芳香族硝基及氨基化合物使血红蛋白的 $Fe^{2+} \rightarrow Fe^{3+}$,形成高铁血红蛋白,失去携氧功能,从而导致组织缺氧。某些含硫毒物可使红细胞膜损伤,引起溶血,使其失去运输氧的能力。

（四）对组织或器官的直接化学损伤

某些强酸强碱、酚类、强氧化剂、腐蚀性气体等常可以与所接触的组织或器官发生化学反应,从而引起如眼结膜、鼻、喉、气管、支气管、口腔黏膜、消化道及皮肤等直接损伤。

（五）对生物膜的影响

毒物可与细胞膜上的蛋白质或脂质反应,从而明显地改变膜的转运功能,影响细胞膜的完整性。此种作用干扰了多种与转运和细胞膜通透性有关的生理、生化功能,从而导致了广泛的中毒后果。

1. 对膜脂质过氧化作用 脂质过氧化是指膜上的多烯脂肪酸受到过氧化,产生酸败变性过程。某些毒物,在细胞内代谢过程中形成自由基,攻击不饱和脂肪酸,引起脂质过氧化。脂质过氧化作用的后果之一是线粒体肿胀及解体。

2. 对膜蛋白的作用 膜上的蛋白结构所担负的功能是多方面的,有些维持膜内外离子平衡与电位;有些具有载体的作用;有些是膜抗原的成分,决定细胞的某些免疫学特性;有些具有受体功能。生物膜上的这些蛋白质都可能受到毒物的作用,引起相应的毒性效应。如铅可抑制生物膜上的 Na^+-K^+-ATP 酶活性,使细胞内 Na^+ 潴留,产生细胞水肿。

3. 使膜结构及通透性改变 乙醚、氟烷、氯仿等有机溶剂和吸入性麻醉剂有强嗜脂性,积蓄于神经细胞膜后可干扰氧及营养物质进入细胞,使神经细胞不能发挥正常功能而出现麻醉状态。

（六）对 DNA 及 RNA 合成的影响

毒物对细胞遗传物质的作用主要包括引起基因突变和染色体畸变。基因突变主要是外来毒物与 DNA 的结合作用,包括共价结合和嵌入。一般分子较小的毒物常可与核酸链上的碱基发生共价结合,造成碱基对的损伤,大的分子则可嵌入核酸链中,干扰 DNA 和 RNA 的合成,从而使蛋白质的合成发生障碍,引起细胞生长的抑制、免疫抑制、突变和致畸等作用。

毒物也可以作用于细胞染色体,引起染色体数目改变,如染色体数目的增加或减少;或造成染色体结构改变,致使染色体发生断裂、缺失等畸变,产生严重后果。

（七）对机体免疫功能的影响

毒物对机体免疫功能的影响包括兴奋诱导和消退抑制两个方面的作用。

1. 兴奋诱导作用 许多毒物如某些农药以及药物可作为半抗原与人体蛋白相结合构成完全抗原,从而诱发抗原抗体反应。这些反应包括过敏反应、溶细胞型变态反应、抗原抗体免疫复合物型反应和细胞免疫或迟发型反应等。

2. 消退抑制作用 指体内免疫反应过程的某一环节或多环节发生障碍,因而不同程度地降低免疫水平,这包括一般免疫和特异免疫能力。许多大气污染物质如臭氧、二氧化硫、光化学烟雾等,均可使呼吸器官的巨噬细胞吞噬能力受损,黏膜纤毛的清除力下降,使机体抵抗力下降。

第四节　急性中毒的处置原则

发生急性中毒,即使尚未明确为何种毒物引起,均应立即按一般治疗原则组织抢救。总体治疗原则是维持生命体征及避免毒物继续作用于机体。因此必须把维持机体各系统的功能放在首位,并积极分析中毒原因,确定中毒物质,以利于选择特殊解毒剂和采取针对措施加速毒物的排除。

一、毒物的识别

毒物专家及临床医师和药师,对一些毒物的中毒典型症状进行了总结,部分症状明显的中毒一般在医院急诊室能迅速做出判断,特别是一些智能化的中毒咨询软件,可以根据中毒表现对中毒物进行推导,大大提高了急性中毒的确诊率。

但是,由于新的化合物不断出现,人们接触的物质越来越多,一些新化合物引起的中毒往往很难迅速判断。医院临床药师掌握一些快速毒物分析的方法,可以协助临床医生明确中毒原因,提高抢救效率。

某院急诊室曾在一小时左右突然接诊患者100余名,主诉胃部不适、呕吐、乏力,其中重症患者出现头晕头痛、心慌。经病史询问,来院者均参加了同一场婚宴,均是在宴会结束后1~2小时发病。急诊值班医师马上意识到这是一起急性中毒事件,迅速报告医院。医院立即增派值班医师和药师,根据患者呕吐、头晕头痛、心慌的临床症状及血钾普遍偏低的实验室检查结果,临床医师和药师会诊认为,系"瘦肉精"中毒的可能性大。立即进行催吐、补液促毒物排除,并采取补钾和心肌保护对症支持治疗,对重症患者进行心电监护。同时采集重症患者呕吐物和血样、尿样进行毒物分析,结果标本中检测到"瘦肉精"成分克伦特罗。常规处理后大部分症状较轻的患者均在当天出院,重症患者由于处理得当,症状均逐步好转,并陆续在48小时内出院。

此外,国内外均开发了一些中毒咨询数据库,可以查询化合物毒性作用及中毒后抢救方法。比较有影响的包括美国的有害物质数据库(hazardous substances data bank,HSDB)、中国预防医学科学院中毒控制中心的咨询系统、上海市化工职业病防治院开发的"化救通——化学事故技术援助数据系统"等。

上海市化工职业病防治院编制的"化救通",其数据库系统整合国内外权威数据库及出版物,包括了国内常见的5000余种化学品,每种化学品收载其应急概要、理化特性、健康医疗、毒理学、安全消防、环境危害等信息,以现场应急救治、院前急救及院内治疗为重点,提供给安全、消防、环保、卫生、医疗等领域使用。

湖南省毒物咨询中心开发的"药物中毒咨询及快速分析系统",是一个针对镇静催眠药物、非典型抗精神病药物、麻醉药品、降血糖药物、灭鼠剂、杀虫剂、重金属、亚硝酸盐等七大类200余种药(毒)物,集快速检测和中毒咨询于一体的应急救援系统。

二、毒物的排除

毒物的排除是指机体自身或在外界干预下,将体内的毒物及其代谢产物向机体外转运的过程,许多外源性物质在它们被排泄之前必须先被生物转化为水溶性更高的物质。

（一）毒物的主要排泄途径

1. 经肾排泄　肾脏是排出毒物的主要器官。毒物经肾排出有三种方式：

（1）肾小球滤过：肾小球毛细血管内皮细胞膜有较大的膜孔，通透性较大，故无论是水溶性还是脂溶性物质，只要其分子量小于69 000（白蛋白分子量）的物质都能通过肾小球滤过。其中极性化合物可经肾小管直接由尿排出。

（2）肾小管分泌：某些毒物能由肾小管的细胞分泌到尿中，再随尿排出。如水杨酸盐、氯噻嗪、奋乃静等。

（3）减少肾小管对毒物及其代谢产物的重吸收：影响肾小管内毒物及其代谢产物重吸收的一个重要因素是尿的 pH。弱酸性毒物流经肾小管时，若尿液呈酸性时，大部分毒物不离解，脂溶性大，易被重吸收。此时滴注碳酸氢钠注射液碱化尿液，可减少肾小管重吸收，有利于毒物排泄。反之针对弱碱性毒物可采取滴注葡萄糖、维生素 C 酸化尿液的措施。

此外，当尿流速增加时，可减少肾小管中毒物同血浆和间质液中游离毒物达到平衡的可利用时间，如用利尿剂后，就可显著增加毒物从肾脏的清除率。

2. 胆道排泄　胆道消除是外源性物质及其代谢物由粪便排泄最重要的来源。由胃肠道吸收入血的毒性物质在肝脏被代谢或发生生物转化，其产物可直接排入胆道。外源性物质和（或）它们的代谢产物随胆汁进入小肠，和粪便一起排出或再经过肝肠循环被重吸收。

3. 经呼吸道排出　经肺吸入体内的未分解的气体、麻醉性气体以及挥发性有机溶剂均能经呼吸道排出。经肺排泄的主要机制是简单扩散。毒物经肺排泄的速度主要决定于气体在血液中的溶解度、呼吸速度和流经肺部的血流速度。如在血液中溶解度较低的气体，排泄较快；而在血液中溶解度高的物质排出就慢。

4. 肠道排泄　许多粪便内的物质是直接从血液中被动扩散进入肠腔的。有时，肠道细胞快速的剥落可促进某些化学物质从粪便中排泄。肠道排泄是一种相对较慢的清除途径，仅适用于那些生物转化率低和（或）低肾清除率以及胆道清除率的物质。胃肠道未吸收的毒物也可随粪便排出体外。

5. 其他排泄途径　毒物可经乳腺排入乳汁，如有机碱类和亲脂性毒物，易从血浆扩散入乳腺管内，并在乳汁中浓集，授乳时可传递给婴儿；毒物也可以简单扩散方式经唾液腺、汗腺排出，如碘、溴、氟、汞等，可经此途径微量排出；头发和指甲可富集砷、汞、铅、锰等毒物。

（二）促进毒物排除的措施

1. 非食入性中毒的处理

（1）吸入性中毒：如氯气、一氧化碳，应立即脱离中毒现场，呼吸新鲜空气、吸氧，以排除呼吸道内残留毒气，及时吸出呼吸道分泌物，保持呼吸道通畅。

（2）接触性中毒：如有机磷农药等，应立即脱去污染的衣服，一般用清水清洗体表，特别应注意毛发、指（趾）甲缝内毒物的清洗。皮肤接触腐蚀性毒物者，冲洗时间要求达 15～30 分钟，并选择适当的中和液或解毒液冲洗。毒物污染眼内，必须立即用清水冲洗，至少 5 分钟，并滴入相应中和剂。

2. 食入性中毒的处理　绝大多数中毒为食入性中毒，排除毒物的方法有催吐、洗胃、灌肠、利尿和血液净化等。

（1）催吐：对神志清醒者，最好的方法是催吐。最简便易行的方法是压迫舌根或咽后壁。催吐可与洗胃结合进行，可嘱患者先喝适量温水或盐水，使之呕吐，反复进行，直到吐出液体变清为止。其他催吐的方法主要有药物催吐,但对中枢抑制药中毒以及处于休克和昏迷的患者禁用,对惊厥未控制者亦不宜用。药物催吐首选吐根糖浆,15~20ml加水100~200ml口服,一般在15~30分钟可呕吐,必要时可重复一次。其次为阿扑吗啡(不适用麻醉药物中毒),皮下注射,成人剂量为0.1mg/kg,同时口服温开水,3~5分钟即可出现呕吐,但副作用较多见,注射后要注意观察血压、呼吸等。

清除胃肠道尚未被吸收的毒物时,如果毒物属强酸、强碱类腐蚀性毒物,则不宜催吐洗胃。强酸中毒者以服用氢氧化铝凝胶或镁乳等弱碱性药物中和毒物,但忌用碳酸氢钠,因为这类溶液遇酸,产生二氧化碳,使者胃内胀气。强碱中毒以服用食醋或5%醋酸等弱酸性药物中和毒物,但碳酸盐类中毒忌用醋酸类。无论是强酸或强碱类中毒,均可服用加水鸡蛋清、牛奶或植物油200ml左右,既可稀释毒物又可保护胃肠道黏膜。

(2)洗胃:一般在服毒物后4~6小时内洗胃最为有效,超过4~6小时,毒物大多已吸收。但如果服毒量很大,或所服毒物存在胃-血-胃循环,尽管服毒超过6小时,仍然有需要洗胃的指征。但以下情况为洗胃的禁忌证:①深度昏迷,洗胃后可引起吸入性肺炎,严重者可导致呼吸心搏骤停;②强腐蚀剂中毒,有可能引起食道及胃穿孔;③挥发性烃类化合物(如汽油)口服中毒,反流吸入后可引起类脂质性肺炎;④休克患者血压尚未纠正者。上述禁忌证并不是绝对的,应根据具体情况而定。

(3)导泻及灌肠:对食入性中毒患者,除催吐及洗胃外,尚需导泻及灌肠,使已进入肠道的毒物尽快排出,常用泻剂为25%硫酸钠30~60ml或50%硫酸镁40~50ml,洗胃后由胃管注入。有中枢神经系统抑制时忌用硫酸镁。因为油类可增强斑蝥、酚类、磷和碘等的溶解度,促进毒物吸收,因此当这些毒物中毒时,不宜用油类泻剂。当毒物已引起严重腹泻时,则不必再导泻。

灌肠适用于毒物已服用数小时,而导泻尚未发生作用者。对抑制肠蠕动的毒物(如巴比妥类、吗啡类)及重金属中毒,灌肠尤为重要。灌肠用1%温肥皂水作高位连续清洗。使用药用炭加入灌肠液中,可使毒物吸附后排出,对腐蚀性毒物或患者极度虚弱时,导泻及灌肠应列为禁忌。

(4)利尿:大多数毒物可由肾脏排泄,因此强化利尿是加速毒物排泄的重要措施之一。通常采用的方法为静脉补液后给予静脉注射呋塞米20~40mg,但必须注意水与电解质的平衡,同时还应考虑心脏负荷等情况。经补液利尿后,一些水溶性强,与蛋白结合能力较低的化合物,容易从体内排出。如有肾功能衰竭,则不宜采用强化利尿。

(5)血液净化:对于毒物以吸收入血的中、重度中毒患者,往往伴有心、肾功能受损,催吐、洗胃和利尿等一般抢救治疗措施难以奏效。近年来,血液净化疗法在中毒抢救中的广泛应用使重症中毒患者的死亡率明显下降。血液净化的方法有腹膜透析、血液透析、血液灌流、血浆置换、全血置换等。

三、解毒药物的应用

解毒剂(toxicide)的应用,特别是当明确了中毒物质时,及时准确地应用特殊解毒剂,是提高中毒抢救成功率的关键。

(一)解毒剂的作用机制

1. 物理性解毒　通过吸附、沉淀等物理作用减少毒物的作用。如药用炭可吸附毒物;蛋清、牛奶可沉淀重金属盐等,并对黏膜起保护润滑作用。

2. 化学性解毒　通过化学反应,形成另外的化合物,使其毒性减小。如弱酸中和强碱,弱碱中和强酸;二巯基丙醇中的活性巯基,能夺取已与组织中酶系统结合的金属物,使其变成不易分解的络合物,从尿中排出体外。

3. 生理拮抗性解毒　通过拮抗毒物对机体生理功能的扰乱作用来减轻或消除毒物的毒性作用,例如,阿托品拮抗有机磷酸酯类所引起的毒蕈碱样作用;毛果芸香碱拮抗颠茄碱类中毒时发生的副交感神经兴奋作用;丙烯吗啡能迅速对抗吗啡类生物碱的中枢及呼吸抑制作用等。

（二）　一般解毒剂

此类解毒药物无特异性,解毒效果较差,但应用比较广泛。这类解毒药物通常是通过中和、沉淀、吸附、氧化、保护等作用方式来减少毒物的毒性。

1. 中和　皮肤黏膜接触的毒物或口服后未被吸收的毒物,采用中和的方法可使毒物灭活,如强酸可用弱碱性药物氧化镁、碳酸氢钠、石灰水上清液等予以中和,而强碱则可用弱酸食醋、3%醋酸溶液等予以中和。

2. 沉淀　采用沉淀剂使毒物发生沉淀,减少吸收,降低毒性。如牛奶、蛋清、鞣酸等可使重金属盐发生沉淀;25%硫酸钠与钡剂作用后生成不溶性硫酸钡;石灰水与草酸作用生成草酸钙;碘酊与奎宁、士的宁作用形成沉淀。

3. 吸附　药用炭吸附作用强,且其颗粒越小,表面积越大,吸附作用越强。它几乎能吸附所有药物或化学物质,无论是口服或其他途径中毒,及时口服药用炭都有清除毒物的作用。药用炭最好在药物中毒30分钟内应用,吸收缓慢的药物中毒后数小时内仍可应用。

4. 氧化　高锰酸钾、双氧水可使生物碱、氰化物、有机磷农药氧化而起解毒作用。高锰酸钾为强氧化剂,是急性药物中毒的常用洗胃剂,但其浓度过高有腐蚀和刺激作用,洗胃时一般用1∶1000～5000的浓度。高锰酸钾是含P＝O结构的有机磷农药(如敌敌畏等)的高效、速效解毒剂。但含有P＝S结构的硫代磷酸酯类有机磷中毒时不可用高锰酸钾洗胃,因高锰酸钾可将硫代磷酸酯氧化成毒性更强的氧化产物。

5. 黏膜保护　口服蛋清、牛奶、食用油、米汤、面糊等可在胃黏膜表面形成一层保护膜,使胃黏膜免受毒物刺激,并可延缓毒物的吸收。

（三）　特殊解毒剂

仅对某一种或某类毒物具有特异解毒作用的药物称为特殊解毒剂。此类解毒剂针对性强,解毒效果好,常用的特殊解毒剂有以下几类:

1. 金属中毒解毒剂　可与金属络合成稳定的金属络合物,促使其经肾排出,如依地酸二钠钙(CaNa₂EDTA)、二乙撑三胺五醋酸(DTPA)、羟乙基乙烯双氨三乙酸(HEDTA);或含有活性巯基(—SH),可与多种金属形成络合物经肾排出,并可夺取已与酶结合的重金属,使酶恢复活性,如二巯基丙醇(BAL)、二巯基丙磺酸钠(Na-DMPS)等。

2. 高铁血红蛋白解毒剂　许多工业毒物(如苯胺、硝基苯等多种染料)、药物(如伯氨喹啉、磺胺类、非那西汀、亚硝酸盐等)和含亚硝酸盐的植物中毒,均能使正常血红蛋白的二价铁变成为三价铁,产生高铁血红蛋白,使血红蛋白失去携氧能力,并阻止正常氧合血红蛋白中氧的释放,导致机体缺氧、发绀。高铁血红蛋白解毒剂能使高铁血红蛋白还原成正常血红蛋白而恢复携氧能力,常用的有亚甲蓝、维生素C等。亚甲蓝在体内被还原型辅酶Ⅰ脱氢酶还原成还原型亚甲蓝,还原型亚甲蓝可使高铁血红蛋白还原成血红蛋白,恢复携氧能力;维生素 C 可用于治疗轻度高铁血红蛋白患者,或作为重度高铁血红蛋白患者的辅助治疗。

3. 氰化物中毒解毒剂　氰化物在体内代谢过程中能产生氰离子(CN^-),CN^-能抑制 40 多种酶的活性。如 CN^- 与细胞色素氧化酶中的三价铁结合后,由于亲和力较强,可阻止三价铁还原,使细胞色素氧化酶失去活性,引起细胞内窒息而产生神经系统及全身各组织缺氧。这类中毒的特殊解毒剂常用的有亚硝酸盐-硫代硫酸钠联合应用、羟基钴维生素、氯钴维生素、依地酸二钴、高渗葡萄糖等。亚硝酸盐-硫代硫酸钠法是先吸入亚硝酸异戊酯,随即静脉注射亚硝酸钠,使机体产生一定量的高铁血红蛋白,高铁血红蛋白与血液内氰化物络合成氰化高铁血红蛋白。随即再静注硫代硫酸钠,硫代硫酸钠在体内硫氰酸酶的作用下,能使血中 CN^- 及高铁血红蛋白结合的 CN^- 转变为毒性较低的硫氰酸盐排出体外。

4. 有机磷农药解毒剂　有机磷农药进入体内后,与胆碱酯酶结合成磷酰化胆碱酯酶,使其失去分解乙酰胆碱的能力,引起乙酰胆碱在体内积蓄而产生中毒。这类解毒剂有抗胆碱能剂(如阿托品、戊乙奎醚、山莨菪碱、东莨菪碱等)和胆碱酯酶复活剂(如氯解磷定、碘解磷定等)。抗胆碱能剂的作用是拮抗乙酰胆碱对副交感神经和中枢神经系统的作用,消除或减轻毒蕈样症状。胆碱酯酶复活剂与磷酰化胆碱酯酶形成共价结合,生成复合物,然后再裂解,使胆碱酯酶能重新游离出来,恢复其活性。而且复活剂还可直接与有机磷酸酯类结合,使之不能发挥毒性作用。

5. 有机氟农药解毒剂　有机氟农药进入体内分解成氟乙酸,与三磷酸腺苷和辅酶 A 作用,生成氟乙酰辅酶 A,然后再与草酰乙酸作用生成氟柠檬酸,它是乌头酸酶竞争性抑制剂,造成体内柠檬酸积蓄,从而阻断了三羧酸循环的正常进行,导致细胞不能正常代谢而中毒。此类中毒的特殊解毒剂有乙酰胺、甘油乙酸酯、乙醇等。乙酰胺在体内可与氟乙酰胺竞争酰胺酶,乙酰胺夺得酰胺酶后,氟乙酰胺则不能脱氨生成氟乙酸,无法干扰三羧酸循环,起到解毒作用。

6. 其他特效解毒剂　颠茄类中毒可用毒扁豆碱、新斯的明、毛果芸香碱;阿片类中毒可用盐酸丙烯吗啡、纳洛酮;肝素中毒可用硫酸鱼精蛋白;硫酸钡中毒可用硫酸钠;苯二氮䓬类镇静催眠药中毒可用氟马西尼;双香豆素类中毒可用维生素 K 等。

第五节　药源性疾病与药物急性中毒的处置举例

尽管近年来,国家和行业采取了多方面的措施,来控制药源性疾病及中毒事件。但临床上仍然存在药源性疾病及急性中毒事件发生,无论是临床医师还是临床药师,不可避免地需要应对药源性疾病及急性中毒事件。

一、药源性疾病的处置举例

临床常见的药源性疾病包括:药源性肝损伤、药源性肾损伤、药源性血液系统疾病等。药源性肝损伤(drug-induced liver injury,DILI)是指在治疗过程中由于药物或其代谢产物引起的肝细胞毒性损害,或肝脏对药物及其代谢物过敏反应所致疾病。在美国,DILI 可占所有住院黄疸患者的 2% ~5% ,占急性肝炎住院患者的 10% 。DILI 是急性肝功能衰竭的最主要原因。

以下列举一例药源性肝损害的诊断和处理过程。

患者,女,35岁,因车祸多发伤,左侧颅骨及左侧肋骨骨折,入住某市中心医院。住院过程中为控制精神症状,曾较大剂量使用氯丙嗪、苯妥英钠等药物。同时为控制感染使用了多种抗菌药物,如头孢他啶、左氧氟沙星等。住院1个月后病情平稳出院。

患者出院4天后,出现皮肤、巩膜黄染,尿黄,且症状加重,伴饮食不振、腹胀、便次增多、便稀溏,无发热、腹痛、消瘦、黑便、血便等不适。考虑患者既往无慢性病史,无肝脏病史,无饮酒史,无输血史,用药后才出现上述症状。根据我国DILI诊断标准,诊断为由药物引起肝脏损伤。药师仔细查看了患者外伤住院以来曾经使用过的药物,认为其中的苯妥英钠、氯丙嗪、头孢他啶和左氧氟沙星均可引起胆汁淤积性黄疸。

因此,对患者采取了保肝、退黄、降酶治疗,其中保肝降酶治疗的药物有还原型谷胱甘肽、异甘草酸镁、多烯磷脂酰胆碱和硫普罗宁,同时补充维生素C、维生素K_1和复合维生素B。因患者胆汁淤积明显,给予腺苷蛋氨酸注射剂和熊去氧胆酸口服退黄治疗。1周后患者的各项指标虽略有下降,但治疗效果有限,给予白蛋白置换治疗。血浆白蛋白置换后肝功能改善明显,各项生化指标明显改善。这期间继续给予保肝、退黄、降酶治疗。

药师考虑该患者用药品种过多,时间长,即使是保肝药也会加重肝脏的负担,有必要对用药进行精简。根据个体化用药原则,建议该患者选用异甘草酸镁和熊去氧胆酸。异甘草酸镁有较强的抗炎、保护肝细胞膜、改善胆红素代谢、抗肝纤维化等作用,能抑制肝脏对皮质激素的还原代谢,从而使类固醇激素的作用增强,显示出抗炎作用,其控制肝脏炎症、降酶、退黄作用可靠;患者无胆梗阻,属小胆管炎性胆汁淤积且谷氨酸转肽酶(glutamate transpeptidase,GGT)较高,故选用熊去氧胆酸改善胆汁淤积。医生采纳了简化用药方案。1周后患者检查各项指标改善明显,继续观察1周后,肝功能各项指标趋于正常。出院2个月后随访,患者肝功能各项指标恢复正常,黄疸完全消退。

二、药物急性中毒的处置举例

临床最常见急性中毒案例包括镇静催眠药物、抗精神病药物、鼠药、农药和重金属中毒。药师在中毒抢救过程中,可以借助药物咨询系统软件及体内药物分析手段,协助临床确定中毒物及中毒程度,寻找解毒药物。

苯二氮䓬类是临床应用最多的一类镇静催眠药物。中毒原因多数是自杀或误服过量,其次为犯罪分子在作案时投入茶水或饮料中引起中毒。近年来一些镇静催眠或安神补脑的中药制剂中掺入该类药物,由于加入剂量不一致,缺乏质量控制标准,容易引起中毒事件发生。

(一) 诊断依据

患者服药史及临床表现,如突然出现昏睡、肌张力低下等。

药师对血样的定性定量分析可以作为苯二氮䓬类中毒的客观依据,并可判断中毒的严重程度,提供抢救与治疗方案。

注射氟马西尼,如系苯二氮䓬类中毒者,注射氟马西尼后患者立即有反应或清醒,可以作为诊断依据。

(二) 抢救与治疗

1. 清除毒物 可用1:5000高锰酸钾溶液洗胃,及用15~30g硫酸钠导泻。

2. 促进排泄 可用5%葡萄糖500~1000ml加入维生素C 2.5~5g静脉滴注。并给予呋塞米 20~40mg 肌内或静脉注射。

3. 维持呼吸　呼吸抑制时,可给氧、人工呼吸、适时给予呼吸兴奋药。

4. 应用特殊解毒药物

(1)纳洛酮:纳洛酮主要通过兴奋交感-肾上腺髓质系统,增强儿茶酚胺类物质的作用,改善细胞 ATP 代谢,使细胞内 cAMP 水平增高,降低血乳酸水平,稳定细胞膜,保护细胞功能,解救 β-内啡肽对 PGE1 兴奋循环与呼吸的抑制作用,兴奋心肌增加心排血量,改善呼吸。同时,能迅速通过血-脑脊液屏障,竞争性地阻止吗啡样物质与受体结合,表现出较强的催醒和解除镇静催眠药对呼吸、循环的抑制作用,从而有效地改善患者的呼吸和心血管功能。

(2)胞磷胆碱:是脑代谢激动剂,通过促进卵磷脂的合成而促进脑组织代谢,并降低脑血管阻力,增加脑血流,改善大脑物质代谢,从而改善大脑功能,同时,又能增强脑干网状结构上行激活系统的功能,促进苏醒。

(3)氟马西尼:为苯二氮䓬特异性拮抗剂,竞争性与受体结合,从而拮抗苯二氮䓬类药物的作用。氟马西尼起效快,但作用时间短,可多次重复给药。

5. 透析治疗　对于大剂量严重中毒且血中浓度已超过致死量的患者可以采用腹膜透析或血液透析除去药物。过去多数文献认为该类药物由于脂溶性高透析效果不好,不主张使用,但通过对透析患者透出液中地西泮浓度的测定发现,透出率较高,因此严重中毒者仍可以采用。

(三)临床实例

实例1:老年男性患者,有多年高血压史,有一天反常昏睡至中午未醒。被送至医院急诊室,根据患者病史,怀疑脑血管意外,经 CT、磁共振等检查排除。进一步询问家属得知患者睡眠一直不好,长期服用地西泮,立即抽血进行毒物分析,结果地西泮血药浓度达 3.2μg/ml,诊断为地西泮中毒。患者中毒浓度较高,且考虑到患者年龄较大,药师建议进行血液透析。该患者经两次血液透析,并结合输液等常规救治后苏醒。自诉因长期失眠等疾病困扰,萌发自杀念头,一次服下地西泮 10 余片。由于及时诊断系地西泮中毒,且血药浓度较高,采取了血液透析等有效措施而挽救了患者生命。

实例2:某专科学校女学生,19 岁,在宿舍昏睡一天未醒,傍晚被同学送至医院急诊室。经抽血进行毒物分析,患者血浆中检测到地西泮,血药浓度为 1.4μg/ml,立即注射氟马西尼0.2mg,患者出现短暂清醒后又昏睡。考虑到血药浓度只是稍超过中毒浓度,且患者年轻,体质较好。药师建议采取滴注葡萄糖加维生素 C 等,利尿促进毒物排泄,监护生命指征。第二天上午患者完全清醒,自诉由于与男朋友分手想不开,而服毒自杀。

思考题:

1. 谈谈药源性疾病与药物不良反应的关系。

2. 医院药师的工作重心正在从以药品为中心,向同时关注药品及患者使用药品后的反应转移,试想作为一名临床药师,在实际工作中应如何评估和避免药源性疾病发生。

3. 最近我国发生多起"瘦肉精"中毒事件。请搜集有关资料,阐述主要中毒症状及抢救措施。

(张毕奎)

第十章　药物临床研究

学习要求

1. 掌握药物临床研究的意义与规范性管理原则。
2. 熟悉药物临床研究的基本内容与方法。
3. 了解药物临床研究的基本知识和基本方法。

药品是与人的生命、健康密切相关的特殊商品,对人类社会的发展有着重大的作用。药物治疗也是迄今为止,医师与药师在疾病处理中最常用的方法,而药品则是防病治病的最常用武器。由于药品的特性,尤其是其与生命的关联性和作用的两重性,其安全性与有效性备受关注。在药品发现和研究开发早期,药学专业技术人员就在实验室、实验动物等水平上,对每一个研究开发对象进行了严格的筛选和评价,通过临床前的药学研究、药理学研究、毒理学研究,初步证明了研究开发对象的安全性与有效性。但在上市前,药品的安全性与有效性还必须在人体内进行测试,即临床研究,以确保上市的药物是安全和有效的。药品进行临床研究,是全世界药学研究者共同遵守的准则。临床研究提供的信息,也为药品的临床应用打下了基础。本章将重点介绍药物临床研究的基本要求与基本方法,帮助临床药学工作者在收集与评价临床药物应用信息时具有基本的标准与思路,以可靠的临床研究证据进行药物治疗实践。

第一节　新药临床研究的重要性与规范性

药物临床研究包括新药临床研究和药品上市后再评价。其中,新药临床研究(clinical study)包括临床试验(clinical trial)和生物等效性试验(bioequivalence trial)。这是新品种研发是否成功或是否能保证新品种在人体内的安全性与有效性的重要研究内容,是药品研发的关键环节。由于药品都存在不同程度的毒副作用,甚至毒性,按照目前我国对药物临床试验的管理要求,新药必须经过国家食品药品监督管理总局(China Food and Drug Administration,CFDA)批准后方可开展临床研究,且应该严格遵循《药物临床试验质量管理规范》(Good Clinical Practice,GCP)的要求。药品上市后再评价(post marketing drug evaluation)是以安全、有效、经济、适当的合理用药指标,对已批准上市的药品,在广泛人群中应用的情况做出进一步地科学评价,以加深对该药品的认识,探索该药品的合理应用方法的研究工作。

临床试验是指任何在人体(患者或健康志愿者)进行药物的系统性研究,以证实或揭示试验药物的作用、不良反应及(或)试验药物的吸收、分布、代谢和排泄,目的是确定试验药物的疗效与安全性。

生物等效性试验是以人为受试者评价两种或两种以上药物临床效应是否一致的临床研究,通常是受试药物与已上市药物进行比较。生物等效性试验可以选择临床试验或临床药动学方法进行。以临床药动学方法进行的生物等效性试验又被称为生物利用度试验(bioavailability trial)。生物利用度(bioavailability)是指制剂中药物被吸收进入体循环的速度与程度。

一、新药临床研究的重要性

新药临床研究是新药研究开发的必经阶段,其研究资料和结果不仅是药品监督管理部门进行新药审批的重要内容和关键依据,也是药品临床应用信息的最重要来源。新药临床研究的重要性,是因为药物的最基本属性——安全性和有效性最终都需要通过临床试验来检验。

尽管在临床研究之前,药物的安全性和有效性已经在动物(包括小型动物,如小鼠、大鼠、兔子等,大型动物,如 Beagle 狗等)体内得到验证,然而实验动物与人在生物学特性上存在差异,即:动物体内安全有效的药物在人体内未必有效,甚至有严重毒性,这也决定了临床研究的必要性。因此,动物实验和体外实验不能代替临床试验,必须通过严密的科学设计和严谨的临床研究,才能对药物的有效性和安全性得出可靠的结论。

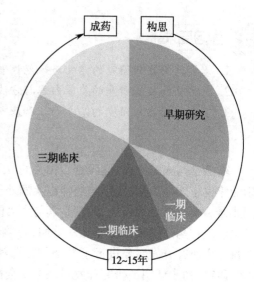

图 10-1 药品研发周期

二、新药临床研究的管理体系及其发展

人类在药物发展过程中所经历的沉痛教训,使人们逐步认识到一个新药上市前,必须经过科学的、规范的药物临床研究,以充分证明和评价其安全性和有效性,这对于保障人的生命健康至关重要。也正是对药物安全性和有效性认识的不断深入,使得世界各国新药临床研究管理法规、监督管理体系及其伦理学不断发展和完善。

目前,世界各国政府及其药品监督管理部门均以 GCP 的法规形式具体管理新药临床研究,以保障受试者的安全与研究结果的可靠,从而保证上市药品的安全性与有效性。

新药临床研究的管理体系及其伦理学的发展大致经历了三个时期。

第一个时期(20 世纪初到 60 年代)是新药临床研究管理体系与伦理学初步形成的时期。1938 年的磺胺事件催生了相关法令的出台。美国国会于 1906 年通过了食品药品法《药政法规》,该法规对药品管理不够严格。1935 年药学家们发现了磺胺的抗菌作用,各种磺胺片剂、胶囊相继问世。1937 年美国 Massengill 公司的主任药师瓦特金斯(Harold Watkins)为使小儿服用方便,用二甘醇和水作溶媒,配制了色、香、味俱全的口服液体制剂,该制剂当时未做动物实验(当时美国法律是允许的)。1938 年磺胺醑剂造成 107 人中毒死亡。后来动物试验证明磺胺本身并无毒性,而造成中毒死亡的是工业用的二甘醇。美国联邦法院以在醑剂中用二甘醇代替酒精,掺假及贴假标签为由,对该制药公司罚款 1688 美元,主任药剂师瓦特金斯也在内疚和绝望中自杀。同年 6 月 1 日,美国国会通过了由美国食品药品监督管理局(Food and Drug Administration,FDA)强制实施的《食品、药品和化妆品法》,规定药品上市前必须进行安全性临床试验,并通过"新药审批"程序提交安全性临床试验结果。这也是全球第一个要求药品在销售前进行临床科学试验的法律。1946 年纽伦堡审判,德国纳粹医生利用人体实验和优生之名,通过人体实验杀死 600 万犹太人、战俘和其他无辜者。二战后在纽伦堡正式成立的国际法庭,从 1946 年 12 月 9 日开始,对 23 名医学战犯进行了审判,并且纽伦堡法庭制定了国际上进行人体试验伦理方面的第一部规章,即《纽伦堡法典》,作为人体试验的基本原则。20 世纪 60 年代发生的"反应停"事件,即药品生产厂家刻意隐瞒了该药的安全性试验结果,将药品直接给患者使用,造成大量的不良反应报导。此事件引起了美国社会对药品安全立法的关注,促成了食品药品修正案[科沃夫-合里斯(Kafarver-Harris)修正案]在国会参众两院全票通过。1962 年 10 月 10 日,正式成为美国法律。两年后,1964 年6 月,《世界医学协会赫尔辛基宣言》(简称《赫尔辛基宣言》),在第 18 届世界医学协会联合大会中被采用,该宣言制定了涉及人体对象医学研究的道德原则,是一份包括以人作为受试对象的生物医学研究的伦理原则和限制条件的国际文件,比《纽伦堡法典》更加全面、具体和完善。

第二个时期(20 世纪 70 年代至 80 年代)是规范化和法制化的管理体系与形成的时期。20 世纪 70 年代,一些发达国家逐步发现了药物临床试验中方法科学性、数据可靠性及伦理道德等方面存在的各种问题。1970 年,美国食品药品监督管理局制定并公布了《药物临床试验的技术指导手册——完善和良好的对照试验》,这是全球第一个药物临床试验质量管理规范。1974 年,美国国会任命了一个国家委员会,以审核临床研究的基本原则和伦理问题,并提出了临床研究中的三条伦理学原则,即自主性原则、受益性原则和公正性原则。1975 年第 29 届世界医学协会联合大会修订了《赫尔辛基宣言》,详细规定了涉及人体试验必须遵循的原则,即必须把受试者或患者利益放在首位,对药物临床试验的全过程进行严格质量控制,以确保受试者或患者的权益受到保护。在此时期,美国、韩国、当时的欧共体、日本、加拿大、澳大利亚等国先后制定和颁布了各自的药物临床试验质量管理规范,使世界药物临床试验进入了一个法制化管理的新时期。

第三个时期(20 世纪 90 年代至今)是国际统一标准逐步形成的时期。20 世纪 90 年代初,世界卫生组织(World Health Organization,WHO)根据各国药物临床试验质量管理规范,制定了适用于各成员国的《WHO 药物临床试验规范指导原则》。由美国 FDA 联合欧洲、日本等地区和国家相关管理部门与专业协会发起的人用药物注册技术要求国际协调会(International Conference on Harmonization of Technical Requirements for Registration of Pharmaceuticals for Human Use,ICH)于 1990 年在比利时布鲁塞尔召开了第一次大会,共同商讨统一的GCP 国际标准,并提出第一版草稿,此后又经过四次修改,自 1997 年 1 月起"人用药品注册技术要求国际协调会议-临床试验质量管理规范"(ICH-GCP,International Conference on Harmonization of Technical Requirements for Registration of Pharmaceuticals for Human Use-Good Clinical Practice)正式颁布实行。目前世界各国的药物临床试验,特别是国际多中心临床试验,均以 WHO 和 ICH 的药物临床试验规范指导原则为参照标准,《赫尔辛基宣言》至今也经过六次修订,成为全世界药物临床研究共同遵循的伦理原则,至此,全世界的药物临床试验规范化管理进入了国际统一标准的时期。

我国目前实施的《药品注册管理办法》为 2007 年版,规定完成一次新药的研究开发需要有两次注册申请:第一次注册申请即是药品注册申请人在临床前药学研究、药理毒理研究结束后,向 CFDA 提交药物临床研究的注册申请,注册获准即可获得 CFDA 签发的药物临床试验批件;完成临床试验后,药品注册申请人可以第二次注册申请,以获取新药证书与药品批准文号。

伴随着《药品注册管理办法》的不断完善,我国新药的临床研究也逐渐规范。1998年3月2日,我国《药品临床试验管理规范》(试行)颁布,并于1999年9月1日正式实施。2003年9月1日重新颁布并更名为《药物临床试验质量管理规范》。我国现行GCP的制定,参照了WHO和ICH的药物临床试验规范指导原则,其中各项要求结合了中国现阶段新药临床研究的具体情况,基本实现与国际接轨。

第二节　新药临床研究的基本内容与基本要求

目前,我国新药临床试验分Ⅰ、Ⅱ、Ⅲ、Ⅳ期进行,逐步开展,逐渐深入。无论哪个类别的新药申请生产注册,一般来说,均应当进行临床试验。仿制药申请和补充申请,根据《药品注册管理办法》(局令第28号)附件规定进行临床试验。在菌毒种选种阶段制备的疫苗或者其他特殊药物,确无合适的动物模型且实验室无法评价其疗效的,在保证受试者安全的前提下,可以向CFDA申请进行临床试验。

试验方案(protocol)是叙述试验背景、试验目的、试验设计、试验方法、试验组织等内容的临床研究文件。设计科学的临床试验方案是对药品进行有效性、安全性评价的可靠保证。因此,临床试验开始前必须制定临床试验方案。试验方案必须由参加试验的主要研究者、研究机构和申办者签章并注明日期。试验方案经临床试验机构伦理委员会审查批准后方可实施。

目前,我国新药各期临床试验的目的、内容及要求简述如下。

一、新药Ⅰ期临床试验的基本内容与基本要求

Ⅰ期临床试验(phase Ⅰ clinical trial)是初步的临床药理学及人体安全性评价试验。观察人体对于新药的耐受程度和药物在人体的初步药动学特征,为制定给药方案提供依据。通常采用开放试验方法,即受试者和试验人员均事先知道所服用的药物是什么。

Ⅰ期临床试验是新药在人体进行试验的起始期,是新药研究开发中安全性风险最大的阶段,2006年3月发生的"诺斯威克公园事件",又一次警示研究者对Ⅰ期临床试验的风险必须加以足够的重视。我国GCP要求,Ⅰ期临床试验必须在经过卫计委与CFDA共同确认、批准的,拥有Ⅰ期临床试验资格的国家药物临床试验机构内进行;必须由有经验的临床药动学相关专业背景的人员和医师根据药动学和药效学研究结果进行周密的试验设计;必须由上述专业人员和经过培训的护师具体实施。

Ⅰ期临床试验分为两个阶段进行,第一阶段为人体耐受性试验,确定安全剂量,第二阶段为人体药动学研究,第二阶段必须在人体耐受性试验完成后方可开始进行。

Ⅰ期临床试验原则上在健康志愿者中进行。特殊情况可选用合适的患者作为受试对象,如具有明显细胞毒作用的抗癌药物。受试者例数要求在20~30例。

人体耐受性试验的目的是研究人体对药物的耐受程度。试验剂量确定、受试者分组、观察指标确定及试验步骤是影响结果的主要因素,将在后期的有关课程详细讨论。

Ⅰ期临床试验时完成的临床药动学研究是了解药物在人体内的吸收、分布、代谢与排泄

的规律,为制定合理的给药方案提供依据。通常需进行高、中、低3个剂量单剂量给药试验。对临床需多次应用的药物,尚需进行多次给药后的药动学研究。口服制剂还需要考察饮食对药动学的影响。临床药动学研究中,生物样品通常为血浆、全血或尿,生物样品中药物及其代谢产物的分析检测方法建立,是研究工作的基础,要求方法能灵敏、专一测定药物及其代谢产物,方法评价的考察指标包括:①特异性;②标准曲线和定量范围;③定量下限;④精密度与准确度;⑤样品稳定性;⑥提取回收率;⑦基质效应;⑧方法学质控等。药动学研究中取样点的设计对试验结果的可靠性起着十分重要的作用,完整的药时曲线数据是临床药动学研究的核心,只有完整、准确的数据,才能通过数据处理方式揭示药物在人体内的动态变化规律。药物在人体内吸收、分布、代谢和排泄的特点通常由药动学参数进行描述,包括 C_{max}(峰浓度),T_{max}(达峰时间),AUC(曲线下面积),$t_{1/2}$(半衰期),CL(清除率)等。药动学参数既是药物的性质之一,也是临床用药方案拟定的重要依据之一。

二、新药Ⅱ期临床试验的基本内容与基本要求

Ⅱ期临床试验(phase Ⅱ clinical trial)是治疗作用初步评价阶段。其目的是初步评价药物对目标适应证患者的治疗作用和安全性,也包括为Ⅲ期临床试验研究设计和给药剂量方案的确定提供依据。此阶段的研究设计可以根据具体的研究目的,采用多种形式。

临床试验依据设置对照组方法不同,可以分为以下几种设计方案。

1. 随机对照试验(randomized controlled trial,RCT) 试验组和对照组的分组是采用完全随机化分配方法。

2. 交叉试验(cross-over design,COD) 是随机对照试验的一种特殊类型。将合格的研究对象先随机分为 A、B 组,第一阶段 A 组为试验组,B 组为对照组;第一阶段试验后安排洗脱期,使药物完全排出体外。然后 A 组和 B 组交叉,进行第二阶段试验。

3. 自身前后对照试验(before-after study) 即自身对照试验,实验不分组,第一阶段为试验阶段,第二阶段为对照阶段,两个阶段之间设置洗脱期。

4. 非随机同期对照试验(nonrandomized concurrent control study)和历史性对照试验(historical control study) 对照组并非由随机化方法决定,而是依据不同地点不同时间选择,前者系不同医院之间的对照,后者系不同时间的前后对照。由于对照组的选择常存在偏倚,因此该法应用有一定局限性。

5. 序贯试验(sequential trial) 事先不必规定样本含量,而是试验一对受试者后即进行分析,待可下结论时立即停止试验。该法既可避免盲目加大样本而造成浪费,又不致由于样本过小而得不出正确结论,较适于临床单指标的试验,现已少应用。

以上工作方法中,随机对照临床试验是一种试验性和前瞻性研究,随机化分组可保证两组间的可比性,使影响患者预后的因素在两组间分布均衡,排除了一些非研究因素的各种混杂偏倚的干扰。双盲法的应用减少了测量性偏倚。研究对象的选择和观察以及判断指标都有严格标准,从而能保证研究质量,并可增加研究结果的真实性。总之,随机对照双盲试验是一种检验假说最有力的方法,论证强度也大。但由于本法的研究对象有高度选择性,使研究结果外推到目标人群受到限制,且由于样本不可能太大以及随访观察时间一般较短,使得罕见的、长潜伏期的药物不良反应难以观察到。另外,由于使用了对照,研究经费增加,也存

在一定的医学伦理问题。尽管本法有不足之处,但与其他方法相比,仍不失为理想的临床试验方法。

Ⅱ期临床试验推荐的方法是随机盲法对照临床试验(blind randomized controlled clinical trial)。这是将研究对象按随机化的方法分为试验组与对照组,试验组给予治疗措施或受试药物,对照组不给予欲评价的措施或受试药物,而给予对照药物或安慰剂(placebo),前瞻性观察两组转归结局的差别,且受试者不知道接受的是何种处置措施或服用的药物是受试制剂,还是参比制剂(或安慰剂),而试验人员可以知道(单盲),或也不知道受试者接受的是何种处置措施或服用药物的具体信息(双盲)的临床试验。随机盲法对照临床试验设计遵循三个基本原则,即设置对照(control),研究对象分组的随机化(randomization)和盲法(blind method)。

Ⅱ期临床试验是根据Ⅰ期临床试验结果进行设计的、在目标适应证患者中进行的药物治疗作用初步评价。试验组的受试者例数要求在100例以上。Ⅱ期临床试验应尽量在住院患者中进行,以确保患者按时用药及检查,并进行必要的剂量调整和处理出现的不良反应,某些口服和局部外用制剂可包括部分适宜的门诊患者。目标适应证的诊断标准应明确,受试对象必须符合临床上普遍接受的诊断标准,即确诊为患有该疾病,并在新药的治疗作用范围内。除此之外,还必须制定严格的排除及剔除标准。

Ⅱ期临床试验设计应遵循的原则包括随机、对照、盲法、多中心试验等。

随机化(randomization)是使临床试验中的受试者有同等的机会被分配到试验组或对照组中,而不受研究者主观意愿、身体状况和其他环境因素的影响,可以使各处理组的各种影响因素,不论是已知或未知的,分布趋于相似。随机化包括分组随机和试验顺序随机,与盲法合用,有助于避免在受试者的选择和分组时因处理分配的可预测性而导致可能的偏倚(bias)。

对照(control)的目的在于尽可能避免或减少由于各种因素干扰而造成的误差,排除一切非药物因素对药物临床评价所造成的影响。很多因素可能影响疾病的过程,也有可能干扰药物的疗效或加重药物的不良反应,包括:①患者的个体差异;②环境中物理、化学和营养因素;③患者依从性;④疾病状态;⑤安慰剂效应(研究表明部分患者服用安慰剂后病情改观)等。因此,设置对照组是药物临床试验必不可少的条件。常用对照试验的类型包括平行对照试验(不同受试者按照组分别服用受试制剂和安慰剂)和交叉对照(受试者按照不同顺序先后服用受试制剂和安慰剂)试验。

盲法(blind method)是为了控制在临床试验的过程中以及研究人员对结果进行解释时产生有意或无意的偏倚,包括受试者对治疗的态度、研究人员由于对治疗的了解而有意筛选、安排受试者、对终点的评价、对脱落的处理、在分析中剔除数据等。

多中心试验(multi-center trail)是由多位研究者按同一试验方案在不同地点和机构同时进行的临床试验。多中心试验由一位主要研究者总负责,并作为各临床试验机构间的协调研究者。各中心同期开始与结束试验。多中心试验可以在较短的时间内搜集所需的病例数,且搜集的病例范围广,用药的临床条件广泛,临床试验的结果对以后推广应用更具代表性。

我国新药有效性评价一般采用症状、体征、实验室检查与专业特异指标四个主要观察指标,用四级评定标准。痊愈(cure):指上述四个主要观察指标均转为正常;显效(markedly improvement）：上述四个主要观察指标中有一项未恢复正常；进步（improvement）：上述四个主要观察指标中有两项未恢复正常；无效（failure）：治疗 3 天后，上述四个主要观察指标未见恢复正常，病情无改善或恶化。痊愈和显效合计为有效，据此计算有效率。四级评定优于国外常用的痊愈、有效、无效 3 级评定，因为 3 级评定有效范围宽，不易质控，主观偏倚不易排除。

安全性评价应对临床试验中出现的与治疗目的无关的各种事件给予关注，包括异常症状、体征、实验室或特殊检查异常，均应准确记录及随访。并应尽可能确定上述异常与所试药物的关系。不良事件与可疑药物的因果关系判断依据包括：不良事件是否符合可疑药物可能导致的常见的不良反应类型；可疑药物与不良事件的出现是否有合理的时间关系；停药后不良事件是否有所缓解或消失；重复用药时不良事件是否重现；不良事件是否与原发病、并发症、合并用药及食物、环境等有关。用于药品不良反应因果关系评价方法很多，目前我国采用 WHO 国际药品不良反应监测合作中心建议使用的方法，将"药品"和"不良事件"的关系分为肯定、很可能、可能、可能无关、待评价、无法评价六个等级。

（1）药品不良反应因果关系评为"可能"时需同时满足以下三个条件：①用药及反应发生时间顺序合理；②同时有文献资料佐征；③停药以后反应停止，或迅速减轻或好转（根据机体免疫状态某些不良反应可出现在停药数天以后）。

（2）药品不良反应因果关系为"很可能"：满足上述"可能"所有条件的同时必须排除原患疾病等其他混杂因素影响。

（3）药品不良反应因果关系为"肯定"：在"很可能"基础上，再增加一个条件，即再次使用，反应再现，并可能明显加重（即激发试验阳性）。

（4）不满足以上所有条件药品不良反应因果关系评价为"可能无关"。

（5）药品不良反应报表内容填写不齐全，等待补充后再评价，或因果关系难以定论，缺乏文献资料佐征为"待评价"。

（6）药品不良反应报表缺项太多，因果关系难以定论，资料又无法补充为"无法评价"。

结果统计时，将前三项计为所试药物的不良反应，据此计算不良反应发生率。

三、新药Ⅲ期临床试验的基本内容与基本要求

Ⅲ期临床试验（phase Ⅲ clinical trial）是治疗作用确证阶段。其目的是进一步验证药物对目标适应证患者的治疗作用和安全性，评价利益与风险关系，最终为药物注册申请获得批准提供充分的依据。Ⅲ期临床试验一般应为具有足够样本量的随机盲法对照试验。试验组的受试者例数要求大于 300 例。

Ⅲ期临床试验应在Ⅱ期临床试验完成之后进行，即在Ⅱ期临床试验证明药物有效的基础上，对治疗作用进行确证。Ⅲ期临床试验方案设计要点原则上同Ⅱ期临床试验。某些药物类别，如心血管疾病药物往往既有近期试验目的，如观察一定试验期内对血压、血脂的影响，还有远期试验目的，如比较长期治疗后疾病的死亡率或严重并发症的发生率等。故Ⅲ期临床试验不单是扩大Ⅱ期临床试验病例数，还应根据长期试验的目的和要求，选择合理的临床观察终点，进行详细的设计，并做出周密的安排，才能获得科学的结论。

通常，Ⅲ期临床试验结束后，即可进行新药的第二次注册申请，以获得 CFDA 发放的药品批准文件，包括新药证书、药品批准文号，从而获得研究开发对象的上市许可。

四、新药Ⅳ期临床试验的基本内容与基本要求

Ⅳ期临床试验(phase Ⅳ clinical trial)是新药上市后由申办者进行的应用研究阶段。其目的是考察在广泛使用条件下的药物的疗效和不良反应,评价在普通或者特殊人群中使用的利益与风险关系以及改进给药剂量等。通常采用多中心开放试验(multi-center opened trial)。

Ⅳ期临床试验为上市后开放性试验,可不设对照组,试验组病例数应大于 2000 例。也可根据需要对某些适应证或某些试验对象进行小样本随机对照试验。其病例入选、排除标准、疗效评价及不良反应评价标准、各项观察指标等均参考Ⅱ期临床试验的设计要求。

五、新药生物利用度试验的基本内容与基本要求

生物等效性是指两种或两种以上药物临床效应的一致性。生物等效性试验既可以用临床对照试验方法进行评价(即判断两种或以上的制剂是否能够产生一样的药效),也可以采用生物利用度试验进行评价(即采用药动学指标来判断),后者是国内外推荐的首选方法。生物利用度试验是以药动学方法评价拟上市药品与已上市对照药品是否生物等效的比较试验。这是以药动学参数为指标,比较同一种药物的相同或者不同剂型的制剂,在相同的试验条件下,其活性成分吸收程度和速度有无统计学差异的人体试验。通常采用随机交叉试验设计方法进行试验设计,受试者常为健康成年男性,要求例数≥18。试验设计及其基本要求与临床药动学研究相似,但二者的研究目的不同。用于评价生物利用度的药动学参数主要包括 C_{max}(峰浓度),T_{max}(达峰时间),AUC(曲线下面积),$t_{1/2}$(半衰期)等。

药物生物利用度研究须具备 GCP 要求的各项必要条件,并按规范要求进行试验。要求研究单位有良好的医疗监护条件,良好的分析测试条件和良好的数据分析处理条件。新药的生物利用度评价通常在临床研究机构的 Ⅰ期临床试验室进行。

第三节　药物临床研究的管理流程

药物临床试验的组织实施需要申办者和临床研究机构共同参与,特殊情况下需要药物监督管理部门参与。虽然不同注册类别的药物和不同分期的临床试验在具体的试验环节上会有所差异,但通常具有相似的管理流程,见图 10-2。

药物临床试验质量的好坏依赖于整个临床试验过程的规范化管理。参与试验的各个机构和部门必须各司其职、各尽其能,明确责任和分工,从而保证试验质量。

一、申办者管理职责

药品临床研究的申办者(sponsor)是发起一项临床试验,并对该试验的启动、管理、财务和监查负责的公司、机构或组织。申办者是保证临床数据质量和完整性的最终责任人。申办者应制定质量管理评价程序、质量管理计划与操作指南,并且应设立稽查部门,由不直接涉及试验的人员定期对质量体系的依从性进行系统性检查。新药临床研究的申办者必须拥有 CFDA 签发的药物临床试验批件,方可开展临床试验。药物临床试验被批准后应当在 3 年内实施。逾期未实施的,原批准证明文件自行废止;仍需进行临床试验的,应当重新申请。

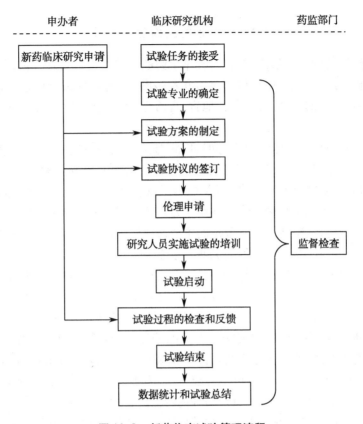

图 10-2 新药临床试验管理流程

境外申办者在中国进行国际多中心药物临床试验,也需向 CFDA 提出申请,试验用药物应是已在境外注册的药品或者已进入Ⅱ期或者Ⅲ期临床试验的药物,CFDA 不受理尚未在境外注册的预防用疫苗类药物。

为使新药的临床试验切实按设计方案进行并保证研究质量,申办者需在临床试验的全过程中设置监察员。监察员(monitor)的工作贯穿在整个临床试验工作的始终,其职责是:在试验前确认承担单位已具有合格的条件;检查受试者是否取得知情同意书;了解受试者的入选及试验的进展状况;确认所有数据的记录与报告正确完整;确认所有病例报告表填写正确,并与原始资料一致;核实所有不良反应事件均已记录在案;核实试验用药品是否按照有关法规进行供应、储藏、分发、回收,并作完整记录;协助研究者进行必要的通知及申请事宜,向申报者报告试验数据和结果。如果申办者发现研究者违反有关规定或者未按照临床试验方案执行的,应督促其改正;情节严重的,可以要求暂停临床试验,或者终止临床试验,并将情况报告 CFDA 和有关省、自治区、直辖市食品药品监督管理部门。

申办者完成每期临床试验后,需要由当地省、自治区、直辖市食品药品监督管理部门完成《药品注册研制现场核查报告》(临床试验部分),再向 CFDA 提交临床试验和统计分析报告。完成Ⅳ期临床试验后,还应当向 CFDA 提交总结报告。临床试验时间超过 1 年的,申请申办者应当自批准之日起每年向 CFDA 和有关省、自治区、直辖市食品药品监督管理部门提交临床试验进展报告。

二、临床研究机构管理职责

临床研究机构负责实施临床试验,对临床试验的各阶段进行管理,并接受申办者和药监部门监督和检查。此外,临床研究机构对申办者违反《药物临床试验质量管理规范》或者要求改变试验数据、结论的,也应当向所在地省、自治区、直辖市食品药品监督管理部门和CFDA报告。

临床研究机构在接受临床试验任务时,应审查药物是否具有CFDA同意进行临床试验的批件,申办者的资质是否合格,临床前相关资料是否齐备,申办者素质及试验管理操作是否规范,药物试验的研究价值和意义,以及拟承担试验任务部门情况评估等。对资料不全、申办者操作不规范、负责本品种的专业在研项目过多、或认为本品种临床研究价值不大时不予接受。接受项目后,试验项目负责单位的主要研究者会同申办者,召集各临床试验参加单位的机构办公室人员和主要研究者,召开项目实施协调会,积极参与临床试验文件的讨论,确定试验方案和知情同意书等临床试验文件,并向相关伦理委员会进行临床试验伦理申请。临床试验实施前,机构负责人应与申办者签订项目实施合同,内容包括项目名称、试验目的、试验周期、试验例数、损害赔偿、付款方式、试验结果提交日期等。临床试验启动前,临床研究机构应在申办者协助下,进行主要研究人员的培训,包括现行GCP及相关法规和临床试验运行管理制度培训,学习试验方案与标准操作规程(standard operating procedure,SOP)、统一病例报告表(case report form,CRF)填写要求等,务必保证培训能达到保护受试者权益和保证试验质量的效果。培训参加人员及培训内容需进行书面记录。

临床研究机构在获得申办者提供的中试生产规模受试药物的抽样、批号、有效期等数据及检验报告、伦理委员会批件、研究者手册、试验方案和CRF等文件,并核对无误后,试验即可正式开展。在试验过程中,主要研究者应及时掌握临床试验进度和进展情况,及时审查试验记录,指导解决试验中发生的各种问题,并接受申办者和内部质量监察员的检查,发现问题或不合格项及时整改。若临床试验因各种原因中止或中断,研究者应及时报告研究机构负责部门,必要时需报伦理委员会审批同意。

按试验方案规定纳入受试者、实施研究并完成随访后,临床试验部分结束。此时主要研究者需全面审查,并核对病例报告表和原始记录。数据由统计部门进行统计分析。收到统计分析结果后,申办者同研究机构主要研究者按规范要求撰写临床试验报告,双盲试验应进行揭盲并记录。此时,需审查资料是否完整,是否符合GCP及相关规定要求,受试者知情同意和不良事件处理及其记录是否符合要求,受试者病例资料的真实性溯源,总结报告对试验结果的描述是否与实际情况一致等。

所有临床试验档案由研究机构资料室统一保存和管理。

三、药品监督管理部门管理职责

对已批准的临床试验,CFDA和省、自治区、直辖市食品药品监督管理部门应当进行监督检查。如发生下列情形之一,CFDA可以责令申办者修改临床试验方案、暂停或者终止临床试验:①伦理委员会未履行职责;②不能有效保证受试者安全;③未按照规定时限报告严重不良事件;④未及时、如实报送临床试验进展报告;⑤已批准的临床试验超过原预定研究结束时间2年仍未取得可评价结果;⑥已有证据证明临床试验用药物无效或发生了严重不良事件;⑦临床试验用药物出现质量问题;⑧临床试验中弄虚作假;⑨存在违反《药物临床试验质量管理规范》的其他情形。凡 CFDA 责令修改临床试验方案、暂停或者终止临床试验者,申办者或者临床研究机构应当遵照执行。如临床试验中出现大范围、非预期的不良反应时,CFDA 或者省、自治区、直辖市食品药品监督管理部门可以采取紧急控制措施,责令暂停或者终止临床试验,申办者和研究机构必须立即停止临床试验。

第四节　受试者的权益保障

在药物临床试验的过程中,必须对受试者的个人权益给予充分的保障,受试者的权益、安全和健康必须高于对科学和社会利益的考虑。知情同意书签名与伦理委员会对伦理申请的审批是保障受试者权益的主要措施。

一、伦理委员会

伦理委员会(ethics committee)是由从事医药相关专业人员、非医药专业人员、法律专家及来自非药物研究单位的人员组成的独立组织。至少五人组成,并有不同性别的委员。其职责为核查临床试验方案及附件是否合乎道德,并为之提供公众保证,确保受试者的安全、健康和权益受到保护。伦理委员会的组成和一切活动不应受临床试验组织和实施者的干扰或影响。

伦理委员会虽然建立在国家药物临床试验机构内,但具有独立性。临床试验方案须经伦理委员会审议同意并签署批准意见后方可实施。在试验进行期间,试验方案的任何修改均应经伦理委员会批准。试验中发生严重不良事件,应及时向伦理委员会报告。

伦理委员会应从保障受试者权益的角度严格按下列各项内容审议临床试验方案:①研究者的资格、经验、是否有充分的时间参加临床试验,人员配备及设备条件等是否符合试验要求;②试验方案是否充分考虑了伦理原则,包括研究目的、受试者及其他人员可能遭受的风险和受益及试验设计的科学性;③受试者入选的方法,向受试者(或其家属、监护人、法定代理人)提供有关本试验的信息资料是否完整易懂,获取知情同意书的方法是否适当;④受试者因参加临床试验而受到损害甚至发生死亡时,给予的治疗和(或)保险措施;⑤对试验方案提出的修正意见是否可接受;⑥定期审查临床试验进行中受试者的风险程度。

二、知情同意书

知情同意书(informed consent form)是参加临床试验的受试者,在了解某项临床试验的内容后,表示自愿参加该项临床试验的证明文件。研究者需向受试者说明试验性质、试验目的、可能的受益和风险、可供选用的其他治疗方法以及符合《赫尔辛基宣言》规定的受试者的权利和义务等,使受试者充分了解后表达其同意参与临床试验。

研究者或其指定的代表必须向受试者充分和详细解释有关临床试验的情况,并获得受试者或其法定代理人签署的知情同意书后方可进入临床研究。知情同意书的内容应包括:①试验目的、试验的过程与期限、检查操作、受试者预期可能的受益和风险,告知受试者可能被分配到试验的不同组别;②受试者参加试验及在试验中的个人资料均属保密,但必要时,药品监督管理部门、伦理委员会或申办者可以按规定查阅参加试验的受试者资料;③受试者参加试验应是自愿的,而且有权在试验的任何阶段随时退出试验而不会遭到歧视或报复,其医疗待遇与权益不会受到影响;④如发生与试验相关的损害,受试者可以获得治疗和相应的补偿;⑤必须给受试者充分的时间以考虑是否愿意参加试验,对无能力表达同意的受试者,应向其法定代理人提供上述介绍与说明。知情同意过程应采用受试者或法定代理人能理解的语言和文字,试验期间受试者可随时了解与其有关的信息资料。

思考题:

1. 简述药物临床研究的意义。
2. 简述药物临床研究的基本内容。
3. 什么是 GCP?
4. 临床试验方案包括哪些基本内容?
5. 什么是 RCT?
6. 什么是生物等效性? 什么是生物利用度?

(王 凌)

第十一章　药物流行病学

第一节　概　　述

一、基本概念

流行病学(epidemiology)是研究人群中疾病和健康状况的分布及其影响因素,研究防治疾病及促进健康的策略和措施的一门学科。药物流行病学(pharmacoepidemiology,PE)是临床药理学与流行病学两个学科相互渗透、延伸而发展起来的新研究领域,是流行病学的一个新分支。药物流行病学是运用流行病学的原理和方法,研究人群中药物的利用及其效应的应用科学。其研究旨在为医疗预防保健机构、卫生及药品监督管理部门以及社会公众提供有关人群中药物利用、药品安全性和有效性的信息,为药品的合理开发、生产、使用和管理提供科学依据。

药物是影响人类疾病和健康的重要因素之一,如疫苗的使用导致传染病流行谱发生改变,抗菌药物的应用使细菌性感染死亡率大幅度下降。随着新药不断问世,药物不良反应日益凸显,发生在 20 世纪 60 年代震惊世界的"反应停"事件,促进了人们对于药物上市后安全性、有效性的关注与研究。1968 年 WHO 制订了国际药品不良反应监测试验计划,并于 1970 年成立 WHO 药品不良反应监测中心。我国也于 1989 年成立了药品不良反应监测中心。由于对药物的研究视角从临床扩展到了广大用药人群,因此使药物流行病学应运而生。国际药物流行病学学会(The International Society of Pharmacoepidemiology,ISPE)于 1989 年正式成立,我国也于 1995 年成立了中国药学会药物流行病学专业委员会,使药物流行病学取得了长足的发展。

二、药物流行病学的研究内容

(一)　药物上市前临床试验的设计

药物上市前必须经过临床前研究和临床研究两个阶段。根据我国现行的《药品注册管理办法》,临床试验分为Ⅰ、Ⅱ、Ⅲ、Ⅳ期。临床试验属于流行病学研究的内容之一,研究过程促使药物流行病学家参与到临床试验的设计、试验资料的分析、混杂因素的控制等环节,有助于提高药物上市前临床试验的质量。

（二）药物上市后再评价

上市后药物有效性、安全性再评价是药物流行病学的主要研究内容之一。上市前临床试验的新药疗程一般较短,观察样本量有限(500～3000人),病种单一,多数情况下排除了特殊人群(如老年人、儿童、孕妇、哺乳期妇女、合并严重肝肾功能不良、病情危重者等),但药品上市后,这些人都有可能用药,因此一些罕见的不良反应、迟发性反应和特殊人群的不良反应往往在上市前难以发现。药物上市后的监测可以通过大样本人群用药调查,确定药物在大范围应用时可能发生的不良反应,了解药物对特殊人群的作用,研究并发疾病和合并用药的影响,并用流行病学方法和推理加以验证,了解人群中药物利用的实际情况。

例如20世纪70年代,我国温州等地发生了一种病因不明的"脑炎",医务人员通过十年的流行病学调查,查明许多患者的发病与服用咪唑类驱虫药有因果关系,这项研究是药物流行病学在我国发展的重要标志之一。

（三）药物利用研究与药物利用评价

WHO将药物利用(drug utilization)定义为:"药物的上市、销售、处方及使用情况,特别强调其产生的医疗、社会和经济效果"。药物利用研究(drug utilization study,DUS)是对全社会药物的市场、供给、处方及其使用的研究。研究重点是药物利用所引起的医药的、社会的和经济的后果以及各种药物和非药物因素对药物利用的影响。药物利用研究包括定量研究、定性研究、用药质量研究、处方者用药决策因素研究等。药物利用研究的目的是实现用药合理化,这种合理化不仅指从医学层面评价药物防病治病的效果,还指从社会学、经济学等层面评价用药的效益及合理性,使药物的应用能获得最大的社会效益和经济效益。

药物利用评价(drug utilization review,DUR或drug utilization evaluation,DUE)产生于60年代的美国,1987年美国卫生系统药师协会(American Society of Health-System Pharmacists,ASHP)定义了DUR或DUE:它是在药物治疗过程中,根据预先确立的标准,对整个用药的全过程进行评价,并提出纠正措施,改进用药模式,达到改善医疗结果、提高医疗质量目的的工作。通常是在医疗机构中经批准实施的、有组织的、不断运行的发展性项目(方案),是医疗机构围绕药物使用开展的重要的质量保证工作。医疗机构DUE工作一般在特定的药物范围或特定的疾病范围内开展。DUE通过对药物使用进行的评价,可及时发现问题,并通过一定的途径加以解决,以达到减少患者用药不当与错误,防止药物滥用以及控制治疗用药的目的,促进合理用药。美国ASHP在其临床药学工作指南中,将DUE作为临床药学工作的重要组成部分。

（四）药物经济学研究

在药物治疗活动中,药物经济学(pharmacoeconomics)是研究和比较不同药物干预方案间或药物干预与其他干预方案的成本与结果(效益、效果或效用),以促进合理用药的学科。近年,药物的选用原则,除安全和有效外,经济因素已经成为合理用药评价指标之一,药物的治疗费用作为影响临床治疗决策和合理用药的一个方面,已备受关注。药物经济学的主要任务是鉴别、测量和对比不同药物治疗方案、药物治疗方案与其他方案(如手术治疗)以及不同医疗或社会服务项目(如社会养老与家庭照顾等)所产生的经济效果的相对比值,为临床合理用药和防治措施科学化提供依据。

（五）国家基本药物遴选

基本药物是满足公众医疗卫生需求优先选用的药物,其疗效确切、安全性高、适合国情、成本-效果比相对良好,是医疗、预防、康复及保健所必需的。我国立足于本国国情,借鉴国外先进经验,实施国家基本药物制度。《国家基本药物目录》的遴选需要药物流行病学的支持。

三、药物流行病学的作用

运用药物流行病学方法研究药物相互作用,能够促进药物的发展和应用;临床药理学和流行病学方法结合能够扩展疾病病因学的知识,使公众健康状态从药学、临床医学和流行病学的相互关系中得到益处;通过研究药物在人群中产生的效应,为临床实践与药事管理部门提供合理用药的依据。药物流行病学还可通过药物利用情况的调查研究,了解药物在人群中的实际使用情况,查明药物使用指征是否正确,查明药物不合理使用的原因、干预措施和药源性疾病的发生机制与防治措施,促进合理用药。

第二节 药物流行病学研究的基本方法

正确的研究设计是药物流行病学研究成败的关键。研究设计应遵循以下原则:首先,明确研究目的和研究推论的总体人群,并根据研究目的选择正确的研究方法。流行病学研究方法可以分为三大类,即描述性研究、分析性研究和实验性研究。例如,要了解某人群的用药特点和药品不良反应发生率,可以采用描述性研究;分析确定某种药品不良反应是否由药物引起,可以选用分析性研究和实验性研究;比较新老药物的疗效和不良反应可以使用实验性研究等。其次,在研究设计过程中,研究对象应能够代表一般人群,采用的各种诊断、测量方法应当准确、可靠,对比组之间除研究因素外其他方面应当具有可比性,还必须保证足够的样本量。最后,设计方案一经确定,中途不得任意改变。药物流行病学可以根据不同的研究目的使用不同的研究方法,在重大药害事件的调查中可以灵活运用多种研究方法确定药物与不良反应的关系。

一、描述性研究

描述性研究(descriptive study)描述疾病(与药物有关的事件)和健康状况在人群、时间和地区方面的分布特征、变动趋势,通过对比提供疾病发生和变动原因的线索,为进一步的分析性研究奠定基础。

描述性研究属于观察性研究的一种,是流行病学研究的基础步骤,是一切流行病学研究的起点。通过描述性研究可获得有价值的资料,同时也可对病因提供线索或建立病因假设,为早期采取干预措施提供依据。

描述性研究的信息来源有:普查资料、生命统计记录、筛检或健康检查记录、自愿报告系统或病例报告资料、医院临床记录及药品不良反应监测系统资料等。描述性研究包括病例报告、生态学研究、断面研究等方法。

(一)病例报告

病例报告(case report)是临床详尽介绍某种罕见病的单个病例或少数病例,借此引起医学界对新出现的或不常见疾病、疾病不常见的表现或药物不良反应的注意,特别是尽早公布许多可疑不良反应的信息,引起社会公众的重视和警惕,进而可能形成某种新的假设。

病例报告至今仍是临床医学研究的重要方法之一,许多疾病都是首先通过病例报告被发现的。病例报告是识别某种疾病或暴露于某种因素或药物不良反应的首要线索,也是监测罕见事件的唯一手段。此外,病例报告还能介绍疾病不常见的表现。病例报告能详细表现病例的临床治疗经过,因此有时可以阐明实验室中尚不能证实的发病机制。例如,某患者被诊断为血小板减少性紫癜,经询问病史,发现起病前曾服用磺胺药,怀疑血小板减少性紫癜是磺胺药引起的,故采取了停药措施,停药后血小板恢复正常。数年后患者再次误服磺胺药,又发生严重血小板减少性紫癜,从而证实磺胺药和血小板减少性紫癜的发病关系。

病例报告有一定的局限性。病例报告未设对照组,不能确定因果关系。由于病例数很少,且有高度选择性,故易发生偏倚,因此不应该以病例报告作为改变临床诊断、治疗的依据。

病例系列研究(case series)是通过收集所有单一暴露因素的病例,对其临床结局进行评价的描述性研究方法。药物上市后,通过病例系列研究可以定量研究某种不良反应/事件的发生率,甚至可以发现某些特殊的不良反应。

(二) 生态学研究

生态学研究(ecological study)又称相关性研究,它是以人群群组为基本单位收集和分析资料,从而进行暴露因素(如服用某种药物或接触某因子)与疾病关系的研究。其主要描述患有某种疾病和具有某种特征者(例如服用某种药物者)在不同人群、时间和地区中所占的比例,并由这些群体数据分析某种疾病的发生是否与服用某种药物有关,为进一步确定药物不良反应的原因提供研究线索。

生态学研究又可以分为生态比较研究和生态趋势研究。生态比较研究即比较不同人群中的疾病发病率(或药品不良反应发生率)或死亡率的差别,了解这些人群中某些因素的发生率并同疾病的发病率或死亡率进行对比,从而为探索病因找到线索。如产棉区男性不育症的发病率明显高于非产棉区,提示棉花生产与不育症有关。进一步研究发现,棉籽油的消耗量与不育症的发生率成正比,提示棉籽中的某些成分与之有关,从而为确定棉酚在男性不育症中的病因作用提供了线索。生态趋势研究,即连续观察一个或多个人群中平均暴露水平的改变(例如暴露增加或降低)和某疾病的发病率、死亡率变化的关系。如研究反应停(沙利度胺)与婴儿短肢畸形的关系时发现,从上市,销售量达到高峰,到从市场上撤除,反应停在两年中的销售曲线与短肢畸形发病及其消长情况相一致,并且二者刚好相隔一个孕期,提示沙利度胺可能是导致短肢畸形的原因。

(三) 断面研究

断面研究(cross-sectional study)又称横断面研究、现况调查研究,是在特定时间对某一特定人群的药物与相关事件的关系进行研究,分析某人群暴露于药物后发生不良反应的分布状况,从而提供不良反应发生频率和特征的信息。

横断面调查可用于:人群中疾病或某一事件的流行情况,或人群暴露于某种可疑药物后的情况。在横断面调查中,调查的是疾病现患率而非发病率,既不对已发生的事件进行分析,也不采取进一步措施,仅研究事件与变量之间的潜在联系。

通过断面研究,可以了解与药物有关事件的分布特征,为进一步的病因研究提供线索,为制定合理的药物使用策略和效果考核提供依据。该方法常用于药物上市后的安全性研究、药物利用研究及药物不良反应研究等。

断面研究包括普查和抽样调查。普查一般适用于发病率较高的疾病,同时应具备灵敏度高、特异性好、现场操作不十分复杂的检查和诊断方法;抽样调查是一种以小测大、以局部估计全体的调查方法。抽样调查具有省人力、物力、财力和省时间的优点,但不适于调查发病率低的疾病也不适于变异过大的人群。

虽然断面研究通常归于描述性研究的范畴,但与病例报告和生态学研究相比,其研究设计较前两者更为严密,需要计算样本大小,在选择研究对象、抽样方法、影响(暴露)因素的调查及结果的分析等方面均较规范。又可以对患者(或事件发生者)与非患者的特征及其影响因素进行某些比较性研究和分析。

二、分析性研究

分析性研究又称分析流行病学(analytical epidemiology),是对所假设的病因或流行因素在选择的人群中探索疾病发生的条件和规律,以验证所提假设。对于药物流行病学,就是对药物不良反应假设的病因或影响因素在选择人群中探索其发生的可能性和确实性并加以验证。药物流行病学的分析性研究方法主要有两种:病例对照研究和队列研究。

(一) 病例对照研究

病例对照研究(case-control study)是将研究对象按疾病的有无分成病例组和对照组,搜集各种可疑致病因素的暴露史,测量并比较病例组与对照组各因素的暴露情况,进而推断可能的致病因素或验证病因假说。换言之,病例对照研究就是比较病例组和对照组暴露于可疑危险因素的历史,对可疑危险因素的暴露率进行比较,推断该暴露与疾病的联系。如将曾用雌激素预防先兆流产孕妇及未用药孕妇的子代少女阴道癌的发生率进行比较,发现使用雌激素预防先兆流产与子代少女发生阴道癌的联系。

病例对照研究有下列特点:①研究对象分为病例组和对照组并非随机分配,而是按有无被研究的疾病或临床事件分组,因此病例组与对照组是自然形成的,不受研究者的主观控制;②所调查研究因素包括危险因素、预后因素及诊疗措施,是由研究者对过去的回顾获得,属于回顾性研究;③从因果关系看,是先有疾病再去调查暴露情况,分析暴露和疾病的联系。由于病例对照研究由结果查找原因,是由果推因的研究,因此又称回顾性研究。

在相同人群中随机选择病例及对照可从理论上保证两组间的可比性,但实际上,考虑到潜在混杂因素的影响,通常还要采取匹配、调整、分层等措施。病例对照研究在判定某些因果关系不明显或延迟发生的药物不良反应时,能发挥显著的作用,而如果采用队列研究的方法,则需要很大的样本量和长时间的随访。

(二) 队列研究

队列研究(cohort study)又称群组研究、定群研究,是将一个范围明确的人群按是否暴露于某可疑因素及暴露程度分为暴露组和未暴露组。随访发病结局,比较两组间差异,从而判断暴露因子与结局之间是否存在因果关联及关联程度大小的研究方法。

队列研究的特点是:①研究对象按暴露与否分组,其暴露与否客观上已存在,不受研究者控制,并且是暴露在前,疾病在后,是由因找果的研究;②研究需有一段纵向随访期,两组样本在随访期内逐渐自然形成,未经选择,因此是一种前瞻性的研究或纵向的随访研究;③能直接计算两组的发病率、死亡率和相对危险度,并且可以调查一个暴露因素和多个结局(疾病或临床事件)的关系。

队列研究与病例对照研究一样,均属于分析性研究。两者的根本区别在于病因判断的时间顺序不同。病例对照研究是从结果查找原因,从时间上是回顾性的,是由"果"及"因"的研究;而队列研究首先确定暴露情况,再前瞻性收集发病结果,是一种由"因"及"果"的研究,检验病因假说的能力强于病例对照研究。

队列研究分为前瞻性队列研究(prospective cohort study)、回顾性队列研究(retrospective cohort study)以及双向队列研究(ambispective cohort study)。前瞻性队列研究按暴露与否分组,研究开始时暴露已经存在,通过一段时间的观察得到研究结果,即从因追踪其果;回顾性队列研究开始时暴露和疾病均已发生,根据已掌握的历史记录确定暴露组和非暴露组发病结局;回顾性队列研究之后,继续进行一段时间的前瞻性观察,即为双向性队列研究,因此双向队列研究具有回顾性队列研究和前瞻性队列研究的双重特点。

队列研究可阐明暴露与疾病的时间先后关系,对暴露因素进行全面系统的评价。与病例对照研究相比,队列研究具有资料更可靠、能够直接计算关联程度指标、检验病因假说能力强等优点。但队列研究所需样本量比病例对照研究大得多,失访率高。

三、实验性研究

(一) 实验性研究的基本概念

实验性研究(experimental study)又称实验流行病学(experimental epidemiology)是指研究对象被随机分为实验组和对照组,将所研究的干预措施给予实验组人群后,随访观察一段时间并比较两组人群的结局(如发病率、死亡率、治愈率等),分析实验组与对照组间效应差异,判断干预措施效果的一种研究方法。

(二) 实验性研究的主要类型

药物流行病学实验研究分为临床试验、现场试验和社区试验三种。

1. 临床试验 药物临床试验的相关内容见本书第十章。

2. 现场试验 现场试验(field trial)也称人群预防试验,主要用于预防与干预试验。本法以自然人群为研究对象,接受处理或某种预防措施,常用于评价疾病预防措施的效果。为了提高现场试验的效率,通常在高危人群中进行研究,如在乙型肝炎高发人群进行乙型肝炎疫苗预防作用的现场试验。

3. 社区试验 社区试验(community trial)又称社区干预试验,是以社区人群作为干预单位,常用于对某种预防措施或方法进行考核或评价。如食盐中加碘,供缺碘地区的人群食用,评价其预防地方性甲状腺肿的效果。

(三) 实验性研究的优缺点

实验性研究为前瞻性研究,研究者可根据实验目的预先进行试验设计;可对入选的研究对象、干预因素和结果的分析判断进行标准化;可采用随机化方法减少偏倚;可在试验过程中对各研究对象的反应和结局观察始终,做出肯定性结论。但实验性研究的实验设计和实施条件要求高、控制严、难度较大,随访时间长,依从性差。

第三节 药品不良反应监测与预警系统

一、基本概念

(一) 药品不良反应

药品不良反应(adverse drug reaction,ADR)是指合格药品在正常用法、用量下出现的与治疗目的无关的或意外的有害反应。药品不良反应按照临床表现分为副作用、毒性反应、后遗效应、药物依赖性、特异质反应、过敏反应、继发反应、首剂效应、撤药反应以及致突变、致癌、致畸作用等。药品不良反应按其发生的机制可分为 A、B、C 三种类型。

A 型不良反应：又称剂量相关性不良反应，与药物的药理作用密切相关，系由于药物作用过强所致，与剂量相关，具有可预测性，停药或减量后症状很快减轻或消失，发病率高但死亡率低。副作用、毒性反应、继发反应、后遗效应、首剂效应和撤药反应等均属 A 型不良反应。

B 型不良反应：又称剂量不相关性不良反应，与药物的药理作用无关的异常反应，与剂量无关，一般难以预测，常规毒理学试验筛选难以发现，发生率低，但死亡率高。过敏反应、特异质反应属于此类。

C 型不良反应：发生机制不清，一般在长期用药后出现，潜伏期较长，用药与反应没有明确的时间关系，难以预测。本类型的不良反应主要包括致突变、致癌、致畸作用等。

（二）药品不良反应监测

药品不良反应监测（adverse drug reaction monitoring）是指对上市药品不良反应的发现、报告、评价和控制的过程。《中华人民共和国药品管理法》明确规定，国家实行药品不良反应监测制度，规定了药品上市后要继续进行不良反应监测和再评价。我国于 1999 年颁布了《药品不良反应监测办法（试行）》，标志着我国在药品上市后法制化监督管理上迈出了重要的一步。随后 2004 年与 2011 年先后两次对相关条款进行了修订，现行版《药品不良反应报告和监测管理办法》已于 2011 年 7 月 1 日起开始执行，其中明确规定，应建立新药早期预警系统，提高药品不良反应监测水平。药品生产、经营企业和医疗机构应当主动收集药品不良反应，获知或者发现药品不良反应后应当详细记录、分析和处理，按规定填写《药品不良反应/事件报告表》并向所在辖区的药品监督管理部门报告，各辖区药品监督管理部门应将药品不良反应情况汇总后，上报国家药品不良反应监测中心，对其中严重的或新的药品不良反应病例，应当在 15 日内报告，其中死亡病例须立即报告；其他药品不良反应应当在 30 日内报告。有随访信息的，应当及时报告。

（三）药物警戒

药物警戒（pharmacovigilance）一词最早由法国学者提出。WHO 将药物警戒定义为：发现、评估、理解和预防药品不良反应或其他任何可能与药物相关问题的科学研究与活动。药品不良反应监测承担着药物警戒的重要内容和基础工作，但不是药物警戒的全部。也就是说，药物警戒不仅包括药品不良反应监测，还应包括发生的所有不良作用、中毒、药源性疾病等，同时也包括由于医疗、调剂工作引发问题的调查研究，并在全面分析的基础上做出药物安全性评价。

药物警戒是药物流行病学的一个分支，药物警戒的研究范围已远远超出了药品不良反应"合格药品在正常用法、用量下"的概念，它是上市药物在广大人群实际应用条件下的案例分析，在药物流行病学范畴中研究药物的不良事件或不良反应。

药物警戒从用药者安全出发，发现、评估、预防药品不良反应。要求有疑点就上报，不论药品的质量、用法、用量正常与否，特别应重视以综合分析方法探讨因果关系，使之易被接受。药物警戒的主要工作包括：①早期发现未知药品的不良反应及其相互作用；②发现已知药品的不良反应的增长趋势；③分析药品不良反应的风险因素和可能的机制；④对风险/效益评价进行定量分析,发布相关信息,促进药品监督管理和指导临床用药。

药物警戒的目的是:①评估药物的效益、危害、有效及风险,以促进其安全、合理及有效地应用;②防范与用药相关的安全问题,提高患者在用药、治疗及辅助医疗方面的安全性;③教育、告知患者药物相关的安全问题,增进涉及用药的公众健康与安全。药物警戒的最终目标是合理用药;对已上市药品进行风险/效益评价和交流;对患者进行培训、教育,并及时反馈相关信息。

二、药品不良反应监测方法

我国从 1995 年正式实施药品不良反应监测报告制度。1998 年成立国家药品不良反应监测中心,同年加入 WHO 国际不良反应监测合作计划,其后各省相继成立了省、市级药品不良反应监测中心。各级中心依托医疗机构、药品生产企业、药品检验所等机构开展工作,负责药品不良反应报告的收集与上报。医疗机构报告不良反应的程序,一般由医师或临床药师填写报告表上交本院药学部门,由药学部门对收集的报表进行统计整理,对疑难病例由院药品不良反应监测组专家分析评定,然后上报区域不良反应中心。区域不良反应中心定期向各医院反馈本地区不良反应发生的情况,并将收集到的不良反应报告上报国家药品不良反应监测中心。

药品不良反应监测方法有自愿报告系统、重点药物监测、重点医院监测、处方事件监测及医院集中监测等。

(一) 自愿报告系统

自愿报告系统(spontaneous reporting system,SRS)又称黄卡制度(yellow card system),早在 20 世纪 60 年代初就用于药品不良反应监测,因英国的报告卡为黄色而得名。这是一种自愿而有组织的报告制度,如果医务人员或制药企业怀疑某种药物与服药者的某种不良事件有关,就应当填写药品不良反应报告卡片,并向上级主管部门报告。自愿报告系统分为正式和非正式自愿报告两种形式。

正式自愿报告:由国家或地区设立专门的药品不良反应登记处,成立有关药品不良反应委员会或监测中心,负责收集、整理分析自发呈报的药品不良反应资料并反馈。WHO 于 1963 年倡导各国建立药品不良反应监测报告制度,设立相应机构并开展国际交流。1970 年正式设立国际药物监测合作中心,目前包括我国在内已有 104 个成员国。该中心成立以来,每年收到报告数不断增加,对加强药品管理,指导临床合理用药发挥了重要作用。

非正式自愿报告:无正式登记处,也不设监测中心等组织,大多由医生发现可疑的药品不良反应后向医药生产和销售企业通报或向医药期刊杂志投稿,是直接来自临床的报告,结论可靠,但延误时间较长。

(二) 重点药物监测

重点药物监测(intensive medicines monitoring)主要是对一部分新药进行上市后监测,以便及时发现一些未知或非预期的不良反应,并作为这类药品的早期预警系统。确定何种药物需要重点监测,往往根据该药物是否为新型药物、其相关药品是否有严重的不良反应,并估计该药是否会被广泛应用,最后由药品不良反应专家咨询委员会决定。

(三) 重点医院监测

重点医院监测(intensive hospital monitoring)即医院集中监测系统,系指定有条件的医院,对药品不良反应进行系统监测研究。该方法的目的有:①提供医院药物使用的模式;②获得医院药品不良反应的发生情况,并确定某些人群亚组是否更容易发生不良反应;③获得住院患者发生某些严重的威胁生命事件的频率及其与药物的关系;④确定住院前用药与引起住院的疾病或不良事件直接的关联。具体做法是监测者,通常是护士在患者入院时收集常规的人口学、社会和医疗信息,入院后短时间内尽快使用标准问卷调查患者入院前的详细用药史,然后参加查房和讨论,收集任何由医生提到的可能与药物使用有关的事件。是否为药品不良反应则由医生或临床药师独立判断。这种方法覆盖面虽然较小,但针对性和准确性较高,能反映一定范围内某些药品不良反应的发生率和药物利用模式。主要缺点是花费较高,多用于临床常用药物,而对目前关心的一些重点药物,尤其是新药的问题无法提供即时回答。如波士顿药物监察协作计划,确定了"静注依地尼酸引起胃肠道出血"、"苯妥英钠致血尿素氮增高"、"水合氯醛增加华法林的活性"和"肝素可使妇女尤其老年妇女发生出血倾向"等问题。

(四) 处方事件监测

处方事件监测(prescription event monitoring,PEM)属于一种断面研究,是对上市药品的一种重点监测制度。实施方法是首先选定研究药物,在一定范围内搜集含此药的处方,保存处方资料并向开处方的医生发放调查表,征询暴露于该药后患者的结果,并对资料进行分析。其目的是对新上市药品进行重点监测,以弥补自愿报告制度的不足。它的优点为:能计算药品不良反应的发生率;由于记录了所有的药品不良事件,能识别其他监测方法难于识别的药品不良反应。

处方事件监测强调对药物不良事件(adverse drug event,ADE)的报告,不论是否确认为不良反应,凡是确认有不良反应症状、怀疑有不良反应症状或发现症状到医院就诊的,都包含在不良事件之列。研究者在患者病例中抽出客观的事件,并对其用药相关性进行分析与判断。

处方事件监测始于1982年,首先由英国推行。现已对雷尼替丁、吲哚美辛、地尔硫革、依那普利等许多药物进行了监测。药品调查中心将与药品有关的处方资料储存起来。如果在不良反应报告方面发现某药问题值得进一步调查,就向处方过该药的医师发出调查表,调查主要内容有:患者的出生日期、性别、用药指征、用药的开始日期、药物是否停用、用药后的任何事件及结果、停药后的任何事件等。遇有严重或危及生命的不良反应事件应立即填卡并送回药品调查中心。

(五) 医院集中监测

医院集中监测指在一定时间、一定范围内监测某一医院或某一地区内所发生的药品不良反应及用药记录,以探讨药品不良反应的发生规律。研究对象是住院患者或门诊患者,以患者为线索,了解用药及药品不良反应情况。医院集中监测可以是患者源性集中监测或药物源性集中监测,也可以是专科性集中监测。其优点是资料详尽,数据准确;缺点是由于检测局限于一定的范围、一定的时间,故得出的数据代表性较差,缺乏连续性,费用较高。

三、药品不良反应因果关系评价

药品不良反应因果关系评价是药品不良反应监测中的重要步骤。对于发现的用药后不良后果,要从复杂背景中判断是否是药物所引起,或者在多种药物中判定哪个药物是诱发因素,以确定药品不良反应因果关系。

（一）评价准则

目前我国采用的药品不良反应因果关系评价准则是:

(1)时间方面的联系:开始用药时间与可疑药品不良反应出现的时间有无合理的先后关系;

(2)既往史:可疑药品不良反应是否符合该药品已知的药品不良反应类型;

(3)混杂因素:所怀疑药品不良反应是否可以用患者的病理状况、合并用药、并用疗法、曾用药、曾用疗法来解释;

(4)撤药后的结果:停药或降低剂量后,可疑药品不良反应是否减轻或消失;

(5)再次用药的结果:再次接触该可疑药品后,是否再次出现同样反应。

（二）评价方法

药品不良反应因果关系评价及其评价信号的可信程度是药品不良反应监测工作的重要内容。用于药品不良反应因果关系评价方法很多,目前我国采用 WHO 国际药品不良反应监测合作中心建议使用的方法,将"药品"和"不良事件"的关系分为肯定、很可能、可能、可能无关、待评价、无法评价六个等级。

药品不良反应因果关系的具体评价方法见第十章相关的内容。

药品不良反应评价一般分为两步,即个例评价与集中评价。

个例评价是指运用药品不良反应评价准则,对每一份报表进行评价,包括:①与药物警戒目的的相关性:未知的、严重的、新的、报告次数多的,或有科学价值或教育意义的药品不良反应;②报告的质量:数据是否完整,包括药品不良反应表现过程、重点阳性体征、转归和有关临床检验结果等;③可疑药品的信息:生产企业、批号、剂型、用法和用量及用药原因;④不良反应分析及关联性评价。

集中评价是指对一批同类报表经系统研究和分析后统一评价,可产生信号、采取措施等。药品不良反应的发现过程可分成三期:①不良反应潜伏期:发现疑问,也称信号出现期。②信号增强期:为数据加速积累的时期,即可在期刊杂志、信息刊物中见到相应的报道。③评价期:为大量信号产生需对该产品采取相应措施的时期,即不良反应可被确认/解释与定量,也可以说是信号检验期或随访期,一般需通过深入研究,如进行药物流行病学调查,专题研究,做出结论并发布公告等。

在药品不良反应评价第一步,个例评价实际上是归因或关联度的评价,并不是真正意义上的评价。只有在药品不良反应发现过程的第三期(评价期),才能真正确定其因果关系、发生率、危险度,但此时往往发生机制还不能确定,科学论证还未完成,因此对药品安全性监测是一个长时间的过程,需要各方面共同参与紧密配合来完成。

第四节 药物利用研究

药物利用研究始于 20 世纪 60 年代初,早在 1964 年 WHO 即提出开展大规模药物利用研究,正确估计和分析药物在人群中的使用及利弊的倡议,并成立了 WHO 药物利用研究组。这些举措使药物利用研究由单纯的商业性研究逐步进入了药物的安全性、有效性和经济性全面研究阶段,指明了药物利用研究的发展方向,奠定了药物利用研究这一新学科的基础。

一、计 量 单 位

计量单位是药物利用研究分析的基础,应根据医院用药情况及分析目的不同,选择适当的计量指标。

(一) 限定日剂量

限定日剂量(defined daily dose,DDD)是研究者为特定药物治疗主要适应证而设定的成人平均日剂量。确定 DDD 值应尽量与临床用药相吻合,并参考文献中推荐的剂量、生产厂家说明书及临床应用的实际情况来综合制定。WHO 根据临床药物应用,制定了药物的 DDD,并建议以其作为测量药物利用的单位。例如,地西泮用于抗焦虑,平均日剂量为 10mg,即地西泮的一个 DDD 为 10mg。必须指出,DDD 并非用药剂量,而是一种技术性测量单位。使用 DDD 时,必须符合以下两点要求:患者接受药物治疗,有良好依从性;DDD 仅指药物用于主要适应证的日平均剂量。

根据限定日剂量,可计算出用药频度(DDDs)或 DDD 数,DDDs = 药品总量/DDD。用药频度值越大,反映该药的选择倾向性越大,用量越大。

(二) 处方日剂量

处方日剂量(prescribed daily dose,PDD)是从具有代表性的处方样本中求得的日平均处方剂量。为了某种目的而要了解用药模式的实际波动时,选用 PDD 为单位更合适,它较 DDD 方法更能准确地反映人群药物的利用信息。但 PDD 值在推算指示量时缺少明确的准则,有时可能出现 PDD 值低于相应的 DDD 值。PDD 值可用于暴露药物治疗人群的测算,但不能以超出安全剂量或低于有效剂量的处方样本用于药物利用的定量研究。

(三) 药物利用指数

DDD 仅能宏观地反映药物利用状况,而不能完全反映医生用药的实际。Ghodse(1985)对 DDD 法进行改进,提出药物利用指数(drug utilization index,DUI)概念。DUI 是以总 DDD 数(药物总剂量除以相应 DDD 值)除以患者总用药天数求得,用于评定医生用药的日处方量,分析用药的合理性。若 DUI > 1.0,说明日处方剂量大于 DDD;DUI < 1.0,说明日处方剂量低于 DDD。DUI 可用于分析医生的用药习惯,发现用药趋势,有利于预测用药可能出现的问题,监测用药的合理性,防止药物滥用或误用。

(四) 治疗日

治疗日(therapeutic day,TD)是指一种药品按一定规格、一定数量给予患者后,对某类疾病所产生的可发挥治疗作用的天数。计算公式为:治疗日 = (单位包装药品总量/平均日治疗剂量) × 消耗量。治疗日兼顾了药品具有日治疗剂量和可用时间的共性,具有量的可加性和可比性,弥补了金额指标的不足,分析结果比金额排序对照更贴近临床用药实际。

(五) 金额指标

金额指标是药物利用研究的常用计量单位,它不受药品种类、剂型、规格差异的限制,使不同性质、不同规格、不同计量单位的药品具有量的可加性和可比性,对药品经济学、药品市场信息等商品属性研究有相当的参考价值,但对治疗属性来说却不是合理的计量单位。

(六) 销售数量

销售数量是以销售包装为单位进行研究的计量指标,它比用金额描述药品消耗更加精确,但同一产品的剂型、规格和包装在不同的厂家有较大差别,而且随时代的发展,包装和剂型都将会更新,所以,以此为计量单位进行不同地区或不同时间的比较研究意义不大。

（七）日用药金额

对相同治疗类别的药品,日用药金额可作为用药费用的参考指标,以此考察某类药品用药费用的社会平均水平,为医疗保险制度改革提供参考数据。其计算公式为:治疗类日用药金额＝某类药的用药总金额/总 DDDs。

二、药物利用研究的基本分析方法

（一）用药频度分析

采用 WHO 制定的限定日剂量,分析、评价药物在临床的地位,估算药物不良反应发生率,判断药品实际消耗量及其变化趋势,以补充购药金额排序分析法因药品价格差异造成的不足。具体做法是:①确定 DDD 值;②以药品某段时间内的总购入量除以相应的 DDD 值求出该药的 DDDs,即日用药人数;③分别计算与购入量对应的总金额数,以总金额数除以 DDDs 求得每天的治疗费用;④对总购药金额、总购入量、DDD 值、DDDs 进行数据处理,求得购药金额序号和用药人次序号;⑤求得购药金额与用药人次是否同步的指标,比值接近于1.0,表明同步较好,反之,则差。用药频度分析可以了解每日用药费用,购药与用药人次的关系,剂型与用药人次和购药金额的关系,药品使用频度与疗效的关系等,进而可估计药费可接受水平,评估地区用药水平,分析药品消费结构和市场分布。目前该法在我国已广泛使用,推动了药物利用研究的深入开展。

（二）医院处方分析

以 1 个月、半年或 1 年为时限或以不同年份的相同月份中门诊或住院处方进行统计处理。分析不同年龄、性别或诊断的患者的用药模式;研究药物利用与其适应证的关系;确定治疗最频繁的病种,为药物使用管理、药品采购供应、药厂生产的市场信息等提供参考依据。

医院处方分析也可采用上述药物利用指数分析法,对医生用药的合理性进行分析。

与疾病有关的用药分析,通过统计某类或某个疾病的处方数,从药品的种类、数量、用法,以及患者的年龄、性别等指标分析,了解疾病的药物治疗现状和趋势以及药品在临床治疗中的分布情况。如抗高血压药的药物利用分析。

单病种药品费用分析,指不同医生对病情相似的同一诊断患者的平均处方费用的分析。

（三）药品金额排序分析

该法所依据统计资料包括医疗单位购药金额、药品消耗金额、医药商业部门销售金额等。具体分析步骤是,选定某区域一段时间内一定样本数的药品,按药品金额或数量大小排序,以此为基础进行统计处理,分析社会用药特点和用药趋势,供药品生产、营销部门和医疗卫生单位参考。目前我国许多地区已开展此项工作,如中国医药经济信息网、上海医院用药分析系统、南京地区医院用药分析系统等,对推动我国药物利用研究的深入发展起到了积极作用。

（四）药物经济学分析

对多种药理作用相同,而费用差别较大的药品进行跟踪统计研究。它的主要任务是对比分析与评价不同的药物治疗方案,药物治疗和非药物疗法,不同临床药学服务或医疗社会服务所产生的相对经济效果,引导医生合理用药并为治疗决策提供依据。其主要方法包括:最小成本分析、成本效益分析、成本效果分析、成本效用分析等。

（五）药品消耗数据分析

对医院的药品消耗数据或购药数量进行排序、对比分析,着重于药理类别构成分析。与金额排序分析相比,药品消耗数据分析能更直接地反映一个地区的疾病分类构成,排除那些单价昂贵的药品在金额排序分析中以金额为标准得出的偏性结论。

三、影响药物利用的因素

影响药物利用的因素很多,除受药物本身因素,如药物质量、用药合理性及药物不良反应等因素影响外,还受社会经济发展水平、人口素质及健康状况、社会医疗和管理制度、患者用药依从性等社会因素的影响。

（一）药物因素的影响

各种药剂学因素,如药物组成、剂型、生产条件和制备工艺、药物贮存、药物质量等,都不同程度地影响药物的利用,既影响个体对药物的选用,也影响上市后的群体应用。药物的不良反应是影响药物利用的重要因素。临床上药物不良反应千差万别,不同的药物可导致类似的不良反应;同样的药物在不同患者又可导致不同的不良反应。药物的不良反应往往是影响医师、患者选用药物的重要依据。许多严重的不良反应可能导致药源性疾病,是这些药物被淘汰的重要原因。某些新药,虽有较好疗效,但因不良反应过大,也被淘汰。如某些新研发的选择性环氧化酶-2抑制剂,上市后因发现有严重的心血管系统毒性被限制使用或撤出市场。

（二）非药物因素的影响

1. 社会经济发展水平 区域经济发展的水平不同,造成用药结构有很大不同。在我国相对不发达的农村和边远地区,价格低廉的药品品种占较大比例。经济发展水平与疾病发病结构也显著相关。例如,近年发达国家主要以心血管系统和消化系统药物用药量大;发展中国家则以感染性疾病发病率较高,抗感染药物的用量较大。

2. 人口素质和健康状况 随着生活水平和医疗水平的进步,社会人口老龄化倾向日趋显著,保健药品、老年用药品种需求日益增长。我国卫生部门的统计表明,肿瘤、脑血管疾病、心脏病等已分列我国人口死亡原因的前三位,原来占首位的急、慢性传染病发病率的排位已经显著后移,这些因素对药品生产和消费结构都会产生重大影响。

3. 社会医疗和管理制度 各国法律、社会医疗保障体系及医疗管理制度的差别,在很大程度上对药物利用起导向作用。如《国家基本药物目录》的制定和医疗保险报销范围的确定,处方药与非处方药制度的推行,公费医疗改革,国家医疗保险制度的确定和实施,都影响药品的生产、经营和使用。

4. 患者用药依从性 患者是药物利用的主体,患者是否严格遵守医嘱规范用药,即患者的依从性是影响药物利用的重要因素。临床实践中必须充分重视患者依从性,才能对用药的实际情况做出正确的估计,客观评价药物利用。

思考题:

1. 简述药物流行病学在临床药学实践中的具体应用。

2. 在药物流行病学研究中有哪些主要研究方法？

3. 如何评价临床不良反应发生与药品之间的因果关系？

4. 哪些因素可以影响药物利用？

（栾家杰）

第十二章 药物经济学

 学习要求

1. 掌握药物经济学的研究目的及其在临床药学实践中的应用。
2. 熟悉药物经济学的基本概念和主要分析方法。
3. 了解药物经济学研究的设计方法和实施步骤。

合理用药强调以尽可能低的治疗成本取得尽可能好的治疗效果,合理使用有限的医疗卫生资源,减轻患者及社会的经济负担。作为临床治疗团队中的一员,临床药学工作者需要明确药物经济学的概念和方法,通过对各种临床方案、卫生决策或药物治疗方案成本与结果的比较,寻找经济有效的治疗方案,促进临床合理用药。

第一节 药物经济学的概述

一、药物经济学的兴起和发展

药物经济学起源于美国。20 世纪 50 年代以后,美国的医疗药品消耗急剧上升,为合理分配有限的医药卫生资源,研究者们开始探讨经济学的基本分析方法——成本效益分析方法在医疗保健领域中的应用。20 世纪 50 年代到 60 年代,在卫生经济学者们的探索和研究中,经济学分析方法开始深入到医药卫生事业中的各个领域里。

20 世纪 70 年代以后,经济学分析逐渐涉入药物治疗领域。1986 年,Townsend 在其一篇名为《上市后药品的研究与发展》的报告中,首次提出"药物经济学"(pharmacoeconomics)的概念,并指出在这一新兴领域进行研究活动的必要性。1991 年,美国药物经济学家 Lyle Bootman 等编写了《药物经济学原理》(Principles of Pharmacoeconomics)专著。1992 年《药物经济学杂志》出版,标志着药物经济学已经形成一门独立的边缘学科。

20 世纪 90 年代以来,随着科技水平的不断提高,新药、新医疗技术不断出现,政府以及个人的医疗费用开支大大增加,有限的财政资源使包括药物在内的各种医疗措施的成本/结果比较成为政府与公众日益关注的焦点。世界范围内的医药卫生改革,使药物经济学评价方法得到极大的应用与发展。

我国药物经济学研究起步较晚,1993 年才引入药物经济学的概念。但由于我国卫生保健费用特别是药品费用剧增,给国家财政和企业造成了巨大压力,矛盾突出,因此,我国药物经济学领域的研究进展很快,已成为临床医药工作者研究的热点内容之一。2006 年 6 月《中国药物经济学》杂志创刊,进一步推动了药物经济学在我国的展开和应用。截至 2014 年 5 月,仅从中国知网(CNKI)搜索,就已有 37 000 篇以上有关药物经济学的研究或综述论文发表。

二、药物经济学的概念和意义

广义的药物经济学(pharmacoeconomics)是指从整个社会角度出发,研究以有限的药物资源实现健康状况最大限度改善的合理途径与合理方法的学科。在药物治疗活动中,药物经济学是研究和比较不同药物干预方案间或药物干预与其他干预方案的成本与结果,以促进合理用药的学科。

药物经济学研究就是应用现代经济学的研究手段,结合流行病学、决策学、生物统计学等多学科的研究成果,评价不同药物治疗方案间、药物治疗方案和其他方案(如手术治疗)以及不同医疗或社会服务项目(如社会养老和家庭病床等)的经济学价值的差别。药物经济学研究的目的,从宏观上就是从全社会角度和整个人群的利益出发,研究如何合理选择和利用药物,以最低的治疗成本,得到最好的医疗保健效果,使有限的医药卫生资源得到最佳的和合理的分配,以最高的经济效率实现人类最大的健康改善。其次,从微观上对每次治疗通过药物治疗方案和其他方案(如手术治疗)、不同药物治疗方案间的经济学评价进行治疗决策,筛选最适宜于具体患者的治疗方案。

药物经济学研究的核心是如何利用有限的医药资源使之产生最大的经济和社会效益。国内外近数十年的研究与实践证明,药物经济学不仅在药品的研制、生产和监督管理等方面具有重要指导作用,而且关键的是对临床药物合理应用和治疗决策优化发挥着越来越重要的影响,另外还有助于国家医药卫生政策的制定。药物经济学目前已发展成为一门新兴的边缘学科,受到越来越多的重视。

三、药物经济学在临床药学实践中的应用

(一) 制定临床治疗规范

临床药师应充分发挥专业特长,应用药物经济学方法,参与到临床用药决策中,比较不同药物治疗方案的成本、效果,揭示特定疾病、特定人群的最佳药物选择和治疗步骤,为制定临床治疗规范提供参考,促进合理用药。

(二) 临床药物治疗方案评价与分析

利用药物经济学方法系统地或针对某一类疾病的治疗方案进行评价与分析,评价方案的成本效果,为优化药物治疗方案提供依据,以提高合理用药水平。

(三) 开展药物利用研究与药物利用评价

药物利用研究(drug utilization study,DUS)不仅从医疗角度评价防病、治病的效果,还从社会、经济等方面评价其合理性,通过对医院用药现状进行调查,用限定日剂量数对药物使用情况排序,对用药趋势进行分析和预测,为药品使用的管理决策提供信息。药物利用评价(drug utilization evaluation,DUE)是在特定的药物范围或特定的疾病范围内,在药物治疗过程中,根据预先拟定的标准,对整个用药的全过程进行评价,及时发现存在的问题并提出纠正措施,改进用药模式,以减少患者用药不当与错误,防止药物滥用以及控制治疗用药,从而达到促进合理用药、改善医疗结果、提高医疗质量的目的。

(四) 为医院药品目录或处方集的制订提供依据

临床药师可以利用药物经济学研究结果,将疗效好、安全性好、价格低的药品遴选进医院基本用药目录或处方集,以使药品费用控制在适宜的范围内。

（五）结合新药临床试验开展药物经济学研究

在新药的Ⅱ、Ⅲ、Ⅳ期临床试验中结合经济学研究,为优化临床药物治疗方案提供参考。

（六）帮助患者正确选择药物

随着医疗体制的改革以及患者自我保健意识的增强,患者对药品信息尤其是药品价格和疗效的信息需求增加。临床药师可通过药物经济学研究,向患者介绍这方面的知识,并帮助患者正确选择药品。

（七）评价临床药学服务的质量

药物经济学可以评价临床药学服务的相对经济效果,临床药师紧紧围绕合理用药开展工作,如参与制定治疗方案、基于基因检测与 TDM 制定个体化用药方案,或对药物治疗方案进行干预,可以提高疗效,降低不良反应发生率,缩短住院时间,减少药品及相关费用,从而取得好的成本效果,所以药物经济学评价是临床药学的服务项目,是临床药师的职能范围。

第二节　药物经济学的基本术语

一、成　本

成本(costs)是指在实施某项医疗服务方案的过程中所投入的全部财力资源、物质资源和人力资源的消耗。根据药物经济学所研究成本的特性,成本可分为:

1. 直接成本(direct costs)　是指与特定的医疗服务项目直接相关的支出,又分为直接医疗成本和直接非医疗成本。直接成本通常以货币或货币交换形式表现。①直接医疗成本(direct medical costs)是为预防、诊断和治疗疾病所提供的药品和服务、诊断和治疗、护理、检验等消耗的成本。②直接非医疗成本(direct non-medical costs)是患者求医时所用的旅费、食宿费、营养费等。

2. 间接成本(indirect costs)　是指患者因病造成缺勤、劳动力下降或丧失,甚至死亡引起的损失以及家属看护造成的收入损失等。代表某种可利用资源的消耗。

3. 隐性成本(intangible costs)　也称为无形成本,是指患者由于疾病导致的疼痛、痛苦、悲伤等难以用货币确切表达的成本。隐性成本既来自疾病本身,也来自治疗该疾病的医疗服务,如药物副作用造成的痛苦、抑郁等不良反应成本。

二、结　果

在药物经济学中,结果(outcomes)即所提供的医疗服务(治疗方案)产生的结果。药物经济学评价中可根据所选用的分析方法采用下列三种指标之一表示结果。

1. 效果(effectiveness)　是指特定的药物治疗方案的临床结果,常用特定的治疗目标或用非货币单位表示,如人群健康的期望寿命,血压降低值等。

2. 效益(benefit)　是效果的货币表现,即用货币表示医疗服务的结果。

(1)直接效益(direct benefit):指实施某项药物治疗方案所节省的医疗资源和健康改善以及生命的延长。例如,口服疫苗较针剂疫苗减少人力、物力资源的消耗。

(2)间接效益(indirect benefit):是指实施某项药物治疗方案所减少的其他方面的经济损失,主要指劳动力恢复带来的效益,例如患者早日康复后减少了家庭陪伴,避免了个人工资、奖金的损失,为社会多创造了财富。

(3)隐性效益(intangible benefit):是指实施某项药物治疗方案所减轻或避免患者肉体和精神上的痛苦,以及康复后带来的舒适和愉快等。

3. 效用(utility) 是指药物治疗或服务满足人们对一种特定健康状况的期望或偏好,是人们对医疗服务的结果做出的自身的一种主观评价和感受。

三、药物经济学分析方法的名称

1. 成本效益分析(cost benefit analysis) 是通过比较方案的全部预期效益和全部预计成本来评价各种备选方案的经济性。效益和成本均用货币单位计量。

2. 成本效果分析(cost effectiveness analysis) 是鉴别、衡量和比较可供选择的治疗方案的成本和效果,主要是评价使用一定量的卫生资源(成本)后的个人健康效果,用非货币单位表示。指标可以使用单个指标、综合指标或中间指标。

3. 成本效用分析(cost utility analysis) 是成本效果分析的一种发展,不仅注意健康状况,而且注重生活质量,采用一些合成指标,如质量调整生命年来评估和比较改进生命质量所需费用的相对大小。

4. 最小成本分析(cost minimization analysis) 在结果没有差别的条件下,比较两个或多个治疗方案在费用上的差异,选择成本最小的方案。

5. 决策分析(decision analysis) 在事物具有某种风险和不同概率的环境下,利用概率论、决策标准和经济学评价方法衡量利弊得失。比较不同卫生保健干预方案的成本效益和风险,选择适宜方案的一种技术方法。

6. 敏感性分析(sensitivity analysis) 即分析在一个确定的决策模式中某一变量的变化和变化的幅度对决策结果所可能产生的影响。

第三节 药物经济学研究的基本流程

一、药物经济学的研究设计

药物经济学作为一门应用性的评价科学,需根据不同的研究目的选择相应的设计方法及数据的收集与分析方法。研究设计中应坚持随机化原则,以保证实验中非处理因素的均衡一致。

(一) 前瞻性研究设计

一种前瞻性研究是将药物经济学研究与药物临床试验相结合,通常在药物Ⅲ期临床试验,也有在Ⅱ期或Ⅳ期试验中进行,称为平行研究("piggy-back")。这种方法因为借助了药物临床试验严格的随机对照双盲设计,消除了分配偏倚,可信度较高;并且经济学研究的结果可与药物临床试验结果一并获得,资料收集完整,可及时用于新药的申报、医疗保险偿付和新药的定价,具有高效率和高时效性。因此制药企业在新药开发中常用平行研究。值得注意的是,药物临床试验目的是评估药物的有效性和安全性,因而临床试验严格规定患者的取舍标准、常用安慰剂组作为对照组、可能额外增加检查化验次数从而增加治疗成本,而且研究常常在特定的医疗机构中开展,药物疗效显著的病例样本数一般较小,这些特点降低了平行研究结论的有效性。

鉴于上述平行研究中存在的缺陷,另一种前瞻性研究设计——药物经济学临床实验研究应用日益广泛,这种研究设计方法不借助药物临床试验研究,直接为经济学研究而设计,同时又充分利用了试验研究设计的特色。

（二） 回顾性研究设计

回顾性研究是对已有病例资料进行回顾性整理分析,是一种省时省钱的药物经济学研究方法。通常按照研究设计的要求,收集过去某个时间范围内所有满足条件的病例,进行分组,使用某药的病例作为研究组,使用其他药物或非药物治疗的病例作为对照组,进行比较研究。此种研究方法因为有关数据大多可直接获得,成本较低,研究时限也较短,是目前我国临床医师及药师较常采用的药物经济学研究方法。回顾性研究需要注意尽可能控制病例选择及分配上的偏倚和准确测算药物治疗方案的间接成本。

（三） 模型法研究设计

模型法研究是应用数学和统计学的方法,以一定的经济原理和现实资料为依据,对经济活动中的经济数量表现、数量关系、数量变化及其规律性进行研究和数学模拟。因为采用了严格定量、合乎逻辑的科学分析方法,数学模型比直观估计的方法要具有科学性和准确性。当大量的临床试验数据不易获得,或是可能的研究时间过长,研究经费受限而无法进行前瞻性研究,使用数学模型拟合研究就十分有效。

Markov 模型模拟随时间发生的随机事件的过程,是药物经济学研究常用的决策树方法,其原理是将所研究的疾病按其对健康的影响程度划分为几个不同的健康状态（Markov 状态）,并根据各状态在一定时间内（Markov 循环）相互转换的概率,结合每个状态上的健康效用值和资源消耗,通过多次循环运算,估计疾病的结果及费用。药物治疗可能影响患者在各个状态上的分布,也可能影响状态间的转换概率,即疾病的进程。这时可以用不同的 Markov 模型估计和比较患者在不同的干预措施下期望寿命、质量调整生命年或资源消耗,并进行相关的成本效果、增量分析等经济学分析。

（四） 混合研究设计

混合研究是将以上几种研究设计方法综合运用。可以在前瞻性或回顾性研究试验数据和假设的基础上,估算患者的最终健康结果和药物治疗的成本效果。有时药物试验要估测患者药物治疗后长期的健康结果,就要利用经济学资料、已有的前瞻性研究的临床结果、以前报告过的其他临床研究（回顾性）结果以及影响疾病发生和医疗费用开支的数学模型来进行模拟成本效果研究。混合研究可以利用多种研究来解决单一研究不能解决的问题,但由于层次繁杂而不易应用。

二、药物经济学成本的测算

从社会化角度出发,药物经济学研究中所指的成本是药物治疗方案的总成本,计算时包括直接成本、间接成本和隐性成本三部分。

1. 直接医疗成本的测算　直接医疗成本由药物治疗成本和相关的医疗成本所构成。

在临床药学实践中,药物经济学主要用于评价某种疾病的治疗方案。药物治疗方案的成本测算包括药品成本、各项检查治疗成本、病房床位成本,以及药物不良反应成本。具体的计量方法如下:

（1）药品成本＝药品进价×药品加成指数

药品加成指数＝（年药品支出费＋年药品损耗费＋药房六大类成本＋分摊的非项目科室成本）/全年药品支出费×100%

其中药房六大类成本包括：①劳务费（工资、奖金和各种福利补贴等）；②公务费（办公费、差旅费、邮电费和公杂费等）；③业务费（水费、电费、煤费、蒸汽费和设备维修更新费等）；④材料费（药品养护或分装材料及卫生材料等费用）；⑤固定资产折旧费（房屋、设备、家具和被服等折旧费用）；⑥低值易耗品消耗费。项目科室指直接为患者服务的临床科室或医技科室（如药剂科、检验科等）。非项目科室指间接为患者服务的科室，如行政管理和后勤科室，其成本需向相关的项目科室或非项目科室进行分摊。

（2）某项检查治疗成本＝操作时间×单位时间操作成本＋消耗的材料费

单位时间操作成本＝年科室总成本/科室年工作量（总操作时间）

（3）病房床位成本＝床日成本×住院天数

床日成本＝科室年总成本/（床位数×年总天数）

因此每例患者的治疗成本＝药品成本＋检查治疗项目成本×项目服务次数＋病房床位成本。如治疗过程中发生不良反应，则不良反应成本也按上述公式计算，并计入药物治疗成本。

2. 直接非医疗成本的测算　患者为治疗所耗费的食宿费、营养费、差旅费等，可按实际支出的数量和单价计算。

3. 间接成本的测算　是患者或其家人因病对社会造成的劳动力的损失。人力资本法（human capital method）是最常用的计算方法。人力资本法是指根据某一年龄的健康个体对社会的未来贡献来衡量人的价值。通常采用居民的年平均工资来测算因患病或死亡所带来的社会经济的损失。例如，假定居民的年平均工资为 18 250 元，1 年按 365 天计算，则居民的日收入为 50 元。患者住院 20 天，则其间接成本为 20×50＝1000 元。如果患者的实际工资高于年平均工资，依此法计算会导致成本偏低。

4. 隐性成本的测算　隐性成本是患者精神上的痛苦、悲伤、抑郁等，测算比较复杂和困难，国际上多采用意愿支付法（willingness to pay method，WTP），通过对患者的问卷调查获得。

5. 总成本　每例患者治疗的总成本＝直接成本＋间接成本＋隐性成本。

三、药物经济学分析方法

成本和结果是药物经济学研究中的两大要素，其中成本一般都用货币表示，而对结果的评价则根据不同情况可采用效果、效益、效用等指标。根据所采用的不同的结果评价指标，就形成了前述的不同类型的药物经济学分析方法，即最小成本分析法、成本效果分析法、成本效益分析法和成本效用分析法。在成本测算的基础上，根据不同的结果指标用不同方法进行分析。

（一）最小成本分析（cost minimization analysis，CMA）

最小成本分析是在结果完全相同的情况下比较两个或多个治疗方案间的成本差异。在证实临床结果相同的情况下，其成本最低的治疗方案就是最理想的方案。药物经济学分析方法中，最小成本分析最为简单易行。

最小成本分析只适用于已知两种或多种治疗方案结果一致的情况下,一般多用于比较不同来源或不同剂型的同种药物成本差异,或比较已知能产生相同患者效果的等效药物的成本差异。

（二）成本效益分析（cost benefit analysis，CBA）

1. 效益的测定　　直接效益的测定比较容易,因为它表示的是节约的医疗资源,比如减少的诊断、检验和卫生材料费等,都可以根据研究的角度来进行测算。间接效益的测定是要将方案对患者生产力、发病率、致残率等的影响货币化,隐性效益的测定是要将方案使得患者痛苦、悲伤消失或减轻等精神上的收益货币化,均较难测定。常用的测定方法是人力资本法和意愿支付法。人力资本法主要用于测定人的生命价值（延长的生命年）,治疗方案的效益即人的生命价值,由个体的年平均收入乘以个体的期望寿命后,通过一定的贴现率,折算成现值。意愿支付法可采用问卷调查的方式来获得个体健康改善价值的意愿支付值,以此测算治疗方案实施后患者疾病疼痛或精神痛苦得到改善的隐性收益。

2. 成本效益分析的评价指标　　成本效益分析法评价指标主要是净效益、效益成本比和投资回报率。

（1）净效益（net benefit）:从总效益中减去总成本（均经过贴现）即为净效益。净效益为正值,表示方案效益大于成本,说明该方案具有经济性。反之则方案不具有经济性,应当放弃。在评价多个备选方案时,净效益越大,意味着社会财富增加更多,则方案越佳。

（2）效益成本比（benefit cost ratio）:贴现后总效益与贴现后总成本的比值即为效益成本比,表示每单位投入的成本所能获得的收益。比值可能出现的3种情况:①效益/成本 >1,说明该方案的效益超过成本,方案具有经济性,可行;②效益/成本 =1,说明该方案的效益与成本相等;③效益/成本 <1,则说明该方案在经济学上没有获益,方案不可行。在评价几个备选方案时,比值最高的方案最佳。

（3）投资回报率:即净效益/成本,以百分率表示,所得的百分数越大说明此方案越有益。

3. 成本效益分析的适用范围及局限性　　成本效益分析方法由于成本和效益均以货币单位进行测量,因此其应用范围较为广泛,在宏观分析和决策时较为常用。

当结果很难换算成货币金额或不适宜用货币金额来表示时,就难以使用这种分析方法。例如:患者对药物治疗结果的满意度,就较难用货币形式去确定。另外还存在一个复杂难解的伦理道德问题,例如成本效益分析法要求将挽救一个患者的生命或降低单位死亡率等价为一定量的货币,很多人难以接受这种等价方式。这些都在一定程度上限制了成本效益分析方法的广泛使用。

（三）成本效果分析（cost effectiveness analysis，CEA）

1. 效果指标　　目前在药物经济学的成本效果分析中,对特定药物治疗方案的临床结果（即健康效果）的评价指标有两种:一种是单一健康指标,如血压的降低值、死亡率、生存率、预期寿命延长数等;另一种是复合健康指标,即采用一种单一的非经济指标来比较一个治疗方案总体上积极和消极的健康效果,如将治疗效果表达为寿命长短和生活质量情况。

按照患者不同时期药物治疗的结果可将上述健康效果分为中间健康问题、最终健康问题。中间健康问题一般是指药物等临床治疗取得的短期疗效指标,如血糖降低值和血压降低值,两者可分别作为糖尿病及高血压病药物治疗的指标。最终健康问题与药物临床治疗的目的密切相关,可用于比较不同途径减少或增加各类临床结果的发生率,如慢性房颤患者通过口服华法林减少血管栓塞性疾病的发生率,肿瘤患者通过一系列治疗避免复发。另外临床常使用的 1 年、3 年、5 年、10 年生存率也可以作为最终健康问题的评价指标。

2. 成本效果分析评价指标 成本效果分析的指导思想是以最低的成本去实现确定的计划目标,其评价指标主要有两种:

(1)成本效果比(cost effectiveness ratio):总成本/效果指标或效果指标/总成本,即用单位效果所花费的成本(如元)或每一货币单位(如每花费一元钱)所产生的效果来表示,如每延续生命 1 年所花费的货币数,每花费一元钱所获得的血压毫米汞柱下降数。成本效果比具体地将成本和效果联系起来,从经济学角度而言,单位成本的效果越大方案越好,或单位效果的成本越小方案越好。

例如:有 A 和 B 两种治疗方案,其成本和效果见表 12-1。

表 12-1 A、B 治疗方案的成本效果分析

	总成本	效果	成本效果比
方案 A	C1	E1	C1/E1
方案 B	C2	E2	C2/E2

若 C1 > C2,E1 < E2 或 C1 < C2,E1 > E2,决策者就很容易分别判断是选择 A 方案还是 B 方案;若 C1 < C2,E1 < E2 或 C1 > C2,E1 > E2,则需计算成本效果比,若 C1/E1 < C2/E2,则选择方案 A;反之选择方案 B。

在多数情况下,通过决策分析,成本效果比可真实地反映成本与效果的关系,反映出成本效果最佳的治疗方案是否是每单位疗效花费成本最少或每单位成本取得的疗效最好。但值得注意的是,不同的立场例如医生、患者或付费方对根据成本效果比选择方案有不同的看法,尤其是对相对增加效果而多花费的成本考虑的重点不同,因此会做出不同的选择。

(2)增量成本效果比(incremental cost effectiveness ratio):是在某种治疗方案的基础上实施另一种治疗方案所增加的成本和产生的额外效果进行的成本效果分析,增量成本效果比反映的是两种备选方案之间效果差异的单位成本,用于考察增加的成本是否值得,其计算公式如下:

增量成本效果比 =(A 方案的成本 – B 方案的成本)/(A 方案的效果 – B 方案的效果)

例如采用 A、B 和 C 三种方案筛选肝癌,具体见表 12-2。

表 12-2 A、B、C 三种方案的成本效果分析

方案	A	B	C
总成本(元)	81 000	100 000	115 500
挽救的生命年(效果指标)	90	100	110
成本效果比	900	1000	1050

假定上述 3 个方案是独立的备选方案,不考虑实施方案所产生的效益,即普查出的患者被治疗后所产生的价值。仅从表 12-2 中单个方案的成本效果比值看 A 方案被认为最优。但如果以 A 方案的存在为前提,决策者转而改为实施 B 方案或 C 方案,且认为只要每获得一个生命年的成本不高于 2000 元,就可以追加投入,情况就不同了。从表 12-2 可以计算出

B 方案比 A 方案多挽救 10 个生命年,多花 19 000 元,挽救 1 个生命年的成本是 1000 元,增量成本效果比为 1900。C 方案比 A 方案多挽救 20 个生命年,挽救 1 个生命年的成本是 1050 元,增量成本效果比为 1725。如果不考虑增量成本分析,单纯从成本效果比看,A 方案被认为是最经济的,B 方案其次,C 方案的成本效果比最大。但在资源充分的情况下,B 和 C 方案都可选择,且 C 方案比 B 方案多挽救 10 个生命年,增量成本效果比为 1550,属于可接受范围,因此应选择 C 方案。

由上例可知,进行增量分析更有助于经济学分析中的正确决策。

3. 成本效果分析法适用范围及局限性　成本效果分析是目前应用最为广泛的药物经济学分析方法,它同时对特定药品或卫生服务的成本和结果进行鉴别、测定和比较,在成本和效果之间寻找最佳的契合点,将"经济"和"合理"融为一体。因此成本效果最佳的方案,虽然不一定是实现某一特定目标费用最少的,但一定是最合理的。成本效果分析法可用于新药研制和开发的多个阶段,也可广泛应用于临床治疗决策,用以确定治疗方案、治疗计划及其他卫生服务项目。

但成本效果分析在应用时也有一定的局限性。临床治疗指标尤其是中间健康效果指标只能进行非常有限的成本效果比较,使得单一的方案应用成本效果法无法说明方案的价值;两个或两个以上方案结果不同类则无法比较,因此成本效果分析法不适用于合理分配卫生资源的问题。此外,临床指标往往没有或不能充分体现满意度和偏好等生命质量的内容。

(四)成本效用分析(cost utility analysis,CUA)

1. 健康效用的常用指标及测算　药物治疗对患者的心理、生活与行为方式等健康的影响日益受到人们的重视,因而对药物治疗结果的评价要求在临床疗效和安全性的基础上增加对生命质量的评价。在药物经济学中,目前常用质量调整生命年(quality adjusted life years,QALYs)和伤残调整生命年(disability adjusted life years,DALYs)这两个指标表示健康效用。质量调整生命年是将药物治疗的效果与患者的满意程度结合起来,以健康满意的生活年数来衡量人的实际生命年数的指标。对于疾病状态下的生命质量,通过健康效用值的调整,可转化为相当于完全健康人的生命质量年数。伤残调整生命年是指从发病到残疾或死亡所损失的全部健康生命年,包括疾病死亡生命损失年(years of life lost,YLLs)和疾病伤残(残疾)挽救生命年(years lived with disability,YLDs)。

健康效用值的测量是成本效用分析的关键,它是 0 ~ 1 之间的一个数值。常用效用测量量表法(如 Kaplan 生命质量指数、罗素指数、欧洲五维度健康量表等)和总体评估法(评价标尺法、量值估计法、标准权衡法、时间权衡法和人数权衡法等)加以测量。

质量调整生命年数 = 健康效用值×生命年数。

2. 成本效用分析法的评价指标

(1)成本效用比(cost utility ratio):方案总成本/质量调整生命年数。表示方案每获得 1 个质量调整生命年所消耗或增加的成本量。比值越高,表示方案效率越低;反之,则方案的效率越高。

例如:假设有 A、B 两种方案可以治疗瘫痪患者,方案 A 可延长患者 6 年的期望寿命,该 6 年间患者的健康效用值为 0.8,需消耗 60 000 元;方案 B 可延长患者 12 年的期望寿命,但该 12 年间患者的健康效用值为 0.2,需消耗 40 000 元。方案 A、B 的质量调整生命年数分别为 0.8 × 6 = 4.8 和 0.2 × 12 = 2.4;相应的成本效用比分别为 60 000/4.8 = 12 500 和 40 000/

2.4 = 16 667。因而方案 A 优于方案 B。

值得注意的是,如果以预期寿命为结果指标,采用成本效果分析法,则例子中方案 A、B 的成本效果比分别为:60 000/6 = 10 000 和 40 000/12 = 3333 元/预期年。方案 B 具有更长的预期寿命和较小的成本,所以方案 B 优于方案 A。

由此例可以看出,成本效用分析和成本效果分析均以货币单位衡量成本,也都采用健康指标作为最终结果。所不同的是成本效果分析中的效果可以是一种单纯的生物指标,如预期寿命;而成本效用分析将难以用货币来衡量的生命质量内容也进行了量化,如以质量调整生命年数作为结果指标。可见,成本效用分析可以被看成是成本效果分析的一种特殊类型,或者说是其更高的发展阶段。

(2)增量成本效用比(incremental cost utility ratio):反映两种备选方案之间效用差异的单位成本,用于考察增量的成本是否合适。计算公式如下:

增量成本效用比 =(方案 A 成本 – 方案 B 成本)/(方案 A 质量调整生命年数 – 方案 B 质量调整生命年数)

3. 成本效用分析法适用范围及局限性　成本效用分析法在生命质量是药物治疗等医疗干预的重要结果或重要结果之一时较为适用,但当所要比较的方案结果可用一个自然单位的变量表示或方案的结果只能取得诸如"降低若干 mmHg 血压"、"降低若干单位血糖值"等无法转化为生命质量调整年的效果数据时,就不适合使用。

成本效用分析法采用质量调整生命年作为健康效用指标,对于衡量医疗干预的效果很有意义。但由于生命质量的广泛性和定义的欠操作性,导致健康效用不能像临床指标一样精确测量,增加了研究的复杂性及时间和经费的消耗。

四、药物经济学研究举例

(一) 确定分析的问题

药物经济学研究的问题必然是分析比较一种或几种药物治疗或药物联合治疗方案。因此首先要明确研究的课题,也就是提出问题。

例1:假设 A 药和 B 药是目前临床较为常用的治疗下呼吸道感染的口服新药,A 药的用法是每次 2 片,每天 1 次,3 天为 1 疗程,治疗 2 个疗程。B 药的用法是每次 4 片,每天 4 次,2 周为 1 疗程。药品总费用:A 药为 320 元,B 药为 270 元。为促进临床合理用药,对 A、B 两种药物治疗方案进行经济学比较。

(二) 确立研究者的观察角度

理想的药物经济学研究是最终能为卫生决策服务从而最大限度地合理利用现有的医药卫生资源,因而要求研究者尽可能从全社会的角度出发进行研究。但从具体的患者、医院或保险公司等个人或机构角度出发的研究,因为涉及的分析因素相对较少,便于成本的确定和对问题进行深入分析,从而得出具体的结论。

假设例 1 中的 A 药和 B 药是某医院近年来用于治疗下呼吸道感染的口服药物,近一季度发现两药物的院内消耗变化较大,该院药事管理与药物治疗学委员会建议有关人员对 A、B 两药进行经济学评价,以便指导临床合理用药。这样明确了例 1 的研究是从医院的角度出发的。对医院而言,方案的成本主要考虑治疗方案的直接成本,对间接成本、隐性成本可以忽略不计。直接成本的内容包括采购、存储、管理和调配药品的费用,以及与药物治疗有关的医疗、检验和诊断等成本,对疾病的发病率和药物引起的不良反应等因素所导致的成本也应计入。

(三) 确定备选方案和结果

药物经济学研究方案应尽可能将所有治疗某种疾病的有效方案包括在内,至少应包括现有的最佳治疗药物或方案和一种低成本的方案或是空白对照。如果现有的治疗措施较多且不标准,需要评价的药物或治疗方案可与现有的治疗混合水平比较,也可以和各种治疗分别比较。如例 1 中,需要考虑除了 A、B 两药治疗方案以外,是否还存在其他类似的备选有效方案,如果有,应一并列入研究和比较的范围。

对于药物治疗的结果,不仅要比较鉴定期望的疗效,也要比较鉴定不期望的不良反应。假定例 1 中,A 药治疗下呼吸道感染的治愈率是 75% ,而 B 药是 70%,并发症和不良反应的发生率均很低,则此时并发症和不良反应不是影响方案成本或结果的构成因素,可忽略不计。

(四) 确定研究的时间范围

药物经济学研究中时间范围的确定标准是能够记录最重要的健康状态和成本的变化,其中的健康状态应包括理想的治疗结果以及预料之外的不良反应。如果有时方案所需的远期效益测量的时间太长,又不具有实际的操作性时,可采用预测模型。例 1 中的方案都是短期治疗方案,且对患者的长期健康状态无影响,因此研究的时间范围较好确定。

(五) 选定合理的药物经济学分析方法

在开展调查前必须确定选择何种药物经济学分析方法。

例 1 中,A 药的治愈率是 75% ,B 药为 70% (假定两者的差异有统计学意义),不能用最小成本分析方法;由于方案的结果为临床指标,难以将其转化为货币单位,故成本效益分析法不适合使用;下呼吸道感染是一种短程治疗疾病,对生命质量的影响一般不大,而成本效用分析法的结果评价指标需要考虑和转化患者对治疗结果的满意程度或偏好,因此也不适合;本例可采用治愈率作为临床结果指标,且 A、B 两者的治疗方案也相类似,可计算不同治疗方案的每单位治疗效果的成本,故采用成本效果分析法较为合适。

(六) 查阅和收集研究资料,确定成本

通过查阅文献资料或收集各种已有的数据,以求证研究的方法是否可行以及能否按时完成。确定需要计算的各项成本,收集成本计算需要的一般资料包括财务凭证、收费单据、分摊比例、贴现率等。收集考察结果需用的资料包括病历、检验或诊断报告等。

(七) 计算方案的治疗终点成本

决策分析中,将患者在药物治疗后得到的结果包括治愈、死亡、转归后治愈或未治愈等称为治疗终点。不同的治疗终点所耗费的卫生资源和成本不同。

例 1 治疗终点分析:在规定的一个疗程内,部分患者通过 A 药或 B 药的治疗,疾病得到痊愈,患者出院;部分患者未能治愈,需要进一步的检查和诊断。在未能治愈的患者中,经过检查和诊断,一部分继续原方案治疗,另一部分转用其他药物治疗。这两部分患者经治疗后又可分为治愈和未治愈两种情况。在规定疗程之外患者再次诊断、检验和继续治疗所耗费的成本称为附加成本。

（八）确定结果事件的概率

结果事件的概率,是用于成本计算和决策的参数,因此必须事先确定。

药物治疗疾病发生结果事件的概率主要有治愈率、转归率、死亡率、不良反应发生率等,获得结果事件概率的方式主要有两种:一是通过文献检索,如采用后综合分析法(meta-analysis)对药物的治疗结果进行统计汇总,求得相应事件(治愈率、转归率、不良反应发生率等)结果的概率;二是通过将历史数据或医院等多中心的研究结果进行汇总,估计结果指标的概率。

例1中假设通过查阅本院历史数据得知,A药治疗下呼吸道感染的耐药率为24%,而B药的耐药率为20%,则各种治愈率的概率见图12-1。

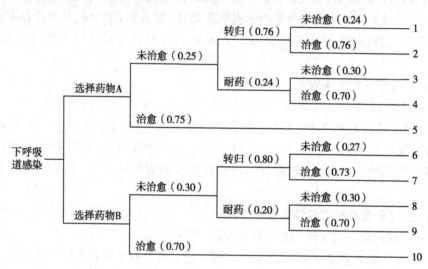

图 12-1 A、B 两种药物治疗下呼吸道感染的分支概率

（九）应用决策分析方法

药物经济学中的决策问题均为统计型的决策,即在事务具有某种风险和不同概率的情况下,比较不同方案的成本效益和风险,选择适宜方案的一种系统分析方法,属于风险型决策。较常使用决策树分析方法,即根据药物治疗可能发生的各种结果画出决策树,并标示分支概率,计算决策点的总成本,然后利用评价指标进行比较。

假定例1中A药和B药的成本效果比计算见表12-3和表12-4(说明:①分支总成本值根据资料数据计算获得;②分支累计概率是分支各概率的乘积;③分支点成本=分支总成本×分支累计概率。)

表 12-3 A 药治疗下呼吸道感染的成本效果比

分支	1	2	3	4	5	合计
分支总成本(元)	1680	1680	1720	1720	320	
分支累计概率	0.0456	0.1444	0.018	0.0420	0.7500	1
分支点成本(元)	76.61	242.59	30.96	72.24	240.00	662.40
A 药的成本效果比		662.40/(0.1444 + 0.0420 + 0.75) = 707.39 元/治愈率				

表 12-4　B 药治疗下呼吸道感染的成本效果比

分支	6	7	8	9	10	合计
分支总成本(元)	1520	1520	1730	1730	370	
分支累计概率	0.0648	0.1752	0.0180	0.0420	0.7000	1
分支点成本(元)	98.50	266.30	31.14	72.66	259.00	727.60
B 药的成本效果比	657.60/(0.1752 + 0.0420 + 0.7000) = 793.28 元/治愈率					

根据表 12-3 和表 12-4 的计算结果可知,A 药物比 B 药物治疗下呼吸道感染的成本效果更好。

（十）进行成本贴现和敏感性分析

如果药物经济学研究的时间跨度超过 1 年,按照经济学的观点,就需将各年的成本和结果进行贴现(discount)。贴现是指把将来的价值换算成现在的价值,其换算的比率称之为贴现率(discount rate),也称为折扣率。贴现率根据银行利率和物价指数综合确定,一般规定在 3% ~5% 之间。

药物经济学研究和评价过程中存在很多不确定因素,可能会造成相同研究结论却相悖。常用敏感性分析方法如单纯分析法、阈值分析法、极端分析法、概率分析法、排序稳定性分析法等处理不确定因素。

单纯分析法是指当一个或多个变量发生改变而其他变量保持不变的情况下,观察研究方案的结论是否跟着变量的改变而改变。例 1 中治愈率是影响结果的主要因素,如果将 A 药和 B 药的治愈率都提高 5% ,则 A 药的成本效果比为 596.92/(0.1155 + 0.0336 + 0.8) = 628.93 元/治愈率,B 药的成本效果比为 614/(0.1460 + 0.0350 + 0.75) = 659.51 元。表明治愈率的变化对结论影响较小。

（十一）结果报告

药物经济学的研究报告应当从中性的立场出发,详细叙述所采用的方法和研究过程、研究的结论及结论可能存在的局限性。其中对研究结论进行阐述和说明时必须谨慎,以免误导读者。在结论中必须简明的指出分析中关键性的非确定因素,同时对这些不确定因素可能会产生的影响进行讨论。另外,对分析中没有说明的相关问题也要进行讨论,明确该研究存在的局限性。

 思考题:

1. 药物经济学研究的目的是什么?
2. 简述药物经济学在临床药学实践中的应用。
3. 药物经济学分析有哪些主要方法?各有何特点?
4. 简述实施药物经济学研究和分析的主要步骤。

（唐富山）

第十三章　循证药学

学习要求

1. 掌握循证药学的概念。
2. 熟悉循证药学在临床药学实践中的地位与作用。
3. 了解循证药学产生的背景；了解实践循证药学的基本条件和方法。

第一节　循证药学的产生、概念及其基本要素

一、循证药学的产生

循证药学的产生是社会和科学技术发展的需要和必然，是循证医学在药学领域的延伸和发展。

遵循证据的思想古已有之，但循证医学一词在 1992 年才被正式提出。20 世纪后半叶，心、脑血管疾病、肿瘤、自身免疫性疾病等多因性疾病逐渐成为严重危害人类健康的首要疾病群，生命科学的发展也使得新药、新的治疗技术不断涌现，这些均增加了临床诊治工作的复杂性，为疾病的诊断和治疗决策带来了新的挑战。同时，人们对自身健康程度的高度关注、对社会医疗资源的合理分配并充分利用的愿望，也使得医疗服务的目的不再仅仅是考虑解除病痛、维持生命等短期治疗效果，还需考虑治疗的预后、对患者生命质量的影响以及药物应用的合理性等问题。这些均使传统的临床医生依据个人经验、陈旧的或未经严格评价的证据进行临床诊治决策的模式不能满足新的临床实践的需要。与此同时，临床流行病学等方法学的发展，促使了大量针对临床诊治问题、以人体为对象的临床研究证据的涌现，却因文献检索方法的限制和人们对这些科研结果的意义认识不足，使这些科学研究产生的新知识被静静地埋没在医学文献的海洋里。著名的英国流行病学家、内科医生 Archie Cochrane 1972 年在其专著《Effectiveness and Efficiency:Random Reflections on Health Care》中指出："由于资源终将有限，因此应该使用已被证明的、有明显效果的医疗保健措施"。到了80 年代，许多人体大样本随机对照试验结果发现，一些理论上应该有效的治疗方案，实际上无效或害大于利；而另一些似乎无效的治疗方案却被证实利大于害，应该推广。1992 年，加拿大 McMaster 大学 David Sackett 教授和他的科研组，在长期的临床流行病学实践基础上正式提出循证医学的概念，开始撰写一系列有关循证医学原理的文献，并定义循证医学（evidence-based medicine）是慎重、准确和明智地利用当前所能获得的最好研究依据、同时结合个人的专业技能和临床经验、考虑患者的价值和愿望，解决所遇到的临床问题的一种临床实践方法。

循证医学被喻为临床科学的人类基因组计划，是临床实践的新模式，它强调临床证据，

要求临床工作者广泛、系统地搜集有效的文献,运用正确的评价方法,筛选最有效的应用文献(即证据)指导临床实践。20世纪末,循证医学对医学发展的贡献已得到了广泛的支持和认可,并以其丰富的科学内涵、相应的理论体系和研究方法渗透到医疗卫生的各个领域,推动了一大批新的分支学科的产生,如循证外科学、循证妇产科学、循证儿科学、循证公共卫生等,同时也催生了循证药学(图13-1)。

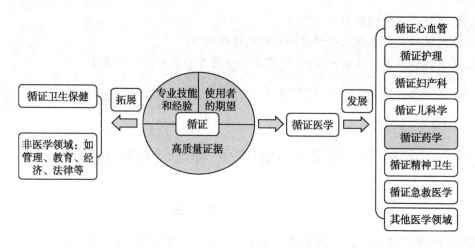

图13-1 循证与循证实践的范畴

20世纪80年代以前,临床药物治疗方案的选择和治疗效果的评价大多以临床医师的经验和推论为基础,即根据某一药物对反映疾病变化的临床指标,如血压、血流动力学、血液生化指标(血糖、血脂等)、影像学等的改变来推断其是否发挥了治疗作用。临床药师也是以散在的药物临床研究和药动学研究资料为依据,凭经验并借助治疗药物监测结果参与临床药物的选择。这种传统的对药物选择,药物有效性、安全性和预后等的评价是建立在非系统观察的临床经验基础上的,即在具体的临床工作中,医药工作者往往把自身的经验、直觉、掌握的基础理论或对动物试验结果的推理,或零散的、非系统的人体研究结果作为临床决策的证据。这在药物临床应用过程中,尤其是初期,是行之有效且必要的。但伴随着临床实践,人们在获益于药物的同时,因医药工作者的经验和知识水平有限而受到药源性危害的例子也不在少数。例如,分别有着35年和13年临床应用史的芬氟拉明和右芬氟拉明,曾在80年代作为减肥药风靡美国市场,用于肥胖症的长期治疗(长于3个月),但应用了一段时间后,1997年美国药物不良反应监测中心发表报告认定:二者长期使用会引起心脏瓣膜不可逆的损伤从而引起心脏病,基于这样的新认识,美国FDA撤销了这两种畅销的减肥药。可见,谨慎、选择性地利用所能获得的最准确的研究依据应用于临床药学实践,对提升有限的临床经验和知识水平,实现对药物及其治疗策略的正确认识和评价,促进用药决策的科学合理,是非常重要的。至90年代后期,医药工作者认识到,"社会和医院药房进行的药学领域相关活动都应同医学功能相似,建立在遵循循证医学原则的循证药学的基础上"。于是伴随着循证医学和临床药学的发展,循证药学也逐渐开始了其在临床药学中的指导作用。

二、循证药学的概念及意义

循证药学是遵循最佳科学依据的药学实践过程。参考循证医学的定义,循证药学(evidence-based pharmacy)可以定义为:将遵循证据的理念与临床药学学科相结合,全面应用于现代药学实践过程中,以实现合理用药目标的综合性应用学科。其可以有狭义和广义两种理解。狭义循证药学亦可称为"循证临床药学",是指药师在药学实践过程中,慎重、准确和明智地应用当前最佳证据,与药学临床实践经验和专业知识技能相结合,考虑患者的选择和意愿,提供科学合理的药学服务过程。而广义循证药学是以循证的理念在药学活动中作出各项决策的工作模式,这些实践活动可涉及药物研发、生产、配送、储存、使用、管理及药学教育等过程中的问题、干预、效果和持续改进等。

尽管现代的疾病处置手段有很多选择,但是,药物治疗仍然是疾病处置最常用的手段,因此,合理用药对提高临床医疗技术水平具有重要作用。临床药学是临床实践的重要组成部分,它的兴起和发展,正是为了提高药物治疗的水平。在临床药学实践中,临床药师面临新药和老药新适应证的不断提出,面对蜂拥而来的大量药学信息,如何正确地搜集科学文献,掌握和使用正确的文献评价方法,判断研究报告中可能存在的偏倚,如何去伪存真,以及如何利用有效的科学证据来指导临床合理用药已逐渐成为临床药物治疗的关键。1997年英国皇家药学会提出,促进药学中的循证实践将为药学服务开辟新纪元。2001年 Phil Wiffen 教授在其著述的《Evidence-Based Pharmacy》一书中强调:21世纪的药学实践应该以证据为基础。按照循证药学的基本思路与要求,临床药师在临床药学实践中,应系统地收集围绕药物应用方法开展的临床药学研究结果(文献),此即为证据,是循证的基石;科学地评价科研证据,评估其在制订合理用药方案中的作用,并以此做出临床药物治疗决策。收集与评价过程即为求证的阶段,而临床用药实践则是用证的过程。可见,循证药学是开展临床药学工作、实现合理用药这一目标目前最值得推崇的途径,也是推动临床药学实践发展的重要策略和有效方法。

循证药学与循证医学是紧密相关的。循证药学遵循循证医学的原则,结合临床药学和药物流行病学的知识来研究、评价药物的临床应用,其侧重在药物的疗效、安全性、经济学意义等方面,强调尽量以现有的最新、最可靠的客观依据,进行治疗方案制定与评价、治疗指南制定与修订、与药品有关的医疗卫生决策等。

伴随临床药学学科的发展,循证药学已成为贯穿于临床药学各个领域的重要原则和方法学,指导和推动着围绕治疗决策、药物选择、药物不良反应、经济学评价等方面的大量临床药学工作的开展。以"循证药学"、"药物相互作用和循证"、"药物不良反应和循证"等关键词粗略检索,至2013年相关的文献总量比2005年前增加了近20倍。可见,以临床药学学科的整体发展为先导,循证药学逐步发展出其自身的药学背景和理论基础,围绕着临床药物治疗领域的实际问题形成了特定的学科领域,成为组成临床药学学科体系的一门应用学科。

三、循证药学的基本要素

(一) 高质量的证据是循证药学的核心

循证药学以利用当前最佳证据解决临床用药实际问题为主要特征。因此,在循证药学实践过程中,"证据"及其质量是关键。循证药学的"证据"按研究方法不同可分为原始研究证据和二次研究证据两类。

原始研究证据是对直接以患者为对象开展药物试验研究所获得的第一手数据,进行统计学处理、分析和总结后得出的结论。获得原始研究证据的研究方法在本书第十章和第十一章中有较详尽的介绍,主要包括随机对照试验、交叉试验(如药物生物等效性试验)、前后对照研究、队列研究等。其中,随机对照临床试验遵循了科学研究设计的随机和对照原则,减少了试验中由于各种主观或客观条件所造成的偏倚,从而使结论更加真实可信。尤其是多中心、大规模、前瞻性的随机对照临床试验,跨国的几十家、上百家甚至数百家医院共同参与,对成千上万的患者进行长达 3～5 年甚至更长时间的追踪观察,其研究结果更有说服力,因果关系论证程度更佳。

二次研究证据是尽可能全面地收集某一问题的全部原始研究证据,进行严格评价、整合处理、分析总结后所得出的综合结论,是对多个原始研究证据再加工后得到的更高层次的证据。其主要来源于系统评价、临床实践指南、临床决策分析等。当前,药学信息更新迅速,药学文献层出不穷,但由于受人力、物力和时间的限制,多数临床试验的样本量较小,受试对象往往局限于某些特征人群,即使是双盲随机对照试验,其质量也良莠不齐,甚至会因各种偏倚的影响而得出不一致的结论。因此,在应用其结论进行临床决策之前,必须对试验的质量进行严格评价,并在数据资料合适的情况下将资料进行整合分析,从而获得更为客观的结论,由此引入了系统评价的方法。著名的 Cochrane 协作网展示过一项"短程廉价的激素类药物氢化可的松治疗可能早产的疗效的 RCT"系统评价结果。其收集了 1972—1991 年共 7 项临床试验的结果,但 7 项结果不一致,因此根据单个临床试验的结果难以确定该疗法的利弊。而系统评价结果明确肯定:氢化可的松确可降低新生儿死于早产并发症的危险,使早产儿死亡率下降 30%～50%。由于没有进行相关的系统评价分析和报道,直至 1989 年,多数医生并未认识到该项治疗措施的效果,成千上万的早产儿可能因其母亲未接受相应治疗而死亡。在临床药物治疗过程中,这种因没有对 RCT 研究结果进行及时的、不断更新的系统评价,以获得更确切或可靠的结论而导致的治疗时机错失、医疗质量降低,甚至以患者的生命为代价的例子比比皆是。系统评价(systematic review,SR)提供了一种严格的评价文献的方法,是最佳的间接证据来源。其针对某一具体临床问题,采用临床流行病学减少偏倚和随机误差的原则与方法,系统、全面地收集全世界所有已发表原始文献或未发表的文献资料(如毕业论文、学术报告、会议论文集、内部资料、其他语种的有关资料以及正在进行的临床试验研究结果等),筛选出符合质量标准的文献,进行严格的定性或定量评价,获得较为可靠的结论。

Meta 分析(Meta-analysis)是近几年广为应用的一种运用定量方法汇总多个研究结果的系统评价方法,有时又称"荟萃分析"、"后综分析"、"汇总分析"等。Meta 分析采用统计学方法,将多个独立、针对同一临床问题、可以整合的临床研究综合起来进行定量分析,从统计学角度达到增加样本含量,最大程度地减少各种形式的偏倚,提高检验效力的目的。尤其当多个研究结果不一致或都没有统计学意义时,采用 Meta 分析可克服因各研究质量差异、样本含量不同等所造成的数据结论的偏倚,得到更加接近真实情况的综合分析结果。需要注意的是,Meta 分析不等同于系统评价。当数据资料适合使用 Meta 分析时,系统评价可采用 Meta 分析以提高结果的可靠性,此为定量系统评价;当数据资料不适合使用 Meta 分析时,系统评价只能解决文献评价问题,不能解决样本含量问题,此为定性系统评价。因此,系统评价可以采用 Meta 分析,也可以不采用 Meta 分析。

高质量的随机对照试验结论或高质量的系统评价结果,是循证药学最高级别的证据(金标准)。

(二) 临床药师的专业技能与经验是循证药学实践的保障

循证药学提倡将所得到的最佳临床用药证据与临床药师的实践经验相结合,为患者制订获益最大的临床用药方案与药学监护计划。忽视临床药学实践经验,即使得到了最佳的证据也可能用错,因为最佳的证据在用于每一个具体患者时,必须因人而异,根据患者的性别、年龄、人种、病理生理情况、疾病特点、社会经济情况等灵活应用。面对复杂的临床用药问题,没有放之四海而皆准的"最佳证据",或者说,没有任何一个"最佳证据"能够解决所有的临床问题。因此,在临床实践中切忌生搬硬套所谓的"最佳证据"。

开展循证药学要求临床药师应具备以下方面的综合能力:系统的临床药学专业理论和技能;一定的临床流行病学、统计学和药物经济学基础;较强的协作和交流能力。同时,现代临床药师应终生学习,随时更新知识,跟踪本领域最新研究进展,充分了解和应用最新的临床用药证据,才能保证为患者提供高质量的临床药学服务。

(三) 充分考虑患者的期望或选择是循证药学实践的重要思想

临床药学是围绕"患者"的药学服务。因此,循证药学提倡临床药师在重视患者疾病治疗的同时,必须尊重患者的选择和意愿,力求从患者的角度出发,了解患者对药物的认识、对治疗效果的期望、对治疗方案的选择等。只有在药物治疗过程中与患者保持良好的沟通和交流,才能获得患者的高度依从,确保药物治疗方案的顺利实施,使患者获得最佳的治疗效果。

第二节 实践循证药学的基本条件和方法

一、实践循证药学的基本条件

(一) 全面地理解循证药学思想是正确实践循证药学的关键

循证理念的核心是决策有据,并强调证据的合理性。循证药学强调合理的药物治疗方案与药学监护计划的制订必须基于当前可得到的最佳药物临床研究证据,结合医师、临床药师的个人经验,以及与患者有关的第一手临床资料,并尊重患者的选择和意愿。它既反对片面强调个人经验的作用,也反对机械地生搬硬套证据;既重视临床药学技术人员的主导作用,也强调患者的主观期望。可以说,高质量的临床用药证据是实践循证药学的物质基础,高素质的临床药师是开展循证药学的主体,充分考虑和理解患者的意愿则是循证药学有效实施的保证。

(二) 必要的硬件设备是实践循证药学的技术保障

广泛而有实效的培训和宣传,方便快捷的信息查询处理、强大的专业数据库及严格的质量控制是实践循证药学的重要技术支持。因此,为了实现高质量的临床药学服务,相应的信息辅助设施是必要的,包括图书馆、计算机检索系统、计算机网络、循证电子资源等。

（三）主管部门的支持和宏观指导是实践循证药学的重要条件

目前,我国的循证药学工作还处于起步阶段,需要政府主管部门的高度重视、直接参与、宏观指导、经费支持和信息支持。特别是一些急需解决的临床用药关键问题,不仅需要主管部门提供经费和政策支持,还需要主管部门协调关系,组织各相关学科的人才资源、信息资源和研究力量,开展基于问题的循证研究,得出结论直接用于指导用药决策和实践。

二、实践循证药学的步骤和方法

循证药学实践的步骤如图 13-2 所示,包括提出问题、寻找证据、评价证据、应用证据和后效评价等 5 个步骤。

（一）提出问题

提出明确的临床药物治疗问题,是实践循证药学的第一步。它包括如何根据临床诊断,结合患者具体的病理生理情况和药物治疗目标,提出药物治疗过程中与药物选择、剂量确定、给药途径和给药间隔、疗程、药物不良反应及药物联合应用的合理性等相关的问题。临床药师应勤于学习药学专业知识,努力培养对临床实际问题的敏感性,善于在临床药学工作中认真观察、发现问题和提出问题,并依据其轻重缓急,提炼出临床上亟需解决的问题,以最大程度地满足临床工作所需,为临床合理用药提供最佳的、最急需的证据。

（二）寻找证据

循证药学是遵循证据的临床药学实践,也是追求证据的临床药学。证据及其质量是循证药学的关键,是实践循证药学的重要基石。临床药师应善于获取有价值的药学新信息,不论是源于大型的、多中心的随机对照临床试验的证据,还是建立在临床试验基础上的系统评价的结论,都可以而且应该应用到循证药学实践过程中来,为药物治疗决策服务。

（三）评价证据

从证据的真实性、临床价值及适用性等方面严格、规范、系统地评价所获得的证据,从中找到能够解决问题的最佳证据,这是实践循证药学的核心环节。

（四）应用证据

将经过严格评价所获得的最佳证据用于指导临床药物治疗方案与药学监护计划的制订或评价,以促进临床用药的安全有效,实现循证药学实践的最终目的。

（五）后效评价

通过以上四个步骤确定临床药物治疗方案与药学监护计划并实施后,应关注应用最佳证据指导解决具体问题的结果,并对结果进行分析评价。一个成功的循证药学实践过程,可用于指导进一步的实践,反之则应分析原因,找出问题,再针对新的问题进行新的循证研究和实践。

总之,完整的循证药学实践过程包括:提出明确的临床药物治疗问题;尽可能系统、全面的寻找针对问题的证据资料;对所找到的证据作正确、客观的评价,以得出最佳证据;应用所获得的最佳证据确定药物治疗方案与药学监护计划;以及对药物治疗方案与药学监护计划的实施效果进行总结与再评价。

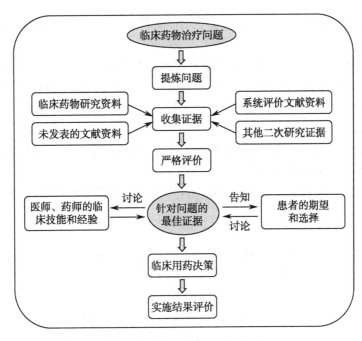

图 13-2 循证药学实践步骤

三、循证药学实践的实例

实例 1:

男性患者,55 岁,因严重抑郁发作,需要服用抗抑郁药盐酸帕罗西汀(一种选择性 5-羟色胺再吸收抑制剂,SSRI),有报道称该药可能增加出血的风险。而该患者近 5 年因骨关节炎引起的疼痛,一直在服用酮洛芬肠溶胶囊剂(一种非甾体抗炎药,NSAID)。临床药师担心同时服用 SSRI 和 NSAID 可能会增加患者上消化道出血的危险,建议医师换药,但如何让医师采纳你的建议?

1. 提出问题 在对患者进行治疗时,需考虑药物的两重性,即疗效和可能的副作用。针对上述病例,临床药师需要回答的问题是:与不服用抗抑郁药的成年抑郁症患者相比,服用 SSRI 类抗抑郁药是否会增加上消化道出血的风险?

2. 寻找证据 针对问题,以 PubMed 检索资源为例,以"selective serotonin reuptake inhibitors AND gastrointestinal bleeding"为关键词检索,至 2013 年 6 月,共检出 34 篇相关文献,浏览文献题目和摘要,逐一筛查,并通过进一步阅读文献内容,发现一篇由 Dalton SO 等作者完成的研究与所面临的临床问题关系密切。

3. 评价证据 根据循证药学防治性研究证据的评价标准,对查询到的文献进行严格评价。评价主要包括三方面的内容:①评价证据的真实性。包括是否用随机分配的方法分配研究对象,组间均衡性如何? 是否随访了纳入研究的所有患者,观察期是否足够长? 治疗措施和结果测定是否采用盲法? 除了试验措施外,组间的其他治疗措施是否都相同? 试验前组间的基线情况是否一致等评价指标。②评价证据的重要性。包括药物治疗效果或不良反应的观察指标是否合理? 药物效应的大小如何? 药物效应的准确度如何? 治疗措施是否可行等指标。③评价证据的适用性。包括研究中的患者是否面临与现在相同的临床情况? 研究的结果是否适用于目前的患者？患者接受治疗的利和弊是什么？患者对所要进行的治疗的期望是什么等。

通过上述严格评价,该文献中的证据是真实而有重要临床意义的,且适用于目前患者面临的临床问题。研究结果表明,SSRI 与非 SSRI 抗抑郁药物相比,上消化道出血的危险性增加,尤其是当 SSRI 与 NSAID 联合使用时,上消化道出血的危险增加了数倍,故不应该将 SSRI 作为该患者的一线药物。

4. 应用证据　根据上述证据,药师建议改用三环类抗抑郁药作为该患者的首选抗抑郁药物,并制定相应的治疗方案和监护计划。

5. 后效评价　观察患者应用上述治疗方案后的临床疗效及不良反应等,进行效果分析与评价。

实例 2:

女性患者,77 岁,因非风湿性房颤及轻度左心室衰竭而就诊,超声心动图示左心室中度功能障碍,既往有高血压史,但血压控制较好。患者平时活跃,并希望能保持生活自理。查房时医生向其谈及华法林长期抗凝治疗的好处和风险。

1. 提出问题　老年女性,患非风湿性房颤及左心室中度肥大,如不进行抗凝治疗,发生脑梗死的危险性有多大(年发生率)？此类病例经华法林治疗后脑卒中危险性能下降多少？治疗的风险有多大？

2. 寻找证据　分别检索有关"华法林长期抗凝"治疗及预后的文献。在 1990—1994 年期间,检出有关治疗文献 8 篇,预后文献 2 篇,其中随机对照试验 6 篇。以"Review"为关键词再检索 1992—1994 年的文献,得到相关的系统评价 1 篇。

3. 评价证据　经严格评价,有关预后的 2 篇文献符合真实性和适用性的要求,并据此可知,此病例若不进行抗凝治疗,其年脑卒中率为 18% ;如应用华法林治疗,其年脑卒中率降至 5% 。应用华法林治疗,脑出血风险为 1% ,效益风险比为 13:1。

4. 应用证据　经查房并与患者沟通后,患者决定接受华法林治疗。根据患者情况,制定给药方案和监护计划。

5. 后效评价　对治疗效果和安全性进行长期的观察与评价。

第三节　循证药学在药学领域的作用

一、指导药物利用评价

如本书第十一章所述,药物利用评价(drug utilization review,DUR 或 drug utilization evaluation,DUE)是指在药物治疗过程中,根据预先确立的标准,对整个用药的全过程进行评价,并提出纠正措施,改进用药模式,达到改善医疗结果、提高医疗质量目的的工作。DUE 可用于一个药物或一类药物,疾病状态或条件,药物应用过程(如开处方、药品调配、给药和监测)或特殊治疗的结果。通过对药物使用进行评价,可及时发现问题,并通过一定的途径加以解决,以达到减少患者用药不当与错误,防止药物滥用以及控制治疗用药的目的,促进合理用药。美国 ASHP 在其临床药学工作指南中,将 DUE 作为临床药学工作的重要组成部分。

20 世纪 80 年代以前,评价药物相关的问题多以临床经验和推论为基础,如硝苯地平经临床观察能降低血压,又无明显的肝肾毒性,多数患者也能耐受,被认为是一种安全有效的降压药广泛用于临床,并被推广用于治疗不稳定性心绞痛、急性心肌梗死和心力衰竭等。但是,经病例对照研究表明,硝苯地平虽能有效降压,达到临床满意效果,但可能增加心肌梗死和死亡的危险,而且用药剂量越大,危险性也越大,若无 β 受体拮抗药作为基础,单独使用硝苯地平治疗不稳定性心绞痛是危险的。据此,人们对这个已广泛应用了 20 年的药物的安全性和临床应用方法有了新的评价。可见,对药物及其应用过程中的问题进行科学的评价离不开循证思想的指导。

循证药学实践模式要求在对药物及其应用的合理性进行科学评价时,应尽可能系统、全面的收集全世界所有已发表的临床研究报告,按 Cochrane 系统评价的基本原则,用统一、严格的标准对报告的研究质量进行客观评价,筛选出质量合格者进行定量或定性分析,得出明确、可靠的结论。高论证强度的随机对照试验(研究对象有明确的纳入和排除标准、随机分组进行同期对照、尽可能采用盲法和安慰剂对照、以满意终点为疗效判断标准),尤其是通过以预后指标为终点的多中心、大规模、前瞻性的随机对照试验发表的结论,为临床用药决策和用药合理性评价提供了可信的证据。

临床药师承担着保障合理用药的使命,在药物利用评价和完善药物利用评价的过程中担当着不可推卸的责任,包括制订药物利用评价的执行计划、与医生和其他人员合作制订具体药物利用评价标准并设计有效的药物应用方案、审核与药物利用标准不符的医嘱,以及收集、分析、评价具体患者的数据,发现、解决并预防与药物治疗有关的问题等。只有遵循循证药学的原则,将不断更新的、高质量的临床证据应用于对用药过程的判断和改进过程中,才能作出科学、正确的评价,实现药物评价的最终目的。

二、指导基本药物遴选及药品的购进和淘汰

基本药物是满足人们重点卫生保健需求的药物,是从大量的临床应用药物中,经过科学评价而遴选出的在同类药物中具有代表性的药物。2002 年世界卫生组织(World Health Organization,WHO)对基本药物(essential medicines)的定义是:"满足人们基本的健康需要,根据公共卫生的现状、有效性和安全性,以及成本-效果比较的证据所遴选的药品"。WHO从 1977 年开始开展全球性的基本药物目录制定工作,目前已有包括中国在内的 156 个国家在此基础上制定了本国的基本药物目录。2000 年,WHO 开始接受循证的理念和方法,并于2003 年起正式运用循证药学方法和系统评价的证据进行基本药物的遴选工作。我国原国家食品药品监督管理局(State Food and Drug Administration,SFDA)药品评价中心从 2001 年开始,与包括中国循证医学中心在内的相关学术机构合作,首次尝试使用循证的原则和方法开展了 3 类西药和 1 类中药的循证评价,建立了相应的技术规范,探索 2002 年国家基本药物目录的筛选。2003 年 3 月 12 日,原 SFDA 药品评价中心在北京召开了"循证评价在基本药物目录遴选中的应用研讨会",提出采取多种办法深入开展疑难品种循证评价研究,以逐步探索出一套相对完善的药品循证技术规范等,并于 2004 年再次启动了国家基本药物目录的循证评价和调整。2013 年我国发布了《国家基本药物目录》(2012 年版),自 2013 年 5 月 1日起施行。目前,我国在基本药物筛选和评价方面仍存在较大差距,遴选体系不够完整,评价方法不完善,尤其是中药的评价方法及如何实施中药的遴选,仍是尚待解决的问题。

医院新增和淘汰药品是一项比较棘手的工作,涉及面广,人为因素多,直接影响着药物

的临床应用。新药的购进通常先由临床科室提出用药申请,药剂科相关人员拟出该药在本院的同类药,再由相应临床科室的专家给出该药的评价意见,最后经医院药事管理委员会讨论决定。在对药品的评价中,信息多来源于厂商提供的资料或少量的文献报道,很少做系统分析。而淘汰药品也主要依据相应临床科室专家的意见而决定,通常来源于临床应用药物时的个人经验。这种根据不全面的研究结果、个人的临床经验以及药商的宣传所作出的判断,有时可能是一些不准确、不客观,甚至是错误的决定。应用循证的理论和方法,基于最佳的临床研究证据或系统评价证据决策需购进或淘汰的品种,对规范医院新增和淘汰药品制度、减少人为因素的干扰,客观地评价药品及其临床应用价值,保障临床药品供应的合理性和科学性具有重要的意义。

<h3 style="text-align:center">三、指导药物临床试验</h3>

药物临床试验是以健康志愿者或患者为对象所进行的药物系统性研究,是药物研发过程的关键环节之一。回顾历史,"神农尝百草"是简单、原始、经验型的药物临床试验。目前临床试验在方法学上有了很大的发展和进步,其实施也有严格的质量规范要求。药物临床试验所采用的"随机"、"对照"、"盲法"、"安慰剂"等科学方法,都是循证药学所要求和强调的。在符合伦理学要求的基础上,遵循循证原则进行的药物临床试验,其结果的可信度增加,对药物临床决策的意义也更大。

当前,很多药物临床试验的研究质量有待提高。例如,分析某药学杂志 1996—2000 年有关药物临床试验的论文 110 篇,就诊断标准、研究对象、试验方法、观察指标或统计学处理等方面进行循证评价,发现存在问题的文献有 44 篇,占入选文献的 40%。存在的问题主要有:诊断标准无来源、未交代或不完整;研究对象无对照组或未随机分组;试验药品和对照药品未用双盲或未交代合并治疗;观察远期指标和经济指标的文献较少;统计方法与统计资料不相称。可见,科学的临床试验研究结论的获得,不仅需要《药物临床试验质量管理规范》的严格指导,也需要循证理念和方法在临床试验设计中的运用。

此外,目前循证医学和循证药学研究得较多的证据,绝大多数都是源于"回顾性研究",即以现在为结果,回溯过去的研究方法。虽然基于这种研究方式的证据能够为临床工作者的决策提供很大的帮助,但也具有一定的局限性。而"前瞻性研究"不仅可获得"患者应用某一种药物后是否达到临床指标上的满意"的疗效评价,更重要的是,还可以进行终点指标,即预后的评价,包括有效寿命、总死亡率、疾病重大事件(如急性心梗、呼衰、脑卒中、猝死)、生活质量及卫生经济学指标(成本-效益比)等。医药工作者应该按照循证药学对随机对照试验设计的要求,以追求高质量的药物临床试验为目标,更多地开展"前瞻性的研究",为临床药物治疗决策提供最佳证据。

随着新药开发和研制的步伐越来越快,新药不断出现,老药新的适应证也不断出现,使得针对这些特殊对象的临床研究成为临床药学实践的一个重要组成部分。循证药学作为有力的实践模式和方法,架起国际文献互通的桥梁,通过对已有的随机对照临床试验文献进行系统评价,可在现有研究水平上得出更具指导性的结论,并有助于提高后续研究的严谨性与科学性。其更重要的意义在于推动新药临床科研工作,尽可能选择目前论证强度最高的随机双盲对照试验或论证强度较强的非盲法随机对照试验,从而使以保证临床试验科学性为核心的 GCP 与循证药学相互促进、相得益彰。

四、指导临床药学实践和个体化用药

临床药学的核心问题是合理用药,确保患者用药的安全、有效、经济和适当。目前我国的临床药学正在逐步发展,各个医院因地制宜的开展了不同程度的临床药学实践。参与到临床用药决策和药学监护工作中的临床药师还亟待增加,使医院药学工作真正融入临床实践的主流。

在临床药学实践过程中,由于病情的复杂多变、患者的个体差异等,临床药师将面临各种围绕药物临床应用和决策的问题,例如,如何正确的评价各种药物治疗方法,如何为患者选择最佳的药物,如何为患者制定最适合的用药方案等,解决这些问题仅依靠临床实践经验和个人的推断是行不通的。循证药学为临床药师深入临床药学实践提供了可行且目前最有效的模式。依据循证药学理念,药师在掌握丰富的基础知识前提下,应注重对临床研究证据的收集、分析和客观评价,同时考虑患者的个体性和适用性,为药物应用问题提供最优化的、具有说服力的解决方法。

药物反应的个体差异是临床药物治疗过程中最困扰医务工作者的问题之一。同一种疾病、同样的药物、同等的剂量,对某些人有效、安全,对另一些人却无效,甚至引起严重的不良反应。如某些超敏感个体应用常规剂量的肌松药琥珀胆碱,可出现严重且持续时间长的呼吸肌麻痹;原发性高血压患者对降压药物治疗的个体差异;不同患者应用美芬妥英、华法林和异烟肼等药物表现出明显不同的药物效应及不良反应等。鉴于此,2003 年 9 月国际药学联合会第 63 届世界药学大会的专题报告中提出了"个体化治疗"的概念,为世界药学界所瞩目。个体化用药(personalized medicine/individualized medication)是针对患者适时状况,充分考虑其个体特征拟定和实施的药物治疗。个体化给药的提出为循证药学实践带来了挑战,同时也带来了新的发展要求。尽管循证药学的证据来自有关的临床试验研究,在应用于临床决策之前进行了方法学和证据质量的评价,但在应用时,即便是与研究中情况类似、适用性良好的患者,由于个体差异的存在,依然会出现偏离预期药物治疗效果的情况。因此,完整地理解循证药学思想,以最佳研究证据为核心,结合临床实践经验和患者的个性化信息开展循证药学实践显得十分重要。个体化给药尤其需要以循证药学原则为指导的、高质量、代表性广泛、来源完整和可靠的临床研究证据,除了尽可能地组织多中心、跨地区、多种族、大样本的随机对照临床试验外,还应将药物基因组学的发展与临床试验的设计相结合,针对具有不同药物遗传特性的人群开展相应的药物临床研究,为临床个体化治疗提供更全面、更客观的循证证据。2005 年 3 月美国食品药品监督管理局制定的个体化医疗指南提出,应该对临床药物试验重新进行设计,建议研究前和研究中即对药物的个体化差异进行评价,以便尽快发现有效治疗药物。总之,临床药师应结合患者个体情况,广泛收集临床证据,为临床设计合理的个体化给药方案,这是临床药学的努力方向,也是提高临床药学服务质量的具体体现,使临床用药更趋于科学合理。

五、指导药物经济学研究

广义的药物经济学(pharmacoeconomics)是从整个社会角度出发,研究以有限的药物资源实现健康状况最大限度改善的合理途径与合理方法的学科。药物经济学把用药的经济性、安全性和有效性处于同等的位置,应用现代经济学的研究手段,结合流行病学、决策学、生物统计学等多学科的研究成果,全方位地确定、测量、比较分析不同药物治疗方案间、药物治疗方案和其他方案(如手术治疗)以及不同医疗或社会服务项目(如社会养老和家庭病床等)的成本、效益、效果和效用,其目的不仅仅是减轻患者的医疗负担,节约卫生资源,更是通过对卫生资源应用的合理评价和规划,有利于政府或其他决策者进行医疗卫生决策。

传统的药物经济学评价多以临床试验为基础,即基于一个临床试验中的模型和数据,对药物和治疗方案进行经济学评估。这些独立、分散、各具特点的药物经济学研究,往往因研究者立场的差异、资源与能力有限以及环境差异等,存在着研究视角不同、分析范围偏窄、时间跨度不足、对照比较不充分等缺憾,从而无法作为政府决策的依据。将循证药学原则应用于药物经济学研究,即循证的经济性评价,则能较好地解决这些问题。其通过对药物试验类研究文献的系统性整合和分析,可实现基于广泛证据而非具体试验的经济学评价,从而更好地适应研究目的。由于整合了多方数据,并根据决策需要重新整理和评价,药物经济学循证方法具有研究视角灵活、范围恰当、时间跨度长、相互间比较较为充分、不确定性讨论较充分等特点,故更能满足药物决策的需要。

目前,循证的经济学评价在国际上尚属于起步阶段,在利用循证方法进行药物经济学评价的过程中,会遇到模型、指标结构等资料不统一、难以整合等问题。如何针对这些问题,合理地设计评价策略,尚待进一步的研究和实践。

六、循证药学原则在中药治疗中的应用

中药以其独特的功效在保障人民健康方面起着重要作用,然而中药的疗效评价以经验和推论为基础,严谨的试验设计少,主观的多,可重复性的少,缺乏现代药物临床研究的常用评价手段。中药的选择与淘汰多以中医理论为指导,以个人临床经验总结、师承授受、临床病案报道和近现代以来逐步出现的临床描述性研究等研究报告为依据,难以得出真实、客观的疗效评价,影响了研究结论的推广和获得广泛的认可。

循证药学观念的提出为中药治疗科学化、规范化,以及在国内乃至国际上的发展提供了更为广阔的空间和令人期待的前景。根据中国中药协会不完全统计,至2012年,超过1亿元市值的单厂单品的中药大产品已近200个。然而,按照国家新药随机双盲对照、多中心进行安全性、有效性和药物经济学评价的却不到10%,中药产品的安全性和有效性也受到各方质疑的困扰。循证药学对药物的疗效及安全性研究证据有一套严格的分级和评价体系,疗效评价注重终点指标和生存质量,强调从临床有效性、安全性、卫生经济学、伦理学等方面综合评价医疗干预措施的临床疗效,其原理和方法已得到现代医学的广泛接受和认可。借鉴循证药学的原理、方法和研究成果,可最大限度地发挥中医药治疗注重终点结果和生存质量的优势和特色,将为中医药的现代化研究提供一种崭新的视角,以科学可靠的规范和标准建立其疗效和安全性评价体系,促进中医药的发展。

循证药学的观念符合实践是检验真理唯一标准的哲学思想,它淡化了直觉的、非系统的临床经验以及由理论为中心推理产生的临床决策依据,更多地重视源于客观的、可靠的、经系统评价所产生的证据,更注重以患者为中心的治疗效果终极指标的改变,追求疗效与利益的统一。应用循证药学的概念与模式对现有的中医药文献以及目前展开的中医药研究进行科学系统的评价,规范中药临床研究行为、拓展中医药研究方法,可以大大提高中药资源的合理利用与经济效益。

七、在其他药学领域的运用

循证药学实践可为药品监督管理部门制定切实可行的政策法规提供最可靠的资料（证据）。生产企业可应用循证药学原则对某一药品进行全面评价，从而选择新药的研发方向。另外，非处方药品目录、医疗保险目录等的制定都离不开循证药学信息的支持。

除了上述应用，循证药学的提出，还为药物应用相关领域的发展带来了新思路。如有助于临床药师深入临床参与治疗，使临床药学不再局限于实验室的工作，而是真正在临床实践中发挥作用；在临床上开展继续教育，一方面关注药物治疗的新证据，一方面促进临床药师工作素质和水平的提高、与时俱进；有助于药品信息资源的建立；有助于科学的药学服务系统的建立等。

循证药学对现代药学的贡献是显而易见的，其提供了一个较之经验药学更为合理的方法学。尽管目前循证药学的发展还面临着很多制约因素，如尚未形成循证决策的大环境、高质量证据的缺乏、临床药师对循证理念的认识不足、循证实践技能尚待提高等。但毋庸置疑的是，循证药学在药学发展与服务的过程中具有重要作用，它为药师提供了一种更为科学合理的思考方式。随着信息技术和逻辑方法的不断成熟，循证药学理论将不断完善，也必将促使临床药学向更高的层次发展。

思考题：

1. 何谓循证药学？简述循证药学在药学领域中的作用。
2. 实践循证药学的基本要素有哪些？
3. 开展循证药学需要临床药师具备哪些能力？如何应用循证药学方法解决药学实践过程中遇到的问题？

（赵明沂）

第十四章　药学信息服务

学习要求

1. 掌握药学信息服务的基本概念、特点、内容及应遵循的原则。
2. 熟悉药学信息的收集、整理和评价。
3. 了解药学信息服务的对象、传递方法及质量评价等相关知识。

社会各方面对药学信息服务的需求是迫切的,也是多种多样的。利用现代信息技术满足人们的个性化需求是广大医院药师的重要职责。医院药学部(科)应当大力开展信息化建设,积极建立药学信息服务新模式,推动药学服务的进步。

第一节　药学信息服务及其发展

一、药学信息服务的基本概念

信息(information)是指客观世界中各种事物的变化和特征的反映,以及经过传递后的再现。一般是指特定环境下,对特定人有用的数据、资料、消息、信号、知识等的集合。信息学(informatics)就是研究、创造和应用各种硬件、软件和运算规则用于改善信息的交流、认知和管理。

药学信息(pharmaceutical information)是药学领域所有知识数据,包括与药物直接相关的药物信息,如药效学、药动学、药物不良反应、药物相互作用、妊娠用药危险度、药物经济学等;也包括与药物间接相关的信息,如疾病变化、耐药性、生理病理状态、健康保健等信息。药物信息(drug information)是药学信息的重要内容,主要反映药物的自然属性,是药品、疾病和人三者间关系的知识和资讯的集合。药学信息学则是应用信息科学的理论,以计算机为主要工具,对药学信息流运动规律和应用方法进行研究,以扩展药学工作者思维功能为目的而建立的信息科学与药学之间的交叉学科。

药学信息服务(drug information service)或称药学信息活动(drug information activity)是指向包括医护人员、药学人员、患者以及公众在内的广大人群提供及时、准确、全面的药物相关信息,以期促进合理用药,改善药物治疗效果,提高医疗质量的药学活动。实施药学信息服务是临床药学工作的重要内容,是当今药学服务工作的基础。

广义的药学信息服务可以是指所有涉及药学信息的活动。例如向药物研制开发者提供疾病变化趋势、药物疗效资讯,使其获得新药研究开发相关的信息;向药物供应者提供市场需求和临床用药趋势资讯,使其获得药物供应相关信息;向药物使用者提供药物安全性、有效性,药物与药物之间或药物与食物之间的相互作用情况资讯,使其获取与药品应用相关的信息;向政府管理者提供药物流行病学、药物经济学、药物利用研究情况资讯,使其获得与药品政策相关信息等,都是药学信息服务的范畴。

二、药学信息服务的基本内容与特点

（一）药学信息服务的基本内容

由于医药科学的发展,研制的新药不断上市,伴随着药品使用量和使用品种的增加,药害事故的发生也呈现增长趋势,给患者的生命与健康带来危害和风险。药师搜集整理有关药物的药动学、药效学、安全性、相互作用、毒性及中毒抢救等相关资料,为用药决策提供信息资料。

药学信息服务工作是医院药学的重要工作内容,是医院开展药学服务,开展药物研究的基础。药学信息服务工作的开展也在一定程度上反映了医院药学工作的质量和水平。药学信息服务的内容应涵盖“以患者为中心”的药学服务的各个环节,至少应包括:①药学信息的收集和整理;②药学信息的保存和评价;③药学信息的宣传与提供;④医院药品处方集的编写和维护;⑤药物不良反应的收集与上报;⑥药学信息的培训教育与服务;⑦药学信息服务的研究。

（二）药学信息服务的特点

1. 药学信息服务是全面的　医院的医疗工作离不开大量的药学信息,药师是药学信息的采集和利用主体。医务人员是药物信息的应用者。在药品的流通领域里,药品生产者和药品监管者也离不开药学信息。例如,鱼腥草注射液曾一度广泛应用于临床,至 2003 年,国家药品不良反应监测中心数据库中有关其引起的不良反应病例报告共 272 例,以过敏反应和输液反应为主,其中过敏性休克 12 例、呼吸困难 40 例。为防止其严重不良反应的重复发生,国家药品不良反应监测中心提示,临床应用时务必加强用药监测,并严格按照药品适应证范围使用;对有药物过敏史或过敏体质的患者应避免使用,同时注意静脉输注时不应与其他药品混合使用、避免快速输注。在 2006 年 11 月原国家食品药品监督管理局又颁布了有关要求,将鱼腥草注射液的使用说明书进行了修改,其用法改为肌内注射。

2. 药学信息服务是开放的　药学信息服务对象从医院就诊者延伸到非处方药品的消费者,延伸到健康保健与预防阶段的潜在药物使用者。报刊、电视、电话和网络成为药学信息服务媒介,为公众提供防病治病、健康教育等专业服务,从而促使公众参与到卫生保健与药物治疗过程中。例如,盐酸曲马多片为中枢神经系统镇痛药,在临床中主要为中强效镇痛药,是处方药品。由于其成瘾性不大,在临床中使用没有按照麻醉药品管理办法要求。而广东省的一项调查显示,从 2004 年开始,广东省因滥用“曲马多”而成瘾的人不断增加。在某些地区,一些媒体曝光了有青少年大剂量的使用“曲马多”充当软性毒品的事件,社会上关注并呼吁要加强“曲马多”在药店的处方销售管理。医药专家也通过媒体提醒市民不要自行购买“曲马多”,要到正规的医院,在医生的指导下按量服用,超剂量和长期使用可成瘾。医院药学人员立足于医院,在药学信息服务方面不仅为患者服务,为临床医务人员服务,还应拓宽服务面,更好地服务于社会。

3. 药学信息服务工作法制化和自身素质化　药学人员在从事药学信息服务工作过程中,应保持所从事的信息服务与社会的整体协调一致。承担相应的社会责任和义务,遵循一定的伦理准则,遵守各种国内外专业法规和信息法律(如《知识产权》、《网络安全协定》等),保护患者隐私,保守国家和医院机密。在合情、合理和合法的前提下开展药学信息服务活动。为了适应当前药学信息服务的发展,药学服务人员应具备较强的信息获取能力、信息分析评价能力、信息加工处理能力及信息提供能力。高水平的文化素质和合理的知识结构是做好药学信息服务工作的必备条件。药学信息服务人员不仅要具备药学专业的基础理论知识，还要具备计算机及网络知识、较高的外语水平和相关学科知识。既要成为本专业的行家里手，同时也要具备对新知识、新技术兼收并蓄、快速接受的能力，使自己成为业务精、知识面广、沟通能力强、管理手段先进的药学信息专家。

三、药学信息服务的应用与发展

（一）药学信息服务的应用

药物信息服务开展的目的，一方面是针对患者的特殊病情，向临床医生提供合理用药的最新资料，提出药物选择的建议，参与用药方案和药学监护计划的拟定与实施，尽量减少或避免用药问题的发生，处理发生的用药问题，促进合理用药。另一方面，药物信息是一个桥梁，它串联起医师、药师、护师以及患者之间的联系，使之构成紧密的统一体，为医疗工作和患者提供更好的服务。

参照国际上通行管理模式并结合我国医院药学的发展需要，药学信息服务的方式可包括：

（1）提供咨询与用药指导：可以通过多种方式进行服务，可以是面对面的直接咨询服务，也可以通过电话、信件、传真、电子邮件、网络搜索以及手机微信等方式进行药物咨询和用药指导。

（2）提供药物和治疗信息：根据医务人员和患者的要求，提供即时、准确、合理、公正的药物和治疗信息。

（3）公共用药教育与培训：通过多种媒体传播方式，如开展广播或电视讲座、网络公开课进行用药教育与培训。

（4）为管理决策部门和政府提供信息支持：为药事管理与药物治疗委员会、医疗机构感染管理委员会以及卫生行政管理部门提供信息支持。编写医疗机构《基本药品目录》、《处方手册》、《药讯》等。利用大数据分析部门或区域范围内的用药信息，为政府管理政策提供数据和信息。

（5）参与制定用药方案和药学监护计划。

（6）医务人员继续教育工作：以多种方式参与药学专业人员和其他医学专业人员的继续教育工作。

（7）药物不良反应及用药差错报告。

（8）药物利用的回顾与评价：临床合理用药和药物的安全性评价。

（9）药物研究和新药开发：提供信息与文献支持。

（二）药学信息服务的发展

美国是开展药学信息服务较早的国家。1945年，D. E. Franck 提出，在药物的特性、制剂、疗效和用法上，药师应与医师一样参与到药物治疗服务中。1959年，美国医院药师协会（American Society of Health-System Pharmacists，ASHP）出版《美国医院处方药物信息》，帮助药师在药物治疗中为医生提供准确的药物信息。1962年，肯塔基大学医学院成立了第一个药物信息中心，并作为开展医院药学信息服务工作的里程碑。1963年，ASHP 成立药物信息专业委员会，并于1964年出版《国际药学文摘》。1969年，美国卫生教育福利部对临床药学专业建议要培训药学信息专家,支持药学信息工作与发展。目前,美国的药学信息中心已发展超过百所。

1965 年,日本第 20 届药学大会公布了《医院和诊所药学信息活动纲要》和《医院和诊所情报资料整理方法》两个管理法规,明确药学信息工作的目的、重要性、内容和信息的分类等。1971 年,日本药剂师协会制订了《药学信息活动业务基准》。1979 年,在修订的《药事法》第 77 条中,明确规定医院在药物治疗过程中,必须提供药物信息服务。

此外,1970 年,英国成立了药学信息中心,1976 年建立了国家药学信息网。FIP 和 WHO 倡导各国开展医院药学服务工作。如 WHO 出版的《规范处方指南》(Guide to Good Prescribing)中,就专门讲解了如何获得最新的药品信息及其评价方法。我国卫生行政部门颁布的《医疗机构药事管理规定》和医院等级评定的相关文件中均要求医院建立药学情报室,提供药学信息服务。

随着网络通信技术的发展,药学信息伴随着各种现代信息技术的应用,将促进临床合理用药和药学学科工作模式的变化与发展。

第二节 药学信息的收集、整理和评价

一、药学信息的种类

以信息的产生来源进行分类,可以将药学信息分为:

(一) 一次文献

即原始资料,指直接记录原始实验结果、观察到的新发现、创造性成果和首创理论的文献,包括国内外学术期刊、药学科技资料、其他药学资料等。如药学科技原始资料、学术会议交流的论文、高等院校的学位论文、研究部门上报的科研成果、临床试验药物疗效的评价和病例报告、药学专利、法规资料等。

(二) 二次文献

是对一次文献进行筛选、压缩和组织编排而形成的文献。在充分利用二次文献的基础上查阅一次文献,可起到事半功倍的效果,包括各种目录、索引和文摘。如《中国药学文摘》(CPA)、《国际药学文摘》(IPA)、《化学文摘》(CA)、《生物学文摘》(BA)、《医学索引》(IM)和《医学文摘》(EM)等。

(三) 三次文献

是在合理利用二次文献的基础上,对一次文献内容进行归纳、综合及整理分析后的出版物。包括药典、药品集、诊疗指南、综述、手册、年鉴、进展报告、教科书、百科类、专著类及工具书等。

此外,也可以从药学信息内容上将药学信息分为:药剂学信息、药品质量信息、药动学信息、药效学信息、药品安全性信息、药物经济学信息、药事管理信息等。

二、药学信息的获取方式

(一) 药学信息的信息源

药学信息可以来源于医院药学科室内的临床药学、调剂和制剂等部门,临床科室,生产

企业,学校,各相关科研机构及政府机构等。获取药学信息最常用的来源是文献资源。

1. 原始文献和数据 包括期刊、报纸、药物不良反应资料、医院用药分析资料和相关医疗机构的管理文件和资料等。期刊杂志是药学信息的主要来源,具有数量大、品种多、周期短和报道快等特点。涉及药学信息的期刊杂志多,国内正式的出版杂志有 500 多种,其中药学类的近百种,国外的出版杂志情况与国内相似。国内的有《中国药理通报》、《中国药学杂志》、《药物分析杂志》、《药学学报》、《中国新药杂志》等等。国外期刊有《Clinical Pharmacology and Therapeutics》(美国)、《Journal of Clinical Pharmacology》(美国)、《British Journal of Pharmacology》(英国)、《The Pharmaceutical Journal》(英国)、《The Journal of Practical Pharmacy》(日本)等等。

2. 工具书和参考书籍 参考书提供信息的时间比期刊杂志晚,但提供的药学信息全面、规范、系统,可分为百科类、专著类和教科书等。

(1)中文参考工具书籍有:①《新编药物学》,陈新谦和金有豫等主编,对各种药物的性状、药理及应用、用法、注意事项、制剂等作了详尽的阐述。②《临床用药须知》,药典委员会编,为药典的配套书籍,主要提供药典中所列药物在临床中的使用信息。③《实用抗菌药物学》,戴自英等主编,分总论、各论和临床应用三篇,内容主要讨论抗菌药物。④《临床药理学》,李家泰等主编,它是系统介绍临床药理学知识的书籍。⑤《MIMS 中国药品手册》,包括药品信息、药物相互作用、产品鉴别图等。⑥《治疗学的药理学基础》,Goodman 和 Gilman 等主编,金有豫等主译,全书介绍了治疗临床各种疾病的药物,如神经精神性、血液性、炎症性、肿瘤性、免疫性、内分泌性疾病以及各系统重要器官疾病等,包括药效学、药动学、药理作用机制、临床应用原则、临床实验研究、毒副作用监测等方面。⑦《中国国家处方集》,中国国家处方集编委会主编,该处方集为我国首次编辑出版的处方集,各论按照疾病系统分为 20 章,收录药物 1334 种。内容上就临床 20 个治疗系统中常见、多发和以药物治疗为主的 199 种疾病提供用药原则和治疗方案,并结合各临床专业经验和国际共识以优先使用基本药物为用药原则。该处方集的附录包括了药物相互作用、静脉给药注意事项和药品使用提示标签等内容。

(2)主要国外书籍有:①《Merck Index》(《默克索引》),是由美国 Merck 公司出版,收录了化学制品一万余种,8000 多个化学结构式,5 万个同义词,是一部集化学制品、药物制剂和生物制品于一体的大辞典。②《Physician's Desk Reference》(《医师案头参考》,美国),简称 PDR,定期把说明书汇编成册,介绍市场上的新药,内容较全面,用途较广。③《Martindale the Extra Pharmacopoeia》(《马丁代尔药典》),英国皇家药学会组织编写,全书分为三个部分,第一部分为医院制剂,按药物作用类别分类;第二部分为辅助药物部分,按字母顺序排序;第三部分为专利药物部分。④《British National Formulary》(《英国国家药品处方集》),简称 BNF,主要收集关于开药方、配药和医药管理方面的信息,旨在指导医生配药。⑤《药物评价》,美国医院美国医学会组织编写,主要针对临床药品使用评价,每 3 年更新一版。⑥《药物相互作用评价》,Hogan 主编,主要针对药物相互作用信息作了详细的介绍。⑦《梅氏药物副作用》,Dukes 主编,是药物副作用的权威参考书。⑧《基本药物用途》,世界卫生组织编写,包括了基本药物的选择标准、品种目录和使用信息,每 2 年更新一版。

(3)各国药典:药典是国家颁布的有关药品质量标准的法规,属政府出版物,是药学专业必备的工具。①《中华人民共和国药典》(Chinese Pharmacopeia,ChP)由中国药典委员会编辑出版,经国家食品药品监督管理总局批准颁布实施。我国先后出版了9版药典,每5年修订一版,现行使用的是2010年版,分为三部:一部收载药材及饮片、植物油脂和提取物、成方制剂和单味制剂等;二部收载化学药品、抗生素、生化药品、放射性药品以及药用辅料等;三部收载生物制品。使即将面世的2015年版ChP分为四部,即将中药、化学药、生物制品三部分别收载的附录(凡例、制剂通则、分析方法指导原则、药用辅料等)三合一,独立成卷作为第四部。②《美国药典》(The United States Pharmacopeia,USP),由美国药典委员会编辑出版,制定了人类和动物用药的质量标准并提供权威的药品信息。③《英国药典》(British Pharmacopoeia,BP),由英国药品委员会编辑出版,不仅提供药用和成药配方标准以及公式配药标准,而且提供所有明确分类并可参照的欧洲药典专著。④《欧洲药典》(European Pharmacopoeia,EP),由欧洲药典委员会编辑出版,基本组成有凡例、通用分析方法等等。⑤《日本药局方》(Japanese Pharmacopoeia,JP),由日本药局方编辑委员会编写,经厚生省颁布执行。分两部出版,第一部收载原料药及其基础制剂,第二部主要收载生药、家庭药制剂和制剂原料。⑥《国际药典》(Pharmacopoeia Internationalis,Ph. Int.),世界卫生组织(WHO)为统一世界各国药品的质量标准和质量控制的方法编写。《国际药典》不对各国进行法律约束,仅作为各国编纂药典的参考标准。

3. 药品说明书　药品说明书是药品生产企业提供的,经国家药品监督管理部门批准的包含药品安全性、有效性等重要科学数据、结论和信息,用以指导合理使用药品的技术性资料。是临床用药的最重要依据,同时也是判断用药行为是否得当最具法律效力的依据。药品说明书在药学信息获取工作中的地位不容忽视。在处理药品不良反应等事件时,首先的依据是药品说明书,参考该药物的药效学和药动学特性、用法用量,以及说明书中已经注明的不良反应等信息材料。

4. 数字化信息资源　数字化信息资源即网络药学信息资源,计算机网络上蕴含丰富的药学信息资源,如各种数据库、电子图书、电子期刊、电子报纸、公告板、论坛、网络新闻等等。

(1)常见的医药学数据库可按内容划分为参考数据库、全文数据库、事实数据库等。主要有:①中文科技期刊数据库:包含了1989年至今的9000余种期刊文献,涵盖自然科学、工程技术、农业、医药卫生、经济、教育和图书情报等学科的数据资源。②SCI(Science Citation Index Expanded):即美国科技信息所ISI的科学引文索引数据库,它是由美国科学情报研究所(ISI)研制的SCI光盘数据库的网络扩展版。③CA(Chemical Abstracts):即美国化学文摘数据库,由美国化学学会制作,它是目前世界上应用最广泛,最为重要的化学、化工及相关学科的检索工具。CA报道的内容可以涉及化学所有领域。④CNKI全文数据库:是基于《中国知识资源总库》的全球最大的中文知识门户网站,具有知识的整合、集散、出版和传播功能。CNKI是全球信息量最大的中文网站,也最具实际应用价值。⑤万方数据资源系统:万方数据资源系统分为商务信息子系统、科技信息子系统、数字化期刊子系统三部分,是涵盖期刊、会议纪要、论文、学术成果、学术会议论文的大型网络数据库,也是与中国知网齐名的中国专业的学术数据库。⑥维普科技期刊数据库:收录了我国1989年以来有关自然科学、工程技术、农业、医药、经济管理、教育科学及图书情报等学科的近万种期刊。⑦Spring link外文全文数据库:可在线阅读400多种电子期刊,学科范围涉及化学、计算机科学、经济学、工程学、环境科学、地球科学、法律、生命科学、数学、医学、物理与天文学等11个学科。⑧国家知识基础设施(http://www.cnki.net),包括中国学术期刊全文数据库和中国博(硕)士论文全文数据库。⑨Pubmed 系统的 Medline 数据库(美国国立医学图书馆),是《医学索引》(IM)的网络版,收录了 70 多个国家、4500 多种生物医学期刊的题录和文摘。⑩Embase 数据库:相当于欧洲的 Medline,和 Medline 收载的杂志有重叠内容。

(2)常见的电子图书有:①超星数字图书馆:超星数字图书馆具有丰富的电子图书资源提供阅读,为目前世界最大的中文在线数字图书馆。②国家科技图书文献中心医学图书馆:网上资源包括馆藏信息查询及 Medline、EMBase、BA、SCI、UMI、中国生物医学文献数据库(CBMdisc)、清华大学全文光盘数据库等国内外题录、全文数据库等。

(3)常见的电子期刊有中国期刊网、万方数字化期刊、维普电子期刊等。

(4)多功能药学专业网站:这类网站包含的内容较全面,一般都设有多个栏目,如药学动态、药师之友、新药介绍、专题讨论、医药文献、相关网站链接等。这类网站比较知名的有:临床药师网、丁香园、药学工具网、药学在线、e 药网、小木虫论坛、国家食品药品监督管理总局网站、中国药品生物制品检定所网站、中华人民共和国卫生和计划生育委员会网站、国家中医药管理局网站、国家药品价格网、中国药学会网站、中国临床药学网、中国药学会医院药学专业委员会网站、中国医院协会药事管理专业委员会网站等。

(5)综合性网站:如百度、搜狐、雅虎等等,这类网站包涵内容广泛,使用方便,只要打关键字就可进行查询,但侧重不同。可查询结果与关键字相关的网站或网页链接。

5. 医院药学部门编辑出版的杂志和药讯 如由北京大学第三医院药剂科承办的《用药安全时讯》定期推送临床安全用药案例,栏目有时讯速递、药物警戒、举案论错、用药安全加油站等,旨在倡导临床安全用药,推动安全用药实践。北京天坛医院主办的《天坛药讯》,主要栏目有新药、新剂型,专题报道,实验园地,不良反应,合理用药等等。

6. 临床诊疗指南 诊疗指南是临床诊疗重要的依据和参考,由学会组织、机构组织编写,具有更新快,专科诊疗信息量全面等特点。专业机构组织制定的诊疗指南具有临床实用性和权威性。

(二) 药学信息的获取

1. 药学信息的收集 根据不同信息目标和需要,药学信息收集主要可从以下几个方面着手:

(1)整理现有藏书,并购置新书;

(2)订阅专业医药期刊杂志或报刊;

(3)对现有的药学书籍、期刊杂志等信息的再加工;

(4)参加医学与药学学术交流会议及医学药学继续教育培训班,收集最新研究动态及相关资料;

(5)经常性的对互联网上药学资源进行有目的的检索和筛选;

(6)本院药学资料的收集,如医院药事管理有关政策、临床用药问题、医院药学工作和药剂科专业和管理方面的资料等;

(7)收集有关药事法规、管理性文件及药品说明书,这是药学信息的重要来源;

(8)医院药学人员及医务人员相关科研论文及工作经验的提炼归纳的总结报告;

(9)从药品生产企业获取的药品品种信息;

(10)深入临床,在药学服务实践中发现和收集药学信息。

2. 信息检索载体的选择 需要综合性的药学信息,检索第二次文献;如果需要即时信息,以杂志、专业文摘等文献为主,并根据需要和获取信息的便捷,查阅印刷品、电子刊物,如杂志、文摘库的光盘和国际互联网等。为了保证检索的有的放矢,要了解和熟悉信息检索载体的内容、特点、更新频率以及收载范围等相关信息。

三、药学信息的整理和保管

面对海量的信息,将"为我所用"的药学信息采集、整理出来,是医院药学信息管理工作中重要的技能,正确分类、编目与索引是信息查询并利用的基础。

(1)所有图书包括新购置的书都要及时登记、编号、建卡、分类存放。建立严格的借阅手续。

(2)期刊杂志定期整理装订成册,保持资料的连续性。

(3)建立药学信息资料卡片库。摘录最新期刊、资料上的药物信息,并建立卡片。在计算机技术尚未广泛应用时,卡片法在药学信息工作中发挥了巨大的作用。

(4)利用计算机技术建立药学信息数据库。计算机辅助系统的引入是药学信息管理的新台阶。现在多数医疗机构应用计算机"药品管理系统"进行查询检索和监测管理。计算机广泛应用于门诊药房、住院药房、药库管理、护士工作站、医生工作站等。各医疗机构的系统功能各异,但具有共同的特点,即包含了大量的药学信息。将药学信息资源充分利用并开发研究,是提高药学情报工作效率的重要手段和发展方向。

四、药学信息的评价

为了确保药学信息的准确性和可靠性,对各种资料须进行质量评价。不迷信权威、不迷信书本、认识各种信息的质量差异,以批判的眼光去收集与评价所有的药学信息是循证理念的具体体现。

(一) 药学信息评价的原则

权威的参考书、期刊杂志等文献来源是长期高水平、高标准研究和编辑而形成的,在评价药学信息时有必要确认药学信息的来源,一般来源于权威信息源的可信度较高。

1. 对文献信息的评价　信息大部分是从文献中获取,准确衡量文献准确性与价值,是准确评价信息、成功利用信息的关键。这是一个主观性很强的过程,应尽力避免个人因素的影响。从信息生产或产生的目的、方案设计、方法、结果表述方法等各环节进行信息质量的判断是高质量药学信息服务的基础。信息来源或发布目的对信息准确性有很大影响,商业目的的信息往往带有倾向性。

2. 对网络信息资源的评价　由于网络信息发布无须编辑或专家的预审。而且也没有一个能够保障其准确度的统一标准,因此,对网络信息更有必要仔细衡量其信息价值。尽量衡量其准确性、完整性和时效性。

对信息的评价需注意以下几点:①内容相关性;②内容新颖性;③内容广度与深度;④文献作者;⑤内容客观性;⑥内容准确性;⑦参考文献;⑧内容的目的性。

(二) 药学信息评价的要点

药学信息的评价注重资料的可靠性、先进性与效用性。

1. 可靠性　是指药学信息的真实性与准确性。可靠性评价根据:①文献报道结果是否真实,对问题的阐述是否完整,对问题的说明是否深刻和透彻;②评价作者、出版物类型、出版社单位等外部特征。

2. 先进性　是指药学信息的新颖性与及时性。评价根据科研成果是否为新理论、新概念、新方法、新应用等方面进行。

3. 效用性　根据可利用的程度进行评价。

另外,药品的治疗学地位与文献数量相对应,我们还可对文献进行文献计量学评价。

第三节　药学信息服务的提供

一、药学信息的选择应用

药学信息服务的目的是在众多的信息资料中筛选有价值的信息,并依据可靠性、先进性和效用性原则,在实际的工作当中,按如下顺序进行选择:

(1)药品说明书;

(2)专业学会发布的指导原则和治疗指南,政府管理部门的网站有关内容;

(3)重要的外文药物参考书;

(4)权威性著作;

(5)期刊、报纸和网站。

二、药学信息服务工作遵循的原则

现代药学服务中的药学信息工作,不是被动的收集数据、整理保管资料信息的模式,而是主动传播药学信息、解答患者及医师咨询、辅助支持医疗决策和开发医药信息产品的现代服务模式,它的需求呈现专业性强、知识层次深、服务范围广等特征。

(一) 针对性原则

药学信息服务的对象除了医务人员和药学人员,还包括患者及全社会不同层面的人员。由于被服务人员的教育背景不同、咨询原因和需求不同,药学服务中的信息内容要"适销对路",与服务需求相"匹配"。

(二) 系统性原则

药学信息服务的内容要有完整性。对来源于医药研究机构及企业的最新信息和来源于临床的药物治疗信息以及回溯性药学知识,能进行有效地组织和优化处理。在时间上保证连续性,具有信息的时代特点及信息客观发展的系统性。

(三) 及时性原则

信息价值的生命是时间,信息传递越及时越有效。药物信息日新月异,如新的适应证、新的用法用量和新的药品上市等,药学信息工作就应把握住时机,及时推陈出新。

(四) 可靠性原则

虚假或者错误的药学信息,对药物治疗的危害很大,药学信息必须以客观事物为依据,对所涉及的各种信息数据要认真甄别,确保信息内容的真实、可靠和准确。

(五) 方便性原则

方便性是指充分运用先进的信息处理技术,优化服务手段。药师面对临床医师和患者提出的各种问题,需要在短时间内找到准确答案,方便快捷地提供信息。

三、药学信息服务的对象

（一）医师及护士

医护人员是药学信息的主要需求者,直接关系到药物治疗的合理性与安全性。随着现代医药科技的发展,药品种类和数量的日益增加,新药不断上市,老药新用也屡见不鲜。药学信息服务可以更好的提供药物信息,促进患者合理用药,提高医护用药水平。

（二）患者

向患者提供药物咨询服务,传递药学信息是药学信息工作者的一项重要任务。药师与患者通过面对面的交流和沟通拉近了距离、增进了理解,促进和提高患者合理用药的意识,使患者对自身疾病有客观和正确的认识,对药物治疗的作用与副作用有辩证的看法和心理准备,可以使患者排除一些不必要的顾虑,增加患者依从性,实现合理用药。

（三）公众

药学信息不是医药卫生人员的专用品,而是所有关注药品,以及直接或间接的药品消费者的需求品和必需品。如社会药房消费者也是药学信息服务的重要服务对象。应随时随地传播药学信息,让公众成为药学信息服务的受益者。药师要让更多的人获得药学信息,理解并应用到治疗、康复和保健活动中去。药师有义务和责任为公众提供全方位的药学信息服务,及时提供疾病预防、药物使用等方面的专业指导和咨询。

（四）药学人员

药学工作离不开药学信息。无论是医药院校的师生、医药科研院所的研究者、制药企业的工程师,还是各级医疗机构的药师,各个领域药学人员在日常工作中都需要获取药学信息,药学信息服务提供的不仅仅是信息,因此,他们是药学信息的生产者、药学信息服务的传递者,也是药学信息服务的受益者。

（五）政府部门

为政府管理部门提供药物安全性、有效性和药物不良反应的相关信息,为政府的管理决策和政策的制定提供理论依据和数据。《国家基本药物目录》和《医保药品目录》的筛选,非处方药品的遴选以及药物不良反应的预警,其基础工作来自于各方面药学信息的提供,尤其是药物不良反应的监测和上报工作,对上市后药品在临床中使用的安全性,提供了越来越有说服力的数据和证据。

四、药学信息的传递方法

根据现代信息科学理论,药学信息的运行过程可以描述为:在科学实验和临床治疗等实践中产生药学信息,这些信息经不同途径传递给医药人员,医药人员对原始信息进行加工处理,按不同需求进一步调节和管理,从而得到更符合需要的信息,最后将这些药学信息进行组织和优化,找出可以遵循的规律,总结提炼为知识理论。

在药学服务领域,按信息产生的来源将药学信息分为三类:历史积累的药学知识、来源于医药研究机构及企业的最新信息和来源于临床的药物治疗信息。流动着的信息才能产生价值,药学信息必须传递给有需要的受众体才能发挥作用。如医院药学信息传递过程中,医院药学部(科)处于核心地位,如图 14-1 所示。

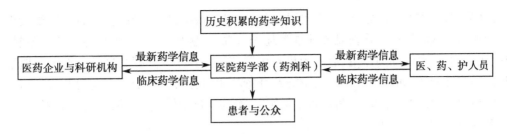

图 14-1 医院药学信息的传递

随着现代信息技术的进步,无论是院内还是院外,医药科研人员、医院医师药师、患者之间都可以搭建直接的信息交流通道,医院药学部(药剂科)的信息流核心地位发挥了专业作用。医院药学部(药剂科)的优势在于"医疗"与"药物"的不同知识点权重:①与临床医师相比,拥有药学专业知识,掌握更多的药学信息;②与院外医药科研人员相比,直接接触患者,可获得临床用药信息的第一手信息。

药学信息的传递可以通过编写资料(如药讯、医院药品集)、提供药物咨询服务、参与临床药物治疗活动等方式实现。

(一) 文字资料

1. 药讯 药讯是由医院的药学专业人员编辑的药物知识和临床合理用药宣传材料,其内容着重在于新药介绍、药学新进展、药事管理、用药经验、药物治疗监测、不良反应报道及有关药品管理的文件和法规等栏目。亦可制作成电子版和网络版,方便医院医务人员、药学人员和其他人员的阅览。

2. 医院药品处方集 各国医院中普遍有协定处方、约束处方等,协定处方是药剂科与医疗科室协商约定的常用药物和处方,有利于简化医师开方,由药师预先制备,提高调剂效率;这些处方具有配伍合理、疗效较好、安全性高等特点。医院编辑的《医院药品处方集》叙述简明确切,在临床使用和参考用药时便捷、实用,它是在临床开展药学信息服务的具体体现。

药品处方集的内容包括:①药品管理规定:处方笺的发放和使用、药品的申请和领取、麻醉药品和精神药品的管理、静脉药物配置的要求、研制药物的管理规定以及"药物不良反应"报告制度等。②药品正文:按药理作用分类,药品按药名英文字母顺序排列。每一药品收载:药典名、剂型、成分、含量、适应证、禁忌证、用法用量、贮藏、包装等。③附录:老幼剂量折算和注意事项、《中国药典》药品极量表、中毒急救法、临床检验正常值等。

3. 宣传窗 利用各种形式介绍用药知识和药学信息,如利用医院、药房公共场所的宣传橱窗、张贴招贴画或电子屏等形式,介绍合理用药知识,传播药物信息。还可以在门诊大厅安装触摸式计算机显示屏,方便患者自己查询有关药物信息和合理用药知识等。

4. 药学讲座 药师在健康教育和社区医疗中和医师一起承担着患者用药教育及药学知识的科普教育。讲课的内容可根据不同的患者群选择:介绍如何正确的服药;用药后出现不良反应怎么办;怎么样储存药品。特殊剂型的药品如何使用:如喷雾剂如何使用;什么样的药物剂型会以原形排泄出来。讲课的地点可利用门诊候诊厅,医院的科室会议室等,并配合发放一些资料。

(二) 药学咨询服务

面向临床开展用药咨询工作是药学服务的主要内容之一,医护人员咨询的问题涉及面广、专业具体,要求回答问题迅速,有时要有具体数据、依据、理由和解决方案。这要求药学信息服务人员或临床药师将信息迅速准确地予以选择、解释、评价。咨询的内容有关剂量、用法、用药途径、可能的副作用、潜在的相互作用,以及药动学等问题,也可为临床合理用药中遇到的实际问题,如老年人、幼儿、孕妇及肝肾功能损害的患者治疗方案问题;新药名称、药品价格、稳定性和储存条件、药物间相互作用、给药剂量个体化、血药浓度监测、不良反应、中毒解救及新制剂配制等。

做好患者及其家属和药品消费者的咨询服务是药学信息服务的一项基本任务。药物咨询内容复杂,要因人而异,具有针对性和个体化特点。为患者提供药物治疗的专业咨询的同时,要注重医患沟通技巧,创造良好的环境以取得患者的信任。帮助患者选择适合自己的药物,制定最佳的用药计划,提供患者理解的药物治疗方案的药学依据。告诉患者药物可能带来的副作用及有效的应对方法,解答患者对药疗的疑虑,为患者和医生之间搭起相互理解的桥梁,使患者在治疗过程中受益。咨询一般包括口头咨询、书面咨询、电话咨询等方式。向患者提供服药指导的咨询服务内容如表14-1。

表14-1　患者咨询服务主要内容

（1）用法
　1）服用时间及次数;
　2）服用方法或使用方法(注意特殊给药方式,如嚼碎、吞服、舌下等)。
（2）使用中注意事项
　1）副作用的预防及发生时的对策;
　2）漏服时的处理方法;
　3）服用过量或中毒时的对策;
　4）药物对生理因素的影响(如妊娠、哺乳、经期);
　5）与其他药物相互作用的情况;
　6）药物对本身其他疾病的影响;
　7）食物、饮酒、吸烟对药物的影响;
　8）特殊患者,特殊药物的注意事项。
（3）工作中禁止方面事项:如驾驶员、车工服用安眠药等。
（4）药物储藏及保管
　1）药物最佳保存温度;
　2）药物的使用期限;
　3）存放位置(如防止儿童接触,避光等);
　4）药物变质的外观情况及处理意见。

药学信息服务工作量大而繁杂,国外药学信息服务所推荐的程序如下:

1. 接受咨询,了解并记录咨询者的基本信息、职业以及生活经历等背景信息内容;

2. 提供进一步咨询,通过查阅病历档案,明确咨询问题和需求,确定最优获取信息途径并评价问题的紧迫程度;

3. 咨询问题分类,如药物的可获得性、药物不良反应、配伍变化、处方成分、剂量、给药方法、药物相互作用、药动学、疗效、孕期和哺乳期安全性、毒性史及中毒,并确定是否为该咨询者特有的问题,并帮助查实问题,选择准确的信息资源;

4. 获得完整背景信息(如从医治疗史、主要的器官功能状况、用药史,有些从病历中查询),咨询能满足要求;

5. 准确选择原始文献、二次文献、三次文献和其他类型信息资源;

6. 信息整合,并预测咨询后可能涉及的后续咨询问题;

7. 以书面或口头方式解答问题,具体的咨询解答方式根据信息量的大小、问题的紧迫程度和咨询者的要求与目的作为判断;

8. 进行跟踪评价和用药安全评价,确定信息的效用、患者的满意程度以及收集在用药实践和行为方面的改变等信息;

9. 完整记录信息要求、信息来源、解答的问题和后续跟踪情况等内容。

(三) 药师参与临床药物治疗活动

临床药师要具有临床思维能力,深入临床第一线,参与临床的查房、会诊和患者的药物治疗中;向临床推荐和介绍药物与新药信息,解答临床有关药物治疗、相互作用、配伍禁忌及药物不良反应等方面的问题;推荐用药方案,提供用药建议;加强患者交流沟通,宣传药学常识,获取患者用药第一手资料。原卫生部于 2006 年启动了临床药师培训试点工作,培养临床药师,探索我国临床药师的培养路径,使其具有在相关临床专科参与临床药物治疗的能力,熟悉临床专科 5 种以上疾病诊断与药物治疗原则,掌握涉及本临床专科的治疗 50 种以上药物药理基本理论和临床用药知识。

(四) 建立药学网站,提供开放式查询服务

利用网络信息化技术,建立药学信息网,收集药学信息并进行再加工,按照信息属性分类,设立"医药动态"、"药政法规"、"合理用药指南"、"疾病药物治疗方案"、"药学文摘"、"药学论坛"等药物信息服务栏目,实现药学信息服务的公众性、快捷和现代化,为药师-患者、药师-医务人员之间架起信息共享与相互交流的平台。

五、药学信息服务的质量评价

在提供药学信息服务的过程中进行服务质量评价,保证临床治疗效果,树立药师信息服务的权威。质量评价包括三方面:①组织机构与基本条件:需要考察设备、文献资源和组织(如政策、程序、服务时间和人员组成)。②过程:评价所提供信息的准确性和全面性,如以回顾方式确定信息服务的工作量(咨询服务数量)和信息质量(咨询服务的及时性、准确性和完整性),评价是否达到了要求。③结果:评价咨询者的满意程度和服务效果。

药学信息服务常用的评价方法有:①工作量统计:可用于确定药学信息服务的询问数量和类型、咨询者构成、信息来源和时间结点。②咨询者的评价:制作咨询质量反馈表,从咨询者的角度了解信息服务的效果,如定期以调查问卷形式进行服务质量的评价。③同行评价:这是评价药学信息服务质量和效果的基本方法,也是促进药学信息服务改进与发展的基本方法。评价者可以是参与信息服务的药师、其他岗位的药师或医护人员。

药学信息服务由于受到服务对象的影响,具有多变性和不确定性等属性。因此,对药学信息服务实施质量评估有一定难度。质量评价要考虑多因素,要从考察药师的服务能力与素质、提供信息的准确与全面、信息服务的结果等方面着手,根据质量评估具有主观性的特点,评估时应遵循以下原则:①评估的内容与具体服务对象相结合原则;②直接效果与间接效果相结合原则;③近期效果与远期效果相结合原则;④个体与群体相结合原则。多数情况下用模糊方法作定性描述,结果的评分过程和标准是定性的。随着药学信息学的发展,信息服务质量评估向半定量,进而定量化过渡和发展。

第四节　基于网络与现代传媒技术的药学信息服务

一、计算机技术在药学信息服务中的应用

计算机技术在医院药学信息服务中,涉及如下内容或项目:药学信息采集,评价与分析,数据的贮存、管理与传播和服务效果的评价等。

医院合理用药管理软件的项目包括:临床科室管理、医生的用药管理、医生处方权分级限制及药师调剂资格限制、特殊用药申请审批、目录外药品应用的申请审批、疾病用药医生的权限管理、手术术种用药权限管理和处方医嘱审核要求。

药学信息的项目采集包括:出院人数、药物消耗量、平均住院天数、限定时间和限定科室的药品费用、药品种类(药理分类)、药品费用、超出或少于规定基数的药品比例、警戒比例及警戒标识;医生比例查询,如医生 DDDs、药费总额、医生费用、总药费占比、警戒比例、超出比例、抗菌药费、抗菌药费占比、基本药物费用、基本药费的药占比等。

统计项目包括:院级指标统计、科室指标统计、科室药品使用统计、药品排名、单病种药品使用情况、一类切口手术预防用药情况、微生物标本送检率、超说明书用药情况等。分析项目包括:科室用药趋势分析和细菌耐药分析。

管理与评价的内容包括各种药品的处方点评:如抗菌药物处方点评、激素类药物点评等。

二、数字化的药学信息利用

1. **四川美康公司的 PASS 软件**　合理用药监测系统(prescription automatic screening system,PASS)是根据临床合理用药工作的基本特点和要求,运用计算机数据库组织原理和技术,对医学、药学及其相关学科的知识信息进行标准化处理,实现医嘱审查和医药信息查询,提供临床在用药过程中,能及时有效地掌握和利用医药知识,预防药物不良事件(adverse drug event,ADE)的发生,促进临床合理用药的软件应用系统。

2. **MIMS 中国药品手册互动光碟**　中国药品手册互动光碟版是包罗万象的药物资料库,包括药品信息、简明的处方资料及详尽的学术资料。可根据药品的特性查找有关的药物资料:商品名、通用名、制造商、代理商、药物分类、剂型等;药物相互作用及潜在的药物相互作用,显示可能与某一药物发生相互作用的所有药物及相互作用的详细资料和使用注意事项。产品鉴别图:显示片剂和胶囊的外观,方便对药品进行鉴别。可通过特性查找药品图片,如颜色、形状、标记。

3. **《国家药品标准》、《国家药品标准》电脑软件**　是国家药典委员会推出的国家法定药品标准全文检索系统。可查到某种中西药品及药材的法定质量标准全文,包括中西药品的处方组成、制剂方法、外观性状、鉴别特征、质量检查、含量测定、功能主治、用法用量、使用注意、规格标准及贮藏方法。中药材包括科属来源、外观性状、鉴别特征、质量检查、含量测定、炮制方法、性味归经、功能主治、用法用量、使用注意及贮藏保管,每种药材配备精美的原植

物、动物或矿物的彩图、药材饮片鉴别彩图和显微鉴别彩图。该软件包括如下内容：①《中国药典》中药标准；②《中国药典》西药标准；③《中国药典中药彩色图谱》（含 1200 多幅中药原植物、动物彩图、药材饮片鉴别彩图及显微鉴定彩图）。该软件可供药检所、药厂、医院药剂科、药材公司、医药院校及医药科研单位使用。

4.《临床药物咨询系统》 《临床药物咨询系统》是原卫生部向全国推广的医院计算机应用软件之一。自 2003 年起开发使用，最初的 V2.0 版本收载药品 1700 余种（普及版本为每 6 个月更新一次知识库）；围绕 1700 种药品收集别名 6096 个；收集药物相互作用基本条目 508 条；药物相互作用分析结果 5010 条。按 5 个分类检索药品，分别是：①按疾病（症状）分类，有 65 种；②按抗菌谱分类，有 110 种；③按药理作用分类，有 93 种；④按不良反应和禁忌证分类，有 18 类；⑤按化学结构分类，有 20 类。目前最新版 V7.0 具有更全面的功能。

5. 临床安全用药防火墙系统 当前医院 HIS（hospital Information system）系统已普及，在此基础上利用现有资源，提高以合理用药为核心的药学服务工作水平，同时也提高医院计算机的应用层次。在医院 HIS 系统前提下，将安全用药防火墙分别嵌入到医生工作站、药房工作站、护士工作站等。①实时进行处方药配伍分析；②用药安全要点提示；③查询特定症状和特殊疾病的禁用和慎用药物；④处方中药品信息（作用、用途、用法、剂量、不良反应、禁忌证、注意事项等）；⑤支持用药适应证的全文检索，输入诊断名称，系统将以此诊断名称为关键词检索相关的药物治疗资料信息。

6.《临床药师助理》 提供药品说明书、药物查询分析功能，临床用药指南以及药物相关知识的检索。①药物基本信息查询：包括药物的名称、性状、药理毒理、药动学、适用证、用法用量、不良反应、禁忌证、药物相互作用等；②药物相互作用与分析；③用药指南；④用药量计算公式。

7.《临床用药指南》（医院版） 由解放军总医院开发，旨在为临床提供药物信息，促进临床合理用药。软件收载 29 类 2000 多种药物（覆盖临床常用药品、近年国内外上市药品）的药理作用、药动学、适应证、不良反应、超剂量用药管理、禁忌慎用等内容，从疾病名称、病理状态、禁用慎用药物、中英文药名、别名等途径检索，可进行数十万药物相互作用分析、处方用药分析及用药总结等。

除此之外，还有中国药品手册互动光盘，美迪医讯临床顾问光盘等。

三、计算机合理用药临床决策支持系统

（一）功能

在临床用药和处方调配过程中，利用计算机发现并及时提示处方不合理用药问题，帮助临床提高合理用药水平。在程序中设计了药物相互作用和药物不良反应的用药提示和预警，临床用药须知的信息及药品信息。

通过计算机合理用药临床决策支持系统可以实现：①药物相互作用审查；②药物过敏史审查；③注射剂配伍审查；④用药剂量审查；⑤重复用药审查；⑥禁忌证审查；⑦副作用审查；⑧特殊人群用药审查等功能。

（二）应用模式

1. 合理用药软件系统 该系统是由美康医药软件有限公司开发，国家药典委员会和国家食品药品监督管理总局药品评价中心共同监制完成的供临床使用的应用软件。内容包括

药物适应证监测、药物禁忌证监测、药物剂量监测、药物不良反应史监测、药物相互作用监测、重复给药监测、注射剂体外配伍禁忌监测等。根据临床使用需求,提供简要用药信息提示、药物所致的检验值变化信息和临床用药须知信息,同时提供方便快捷的药理管理等。

2. 临床助理软件系统　由上海大通信息技术有限公司制作,是基于掌上电脑应用的药物信息计算机软件。内容包括:药物基本信息,如药动学、适应证、禁忌证、规格、药理毒理、用法用量、不良反应、特殊人群的用药须知和药物过量等;药物相互作用数据;两种注射液的体外配伍数据;临床治疗诊断公式;检验结果分析;药物不良反应信息;引起尿液、粪便变色的药物;禁用和慎用药物;用药科普查询等。

3. 乐奈克 CPM-抗菌药物理想曲线版软件　简称 CPM-抗菌理想版,以抗菌药物药效学/药动学(PK/PD)理论的研究成果为依据,结合不同患者相关参数,应用计算机技术快速自动地拟合治疗药物浓度在体内变化的标准动态曲线,为临床提供药效学评价方法,是一款将理论研究成果转化为实际应用的新型实用工具,为制定和调整个体化给药方案提供有价值的参考依据。

思考题:

1. 什么是药学信息服务?
2. 简述药学信息服务的特点。
3. 药学信息的分类有哪些?
4. 简述药学信息服务工作应遵循的原则。
5. 简述药品信息评价的要点和评价方法。
6. 药学信息服务的对象主要有哪些?
7. 药学信息的传递方法主要有哪些?

(马满玲)

第十五章 医药伦理学

 学习要求

1. 掌握医药职业道德的基本原则和道德规范。
2. 熟悉临床药学工作的道德要求。
3. 了解医药道德范畴、医药道德修养的途径及方法。

随着社会的进步和经济的发展,人民群众对医疗质量的要求越来越高,临床药师与其他医疗专业技术人员共同承担患者的医学救治责任,尤其需要具备良好的医药伦理素养、职业道德修养。因此,临床药学专业学生学习医药伦理知识是十分必要的。

第一节 伦理、道德与医药伦理学的基本概念

一、伦理与道德

(一) 伦理与伦理学

在中国,"伦"和"理"本来是两个词语,我国古代典籍《礼记·乐记》把伦和理联用:"乐者,通伦理者也。"之后,伦理(ethics)一词被广泛使用。"伦"和"理"合为一词,意义即为处理人与人、人与社会之间的关系的道理和规则。

在西方,伦理一词起源于希腊文,从概念上来理解,伦理是客观的社会关系事实,包含着应当怎样的客观要求和好坏、善恶、正邪的价值取向,一是指人与人,人与世界关系的事实;二是指关系的规律,从这关系中引申出的秩序、法则、道理,以及应当如何的规范要求。

伦理学(ethics)是对人类道德生活进行系统思考和研究的学科。伦理学以道德现象为研究对象,不仅包括道德意识现象(如个人的道德情感等),而且包括道德活动现象(如伦理行为等)以及道德规范现象等。伦理学将道德现象从人类活动中区分开来,探讨道德的本质、起源和发展,道德水平同物质生活水平之间的关系,道德的最高原则和伦理评价的标准,道德规范体系,道德的教育和修养,人的价值和生活态度等问题。

(二) 道德、职业道德、医药职业道德

中国古代就有"道"和"德"这两个字。最初"道"和"德"是分开使用的,而"道"和"德"开始联用,始于《荀子》中的"礼者,法之大分,类之纲纪也,故学至乎礼而止矣。夫是之谓道德之极。"讲的是,如果一切都能按"礼"的规定去做,就算达到了道德(morality)的最高境界。在西方,道德一词起源于拉丁语,从概念上来理解,道德是人们在社会生活实践中,根据人与人之间的实际关系的内在要求而形成的一系列行为规范,以及以此来调节的能够用善恶标准来评价的,依靠社会舆论、内心信念、传统习惯来维持的一类社会现象。道德一般分为社会公德、职业道德和家庭美德。

职业道德(professional ethics)就是从事一定职业的人们,在自己特定的劳动和工作中应

253

该遵循的行为规范的总和。

医药职业道德(professional ethics of pharmacy)简称医药道德,是一般社会道德在医药实践领域中的特殊表现。医药道德涉及人的生命、健康的切身利益,因此属于一种特殊的职业道德,具有其他行业职业道德所不具有的独特道德要求。临床药学专业学生学习认知医药道德,将为今后成为"德"、"才"兼备的应用型技术人才、践行医药道德要求打下基础,以承担起对患者和社会的道德责任和义务。

(三) 伦理与道德的联系与区别

1. 两者的相同之处 一般伦理与道德经常通用,二者同指社会所认可的行为规范。道德规范适应伦理关系而产生,用来调节伦理关系,引导伦理关系,因此在规范的意义上伦理和道德可以看成是一回事。

2. 两者的区别

(1)伦理与道德的适用范围不同:有学者认为,伦理侧重于反映人伦关系以及维持人伦关系所必须遵循的规则,只表现为人与人之间的关系。而道德一般是用在社会所有成员的行为上,表现在人与人,人与社会集体,社会集体之间的利益关系,也就是说道德的适用范围要比伦理大得多,两者是一种包含与被包含的关系。

(2)伦理是相对客观层面的,道德是相对主观层面的:违反客观伦理规范的人不一定是主观道德低下的人。道德是主观行为,不是该做什么的规范,不道德并不会受到法律的制裁。而伦理却是有形的社会系统,它规范人们的行为,不遵守它就一定会损害它从而引起它的反应。因此,可以认为,"伦理"是一种客观的、他律的,约束人们行为规范的社会系统,而"道德"是一种主观的、自律的,通过人们自我约束行为规范,从而显示自己崇高精神的方式。

二、医药伦理学

医药伦理思想历史悠久,与人类医药实践活动相伴而生,共同发展。医药伦理实现了由古代的医德学、到近代的医药伦理学,再到当代的生命伦理学的演进。

(一) 医药伦理学的研究对象与任务

医药伦理学(medical ethics)是一般伦理学原理在医药实践中的具体反映,它是运用一般伦理学的道德原则来调整、处理医药学实践和医药科学发展中人们之间、医药学与社会之间关系问题而形成的一门科学。医药伦理学是以医药学领域的道德现象和道德关系为自己的研究对象。

医药伦理学的主要任务包括:

(1)构建医药伦理的科学体系,丰富和完善伦理学关于职业道德理论和内容。

(2)追溯医药伦理思想的起源和历史发展规律,深入研究和探讨在医药道德实践基础上形成的医药道德的基本原则、规范和范畴,在职业实践基础上培养医药从业人员继承和发扬优秀的道德传统并跟随时代步伐形成新的道德观念。

(3)深入开展医药道德的教育与监督,评价与修养这一内外相互作用的道德实践活动。全面提高医药从业人员道德修养水平,推动医药事业的全面发展和进步。

(二) 医药伦理学的历史发展概述

1. 中国古代医药伦理思想的起源及发展 中国古代医药伦理道德思想源远流长,并由最初的萌芽时期经过历代医药学家不断地丰富、发展、深化,逐步建立起了一套具有中国特色的医药伦理思想体系。

中国古代传说中的神农尝百草,伏羲氏画八卦、制九针,轩辕氏等人察明堂、论经脉,其目的都在于"疗民疾"、"拯夭亡"。这些医药活动本身就体现了这些远古时代从事医药工作的人为民众奉献、探索、牺牲的精神,这是远古时代医药职业道德和伦理思想的萌芽。

中国传统医学重视医学的伦理价值,"医乃仁术"被普遍信奉为职业伦理原则,它更多强调医者自身道德修养和自我规范的要求。在医德中体现儒家人文主义精神的主要是孔子的仁学思想,其基本观点是"爱人、行善、慎独"。儒家认为医药乃是"仁术",从事医药实践之人必须是"仁爱之士",必须以救人活命为己任,以对患者"无伤"为原则。

东汉的张仲景(约公元150—219年)在其著作《伤寒杂病论》自序中对医药道德做了精辟论述。指出治病应不分贫富贵贱,"上以疗君亲之疾,下以救贫贱之厄,中以保身长全,以养其生。"他主张对患者要认真负责,一丝不苟,坚决反对行医中的"相对斯须,便处汤药"的草率作风。

在我国唐代,当时的官府颁布了我国历史上第一部药典——《唐新修本草》,同时还颁布了医药法规即医药管理的律令,以保证医药道德规范得以贯彻。唐代著名医药学家孙思邈(公元581—682年)在著作《备急千金要方》中有两篇文章《大医习业》和《大医精诚》中全面论述了医药人员思想品德、专业学习、对患者的态度、与同道的关系等一系列医药道德要求。

我国在宋、元、明、清各代出现的许多医药名家对医药道德均有大量精彩论述,如明代龚廷贤(公元1552—1619年)在《万病回春》中总结出的"医家十要",就首次对医患关系做了系统论述。

2. 中国近、现代医药伦理思想发展　中国近代医药伦理思想最初是以爱国主义和革命人道主义为特征的。当时医药界人士在现代文明和科学思想的影响下,吸取国外医药伦理思想的积极成果,开展医药道德方面的研究。20世纪30年代《广济医刊》曾发表"药师信条",其中关于药师的能力要求、行为规则、职业操守等要求仍值得现代的药学技术人员借鉴与遵守。

在现代中国,依法治国已成为我们民族复兴、祖国强盛的重要基础。在法制化建设的大背景下,医药伦理对医药从业人员有明确的道德要求,哪些应该做,哪些不应该做已成为指导医药人员行为的根本准则。医药道德思想及原则、规范紧密地与医药学的管理、法规有机地结合在一起,在实践中有效地发挥约束作用。

3. 国外医药伦理学发展　古希腊医药学大约形成于公元前4世纪左右,并为欧洲医药学的发展奠定了基础。古希腊著名医学家希波克拉底(公元前460年—前377年)是西方医药道德的奠基人。《希波克拉底誓言》是希波克拉底警诫人类的古希腊职业道德的圣典,是向医学界发出的行业道德倡仪书,是医学生步入医学行业所宣的誓言。其主要内容有:

(1)阐明了行医的宗旨:如"遵守为病家谋利益之信条。"

(2)强调医师的品德修养:如"无论至于何处,遇男或女,贵人及奴婢,我之唯一目的,为病家谋幸福,并检点吾身,不作各种害人及恶劣行为,尤不作诱奸之事。"

(3)强调尊重同道:如"凡授我艺者,敬之如父母,作为终身同业伴侣,彼有急需,我接济之。视彼儿女,犹我兄弟,如欲受业,当免费并无条件传授之。"

(4)提出为病家保密的道德要求:如"凡我所见所闻,无论有无业务关系,我认为应守秘密者,我愿保守秘密。"

1948 年"世界医协大会"对这个誓言加以修改,定名为《日内瓦宣言》,后来把它作为国际医务人员道德规范。

20 世纪中叶,医药伦理学在规范体系与理论基础上得到了较大发展,其显著标志是各类国际性的宣言与守则的制定。比如 1949 年第 3 届世界卫生大会伦敦会议通过《国际医学伦理学准则》;1964 年第 18 届世界卫生大会通过《赫尔辛基宣言》等;1968 年第 22 届世界卫生大会通过《悉尼宣言》,以后又相继通过《东京宣言》、《圣保罗宣言》、《爱丁堡宣言》等。这些国际会议的许多决议成为国际社会各国政府卫生医药界人员共同遵守的道德法则。内容涉及人道主义原则、战俘问题、人体实验、死亡确定、器官移植等一系列医药伦理的基本问题。

(三) 当代生命伦理思想简述

生命伦理学(bioethics)是伴随着生物医学技术的发展和社会伦理观念的变革而产生及形成的,它最早诞生于美国。20 世纪 60 年代以来,美国的生物医学技术发展十分迅速,在医药实践中,人们由遇到的许多技术问题而激发了人们对伦理难题的思考,比如研究生物医学和行为研究中的道德问题,环境与人口中的道德问题,动物实验和植物保护中的道德问题,以及人类生殖、生育控制、遗传、优生、死亡、安乐死、器官移植等方面的道德问题。

生命伦理学的生命主要指人类生命,但有时也涉及动物生命和植物生命以至生态,而伦理学是对人类行为的规范性研究,因此,可以将生命伦理学界定为运用伦理学的理论和方法,在跨学科跨文化的情境中,对生命科学和医疗保健的伦理学方面,包括决定、行动、政策、法律进行的系统研究。生命伦理学是迄今为止世界上发展最为迅速、最有生命力的交叉学科,生命伦理学是医药伦理学目前发展的最高阶段。

生命伦理学大致涉及五个层面:

1. 理论层面 例如后果论与道义论这两种最基本的伦理学理论在解决生命科学和医疗保健中的伦理问题时的相对优缺点如何,德性论、判例法和关怀论的地位如何,伦理原则与伦理经验各起什么样的作用等等。

2. 临床层面 各临床科室的医务人员每天都会面对临床工作提出的伦理问题,尤其是与生死有关的问题,例如人体器官移植、辅助生殖、避孕流产、产前诊断、遗传咨询、临终关怀等问题。

3. 研究层面 从事流行病学调查、药物临床试验、基因普查和分析、干预试验以及其他人体研究的科学家都会面临如何尊重和保护受试者及其亲属和相关群体的问题,同时也有如何适当保护试验动物的问题。

4. 政策层面 应该做什么以及应该如何做的问题不仅发生在个人层次,也会发生在结构层次。医疗卫生改革、高新技术在生物医学中如何应用和管理都涉及政策、管理、法律问题,但其基础是对有关伦理问题的探讨。

5. 文化层面 任何个人、群体和社会都有一定的文化归属,文化也影响哲学和伦理学,当然也会影响生命伦理学。如在某一文化环境中提出的伦理原则或规则是否适用于其他文化,是否存在普遍伦理学或全球生命伦理学,伦理学普遍主义或绝对主义以及伦理学相对主义是否能成立等等。

当代生命伦理学已经伴随现代生物技术的进步有了长足的发展,它研究的视域更加广阔,研究的伦理问题更加具有前瞻性,而且触及了人们生命和健康的实质问题和终极目标。

第二节　医药伦理学的规范体系及医药道德的基本原则

一、医药伦理学的规范体系

医药伦理学作为伦理学的一个分支,同样遵从道德规范体系的结构模式,由基本道德原则、基本道德规范、基本道德范畴等组成。结合我国目前的社会发展阶段以及医药领域的特殊性,医药伦理的规范体系可归纳如下:

（一）三条基本原则

一是以高质量、高效率的药品保障与药学服务促进合理用药;二是救死扶伤,实行人道主义;三是全心全意为人民健康服务。

（二）七条基本规范

包括仁爱救人、文明服务;严谨治学、理明术精;济世为怀,清廉正派;勇于探索、开拓创新;谦虚谨慎,团结协作;坚持公益、维护健康;宣传医药知识、承担保健责任。

（三）五个基本范畴

包括良心、荣誉、责任、信誉、职业理想。

二、医药道德的基本原则

（一）医药道德基本原则的含义

医药道德的基本原则是调整患者、医药工作者与社会相互之间关系的根本指导原则。它指明了医药领域道德建设的总方向,它是衡量医药工作者道德水平的最高标准。

（二）医药道德基本原则的内容、要求

1. 合理用药原则　药学学科的社会任务是以高质量、高效率的药品保障与药学服务促进人类健康与社会和谐发展。这是发展医药事业的根本任务,维护人民健康的重要前提。全体医药工作者都应为此付出努力,肩负重大的道德责任。

2. 人道主义原则　人道主义体现着对人的生命、生命价值、人格权利的尊重。人道主义的精华,体现为对所有患者的尊重与关心,保证人人享有防治疾病、平等获得医药卫生服务的权利。救死扶伤,实行人道主义是医药道德基本原则之一,也是临床药师职业道德必须遵循的重要原则之一。

3. 服务奉献原则　全心全意为人民健康服务是为人民服务思想在医药实践领域的具体化,也是医药道德的宗旨。服务奉献原则体现了"我为人人,人人为我"的关系。医务工作者要切实做到全心全意为人民健康服务需要处理好两个方面的关系:

（1）处理好医务人员与患者的关系:两者之间医务人员处于主动地位,是施治方,患者处于被动地位,是受治方。患者一方往往无法掌控治疗和用药后果,因此医务人员应以高度负责的精神和精湛的技术水平来维护患者权益,设身处地为患者着想,并得到患者对医务工作的理解,争取患者最大的配合。

（2）处理好个人利益与他人利益、集体利益的关系:医务工作中无论是维护药品质量还是用药安全有效,都涉及方方面面的环节和不同的医药人员,不可能仅由个人来完成。临床上患者的治疗也是医师、药师、护理人员等各方合作的过程。因此,医务人员需要通力合作,密切联系。在处理个人利益与他人利益的关系上,应该有先人后己的精神,在处理个人利益与集体利益的冲突时,应以集体利益为重。这并不是否定个人利益,而是要求摆正关系,反对利己主义,不能因为个人利益或小团体利益而影响全心全意为人民服务的基本原则。

第三节　医药道德的规范与范畴

一、医药道德规范

(一) 医药道德规范的概念

医药道德规范是调整和处理医药人员在从事医药科研、生产、经营、使用、管理等实践过程中形成的道德行为和道德关系的最普遍规律的反映,是医务人员在医药实践中所遵循的处理与患者、与同仁、与社会间的关系的行为准则。医药道德规范是一定社会或阶级对医务人员道德行为的基本概括,是衡量医务人员道德水准高低的标准和进行道德评价的尺度。

(二) 医药道德规范的特点

医药道德规范除具有道德的一般特点外,还有以下的特点。

1. 针对性　依据不同实践领域的特殊性,有针对性地提出医药人员的道德要求,比如针对临床药师提出指导患者合理用药的职业道德要求。

2. 理想性　医药道德规范源于医药实践,但部分内容也具有一定的理想色彩,目的是引导医药人员不断追求更高道德境界。

3. 现实性　医药道德规范具有坚实的社会现实基础,医药人员通过努力是能够实现的。

(三) 医务人员道德规范的主要内容

1. 医务人员对患者的道德规范

(1)仁爱救人,文明服务:医务人员对患者要有仁爱之心,同情、体贴患者疾苦,对患者、服务对象尽职尽责。在用药的全过程中,始终把患者或公众的利益放在首要位置,尊重对方人格,保护隐私,热情亲切,平等相待。

(2)严谨治学,理明术精:医务人员要以科学的"求真"态度对待医药实践活动。任何马虎或弄虚作假的行为不仅会有损科学的尊严,还可能危害人们的生命健康,造成极为严重的后果。

(3)济世为怀,清廉正派:医药工作本质是济世救人,医务人员不应用自己的专业知识和技能作为单纯牟利的手段,否则很难保障合理用药,将极大地损害患者利益和自身的声誉。

2. 医务人员对社会的道德规范

(1)坚持公益,维护健康:医务人员运用自己的专业知识和技能为患者、服务对象工作的同时,还肩负着维护社会公共利益的责任。医务人员应坚持做到对服务对象负责与对社会负责的高度统一。

(2)宣传医药知识,承担保健职责:医药的应用不仅在于治疗疾病,还在于预防疾病发生。为确保药品对人的健康不构成威胁又能起到治疗、保健作用,要求医务人员自觉履行向服务对象宣传医药知识,促进合理用药的职责。

（3）勇于探索，开拓创新：人类不断与各类疾病作斗争，对于生命健康的追求日益提高，医务人员的使命就是不断在科学发展的道路上探索新理论、新技术、新产品，全身心地投入到医药科学事业，攻克医药难关。

3. 同仁间的道德规范　主要是谦虚谨慎，团结协作。谦虚谨慎表现为永不自满以及客观审慎的科学态度，同时，谦虚也是团结协作的基础。现代药学工作的开展离不开各学科之间的精诚合作，也唯有合作才能促进医药事业的长足发展。临床药学人员作为现代医疗团队的重要成员，医务人员的道德规范也普遍适用于临床药学人员，成为所有临床药师的共同行为准则。

二、医药道德范畴

（一）内涵与作用

医药道德范畴是医药道德的基本原则和规范的具体体现，是反映医务人员在医药实践中道德现象的一些最基本概念。医药道德范畴也是一般道德范畴和医药实践相结合的产物，并告知医务人员某种行为在何种范围内是道德的或不道德的。

（二）医药道德范畴的内容

1. 良心　良心是人们在履行对他人、对社会的义务的过程中形成的道德责任感和自我评价能力，是一定的道德观念、道德情感、道德意志和道德信念在个人意识中的统一。医务人员的道德良心就是指医务人员在处理与患者、同仁、社会间关系时，对自己的职业行为具有的道德责任感和自我评价能力。医务人员的行为常常在无人监督、患者意识障碍或亲属不了解实情的特殊情况下完成的，这就要求医务人员时刻以职业道德来约束自己，形成强烈的道德责任感和义务感。

2. 责任　责任是指一定社会或阶级在一定的社会条件下，对个人确定的任务及活动方式的有意识地表达或规定个人应尽的义务。医药道德范畴的责任是指医务人员对患者、同仁、社会应尽的义务以及对这种义务的认识。医务人员只有认识到自己的道德责任才会产生强烈的责任感，从而形成一种深入内心的精神力量。道德责任不以享受某种权利或报偿为前提，是人们自愿履行的一种特殊责任。

3. 荣誉　荣誉指人们履行社会义务后应得到的道德上的褒奖和赞许。它是一种鼓舞和推动人们自觉地为社会和他人尽义务、作贡献的精神力量，与良心和责任均紧密联系。荣誉包含两方面的概念：一方面指社会用以评价人们行为的价值尺度，即依靠社会舆论对履行义务的道德行为予以褒奖和赞颂；另一方面指个人对行为的社会价值的自我意识，即由于人们履行了社会义务而产生的个人情感上的满足感和意向，即个人的欣赏感和尊严感。

4. 信誉　信誉指人们通过自己的活动所赢得的社会信任和赞誉。一般来说，医药伦理的信誉突出表现为医药人员或行为团体的诚信无欺的道德情感和道德风尚。信誉的获得主要是通过多种形式的舆论表达，特别是群众舆论，它表现为一种广泛性和深刻性的评价能力。信誉同时又是行为人或行为团体的一种高尚的道德追求，反映了行为人的意志品质和心理特征。

5. 职业理想　理想是人类特有的一种精神现象，是与人生奋斗目标相联系的有实现可能性的想象。职业理想是理想结构中的重要组成部分，医药人员的职业理想表现为渴望通过医药实践活动实现自身理想和抱负的心理和意识。医药人员一旦树立崇高的职业理想，就能百折不挠,为医药事业奋斗终生。

　　临床药学专业学生学习医药道德规范,需要在未来的实践中内化为自身思想动力,在现阶段则需要努力学习专业知识与技能,树立良好的思想道德意识,并转化为未来的职业理想,这是践行医药伦理的最好方式。

第四节　临床药学工作中的伦理学问题

　　临床药学的发展体现出鲜明的社会人文特色,临床药学研究、实践和药学服务工作也深入涉及医药伦理问题和医药职业道德要求。

一、临床科研伦理道德

　　临床药学研究工作主要包括结合临床药物治疗实践,进行药物临床应用研究、参与新药临床试验等,最终目的也是为了探索保障人类的健康与生命、战胜疾病的有效方法和途径,因此需要遵循临床科研工作道德。临床科研伦理道德,是协调临床科研中人与人、人与研究对象、人与社会之间的各种关系应遵循的行为规范,是促使临床科学得以发展的重要力量,也是保证研究目的得以实现的重要条件。

　　(一)　临床科学研究道德的基本原则

　　科学与道德,两者关系密切,互相影响,互相促进,临床研究与医药道德也是如此。

　　1. 忠诚事业,不断进取　　忠诚并志愿奉献于医药科研事业是临床科研道德最基本的要求,也是从事临床科研工作者在不断的认识、探索过程中形成的一种良好的动机。它体现的是科研人员对药学事业的执着追求和不畏艰难,拼搏奋斗的品质,以及为了将这项事业由小做大、由弱做强的思想境界。

　　2. 实事求是,坚持真理　　在临床科研中,忠于客观事实,坚持实事求是的科学态度,是每个科研人员必备的思想品质之一。它具体包括:选题时认真做好可行性论证,量力而行;严格地按照科研设计要求,踏踏实实地完成全部研究计划;全面地观察事实,并如实地记录科研数据和试验结果,不弄虚作假;敢于修正错误,坚持真理。

　　3. 团结协作,合理分工　　团结协作是科学技术发展的产物,也是科研活动方式和科学发展的客观要求。在临床药学科研中,多学科、多部门以及众多研究者之间的联合为许多疑难问题的解决开辟了广阔的前景。但是,随之而来的诸多关系,例如合作者的合理分工,人际关系的处理,科研成果的享受与分配等等,也向参加合作的科研人员提出了新的要求。因此,在科研合作中应遵循平等、互利、自愿的原则,集体主义原则,贡献与分配相统一的原则等。

　　4. 谦虚谨慎,永不自满　　在临床科研中,还应当谦虚谨慎,尊重前人或他人在与自己同一研究领域中所付出的劳动和所获得的成果;对待研究中或成果鉴定中的不同意见,要耐心听取,虚心接受,并认真从中吸取对自己有益的东西。

　　此外,临床药学科研涉及人体试验、动物试验、基因药物研究等多方面,均需要遵循一定的道德准则。在此,主要简述人体试验的伦理道德问题。

　　(二)　人体试验的伦理问题

　　人体试验是以人为受试对象,用科学的方法和试验手段,有目的、有控制地对受试者进行观察和研究的医学行为过程,这里的人体是指具有一定社会关系的活体(包括个体和群体)。人体试验是在基础理论研究和动物试验之后,临床应用前的一个必经环节,也是医学、药学临床科研的一个重要手段。任何一项新技术、新药物,无论重复进行过多少次动物试验,由于人与动物在生物体上的差异,在推广应用到人身上之前,都必须经过人体试验这一步骤。经过人体试验的观察,证明安全有效、风险可控时,才能正式推广应用于临床。

然而人体试验毫无疑问具有一定的风险性,因此人体试验一直是医学道德争论的焦点,而且在实际临床研究中有些具体操作,科研与伦理也会出现相互纠结、冲突的情况,时常使人感到困惑。

1. 人体试验的道德矛盾

(1)主动与被动的矛盾:在人体试验中,试验者和受试者处于不同地位,各自起着不同的作用。试验者是人体试验的主导者,设计了整个试验方案,对试验的目的、方法、步骤及试验的结果都有一定的估计,因此处于主动的地位。受试者则是处于被动的地位,受试者了解的试验信息只能从试验者那里得到。有些受试者因一定的个人目的或经济利益驱使,也志愿受试,虽然形式上是主动的,却内含着被动因素。

(2)利与弊的矛盾:人体试验的基本道德要求是不造成对受试者的伤害。但现代医学条件下,对受试者无伤害的试验几乎是没有的,各类试验方法都很难事先准确预测其结果及所有危险。作为临床研究人员和试验者应该尽可能地权衡利弊,选择最佳的试验方法,减少对受试者的伤害。

(3)科学利益与受试者利益的矛盾:从科学意义上说,人体试验无论是成功还是失败,都是为医学探索积累经验,都具有科学价值,科学利益与受试者本质利益应该具有一致性。但在某些情况下,科学利益与受试者的直接利益是相矛盾的,比如科研设计需要设立对照组,采用随机方法"患者碰上哪种方法就用哪种方法"、"明知两种治疗方法(或两种配方)效果有优劣,也采用随机的方法"、"对照组"采用"空白"、"安慰剂",以及为了观察治疗效果而"重复采集患者的体液(包括动脉血或脑脊液)"等等做法是否符合伦理道德?从局部看这对"对照组"的患者很"不公平",起码是耽误了治疗,似有"被试验"之嫌。但如果不这样做,又将失去科学性。

(4)医学伦理与社会伦理的矛盾:从根本上说,医学伦理与社会伦理是一致的。但社会伦理与医学伦理的发展有时又表现出不同步。如尸体解剖、人工授精等人体试验,在医学上是道德的,但容易引发社会伦理争议。这类矛盾有待社会、科技、人们认知的进一步发展来解决。

2. 人体试验的伦理原则　《赫尔辛基宣言》指出:在人体医学研究中,对受试者健康的考虑应优先于科学和社会的兴趣。临床药学涉及患者人体试验的研究工作也不例外,应服从公认的伦理道德原则,以增进对人性的尊重,切实保护参与试验者的生命健康权利。

(1)医学目的原则:这是人体试验的最高宗旨和基本原则。《赫尔辛基宣言》指出:有关人体医学研究的主要目的旨在改善预防、诊断和治疗的方法,提高对疾病病源和疾病发生因素的认识。进行人体试验的目的只能是为了提高诊疗水平,发展医药科学,维护和增进人类健康。任何背离这一目的的人体试验都是不道德的。

(2)知情同意原则:是否取得受试者的知情同意是划分人体试验是否符合道德的最重要标准。每个人都有权决定自己是否同意受试。同意,以知情为前提,以自主为条件。任何隐瞒事实真相,采取欺骗、诱惑或强迫的手段而取得的"同意",都是违背知情同意原则,侵犯人的基本权利和尊严的。而且,当受试者知情同意后才能发挥主观能动性,配合考察试验过程中的变化和效果,有利于试验达到预期目的。

在正式试验前,研究人员必须以文字或其他清楚有效的方式向受试者提供基本信息,包括研究的目的、方法、预期效益,特别是试验可能出现的危害和受试者可以在任何时候自由地拒绝或退出试验等方面的内容。研究人员应避免不公正的欺骗、不正当的影响或胁迫。只有在确定未来的受试者已充分理解有关的事实和参加的后果,而且有足够的机会考虑是否参加之后,才能征求其同意,并取得每一个受试者书面的知情同意书。

(3)维护受试者利益原则:人体试验必须以维护受试者利益为前提。研究的重要性要服从于保护受试者利益不受损害,这条原则应贯穿于人体试验全部过程。即使某种试验对医药科学或社会具有重大意义,但具有不可预测的高风险,研究者也不应罔顾受试者的利益而使之参加。

(4)试验对照原则:人体试验不仅受机体内在状态和试验条件的制约,而且受心理、社会等因素的影响。为防止各种主观因素,正确判定试验结果的客观效应,人体试验常用的方法是对照法和双盲法,对照法中常用的一种方法是安慰剂对照法。

安慰剂对照法和双盲法与知情同意原则并不存在根本矛盾,不是对受试者不道德的欺骗,两者都是以不能对受试者利益有损害为前提。但是,无论是安慰剂对照法还是双盲法,都可能担负伦理道德风险。比如使用安慰剂就剥夺了对照组受试者接受公认有效干预的权利,因而使他们暴露于风险中,特别是如果损害是不可逆的,使用安慰剂显然是不道德的。因此,人体试验应严格遵循临床试验中对照选择的国际伦理要求,尽量避免伦理风险。

二、临床药物应用伦理道德

临床药学人员的主要职责是促进药物合理应用和保护患者用药安全,因此建立正确的用药伦理观念极为重要。临床药师在协同医师进行药物治疗的过程中,应坚守自身的道德要求,并以正确的用药观念主动去影响医师和患者。

(一)临床药师在药物治疗中的道德要求

1. 尊重、善待每一位患者 临床药师在药物治疗或用药咨询服务中,应当平等对待患者,患者是临床药师服务的对象,而不是希望得到恩赐的乞求者,相互之间的关系完全是平等的。因此要求临床药师对患者要充满同情爱护之心,满腔热诚地为之服务,因病施药,尊重患者的人格和合法用药的权利。

2. 协同临床医护人员,积极参与药物治疗 目前已有法规直接或间接地赋予临床药师参与并为药物治疗负责的权利和义务,伦理道德也要求临床药师具备与医护人员的高度协作精神和积极参与意识,否则医疗活动无法真正有效进行。因此,临床药师自身首先要树立集体观念,搞好团结协作,心胸宽广,主动进取,与医护人员相互配合,相互支持,共同为患者的治疗而努力工作。

3. 对患者治疗持有责任心和使命感 临床药师同医生、护士一样肩负着维护人类健康的崇高使命,对本职工作是认真负责还是疏忽大意,关系患者生命安危,并具有极大的社会影响效应,所以工作要严格认真、细微周到,严格按法律法规和技术指南办事,无论是参加查房、会诊、病例讨论和疑难、危重患者的医疗救治,还是进行药学监护、个体化药物治疗方案的设计与实施,都要以极强的责任心和使命感来实施。

4. 药物使用中做到廉洁正直　临床药师应坚持医学伦理公正与公益原则的基线,在任何时候都不应该利用药物治疗的权利牟取本科室或个人的私利,也不允许通过人情处方来和其他医务人员或患者进行互相"照顾",对自己的亲朋好友也不应给予超出医疗需要之外的特殊照顾,做到廉洁正直,维护清誉。

（二）临床用药道德原则

1. 用药动机与效果统一原则　用药治疗动机良好,但如果未能达到预期的用药效果,甚至对患者造成伤害,也是不符合道德要求的。在选药前,首先要全面考虑药物治疗的利与弊、每个治疗决策的利与弊,还须认真地考虑患者的机体状态、年龄和性别,制定出最佳的用药方案。因此,用药需注意动机与效果的统一,也就是以尽量小的代价获取尽量大的治疗效益。

用药同时也要考虑近期治疗利益与远期利益的协调,即不仅要看到药到病除的效果,还要预估药物的后遗效应如迟发型不良反应,充分考虑患者的长远利益。

2. 用药目的与手段统一原则　药物治疗中有时会出现目的正确,而用药手段与方法不正确或与目的不统一的行为,这也是不符合道德要求的。比如诊断尚不明确,对发热疼痛患者轻率给予镇痛药、退烧药等。因此临床药学人员应从技术上精雕细琢,熟练掌握用药指征,提高药物治疗水平,杜绝用药错误,并从思想上端正态度,切记不能只追求立竿见影的表面效果或片面迎合病患对于治疗急于求成的心态。

（三）药品不良反应监测的道德要求

《药品不良反应报告和监测管理办法》规定为了及时、有效控制药品风险,保障公众用药安全,医疗机构应当按照规定报告所发现的药品不良反应。我国对药品不良反应的主要监测方式之一是自发报告,但由于很多不良反应报告本身并不真实完整,有时很难从自发式报告中获知不良反应的风险有多大,因此药品不良反应监测存在较多偶然性。

基于以上情况,医药工作者应充分认识到用药致病或致命已成为威胁患者健康的大问题,本着对患者生命安全负责的积极态度,需要重视并善于观察患者用药过程中的临床表现和监测指标的变化,提高警觉性,主动自觉地报告药品不良反应,并尽可能将信息填报准确、完全,将这项工作作为自己的重要职责。即使药品与"用药事件"的明确关系存疑时也应及时上报,从而保障不良反应信息及时收集和反馈,使其监测成果尽快服务于临床。也许一份负责的药品不良反应报告的信息就可以拯救数个生命。

（四）药学服务的道德意义

药学服务是以患者为中心的全方位服务,以推进社会用药的合理性,提高人们的健康水平,降低卫生资源的消耗为目的。药学服务的核心是临床药师直接面向患者,对患者用药的全过程负责。临床药师应转变工作思路,调整好自己的定位,从幕后走向前台,从间接服务于患者向直接服务于患者转变,向患者乃至公众提供直接的、负责任的、以提高药物治疗的水平、改善人民生活质量为目标的药学服务。药学服务中最根本的关系是药师与患者的关系,这是一种新型的信托关系,相关法规赋予临床药师实施药学服务的权利,临床药师必须承接并主动争取患者以及其他医务人员的信任,将患者的健康和生命放在首位,监控患者的药物使用情况,承担药学监护的责任与义务,保证患者承受最小的药疗风险。

三、临床药学工作中人际关系伦理

在临床药学工作中会大量涉及处理医疗人际关系的伦理问题。医疗人际关系包括医患关系和医务人员之间的关系两个方面。前者是医疗主体与客体的关系,后者是医疗主体之间的关系。

（一）医患关系的伦理问题

1. 医患关系是医疗人际关系的核心　医患关系(the relationship between physicians and patients)是指医务人员与患者的关系。医患关系是复杂的医疗人际道德关系中最核心、最本质的部分。"医"包括医师、药师、护士等医疗技术人员所组成的群体,"患"不仅指患者,还包括家属或监护人等。医患关系分为"技术方面"和"非技术方面"。

医患间的技术关系是指医患双方在诊断、治疗、用药、护理等医疗技术交往过程中的关系。如临床药师同患者讨论药物治疗方案等。这个方面最基本的问题表现在医疗实践过程中医务人员与患者之间的地位。技术关系是联系医患关系的纽带和促进医患交往的原始动力。

医患间的非技术关系主要是指在医疗实践活动过程中,医务人员与患者间的社会、伦理、心理、法律等方面的关系。非技术方面的关系往往会成为社会公众及舆论关注的焦点。

2. 处理医患关系的道德要求　医患关系受到社会政治、经济、文化、医药科技发展水平、医疗卫生政策和医院管理制度、医务人员自身素质、患者因素等多方面影响,但医务人员在医患关系中仍起到主导作用,突出表现在非技术方面的交往,如服务态度、工作责任心等是影响医患关系的重要原因。医患关系是有着浓重伦理道德色彩的人际关系。尽管患者的地位和自主权越来越受到重视,但由于存在着医患信息的非对称性,实现医患契约关系,没有生命观、医学伦理等意识形态软规则的自律作保证,法律制度等硬规则的他律就不可能实现。

医患关系是一种双向关系,医患双方都应尊重彼此的人格和权利,并需要履行好各自的义务。当然医务人员对建立和谐医患关系负有主要的道德责任。

(1)医患交往中对医务人员(包括临床药师)的道德要求包括:①注重与患者的沟通与交流,不断提高与患者语言与行为交往能力,语言亲和,态度真诚,行为得体;②医务人员应坚决克服患者"求"医观念和由此带来的施恩心理与权威作风,对患者平等相待,始终如一;③尊重并维护患者的医疗保障权、知情权、隐私保护权等,怀着强烈的责任感,诚心实意地为患者服务;④特殊情况的道德要求,如对待患者的酬谢要有正确认知,并做到有理有利有节。

(2)医患交往中对患者的道德要求包括:①尊重医务人员的人格及诊疗权;②遵守院纪院规,积极配合治疗;③以事实为依据,以法律为准绳,理性对待医疗纠纷。

患者就医时的行为举止、文化素养、心理特征等也会影响医患正常交流,因此医患和谐需要"双向道德规范"。患者来医院就诊时,应该认识到自己和医务人员所面对的是共同的任务——战胜疾病,医务人员所做的工作和付出的辛苦是需要患者给予理解与尊重的。

（二）医务人员之间的伦理问题

医务人员之间的关系是医疗人际关系的重要组成部分,它涵盖所有医务人员之间。临床药师的工作也要与其他部门和医务人员密切合作、共同努力才能实现自身功能。

1. 医务人员之间关系的主要特点

(1)目的同一性:所有医疗活动都是在一定的社会医疗保健需求下,为了共同完成社会赋予的医疗功能而建立起来的一种业缘关系。作为医患关系的主体方,虽然相互之间存在着分工不同,级别层次不同,但目标是完全一致的。

（2）工作的协同性：现代医药领域分科越来越细，由此构筑了一个多学科、多专业、多层次的既分工又协作的庞大医疗群体网络。个体不可能完成患者的全部诊疗工作。就患者就诊的过程来看，必须经过辅助检查到诊断、用药或特殊治疗、手术以及护理等一连串涉及各个相关科室及部门的过程。疾病是复杂多变的，常常某一个疾病可涉及多个系统，多器官水平的损害，不同分工的医务工作者就必须协同工作，共同努力。

（3）竞争性：医务人员之间的关系除了协同合作外，同时也具有竞争性。医务人员之间应该互相学习，共同提高。但共同提高绝不是不许"冒尖"，而是鼓励发挥各自的优势，鼓励竞争。可以形成你追我赶、学习先进、帮助后进，使先进者更先进的生动局面。这里提倡的竞争，是为了发挥自己的技术特长和技能优势，为了更好地为患者服务。

2. 医务人员之间的道德要求

（1）人格上相互尊重：医疗服务是一种集体的协作劳动。在医疗实践中存在着分工、资历、职责的不同，但人格上是绝对平等的。无论上下级之间、医疗技术人员之间以及同后勤管理人员之间都是平等合作关系。医务人员彼此之间应当相互尊重、友好协作。

（2）工作上互相支持：医务人员的分工不同，职责不同，但是目的和任务是一致的。各类医务工作人员应当把患者和社会的利益置于首位，在这个前提下相互学习、互相支持、取长补短，形成一个积极向上、精诚合作、团结互助的医疗团队。

（3）学术上坚持真理：医疗活动是一项严谨的科学活动。任何医务人员，无论其职位高低、年龄大小、技术水平不同，在医疗实践面前都是平等的，应当尊重科学，坚持真理。临床药师在药物治疗过程中尤其应具备实事求是、不畏挑战的工作作风和良好心态。

四、社区医疗服务的伦理道德

社区医疗（primary care）是指一般的医疗保健，即患者在转诊到医院或专科门诊前的一些医疗服务。社区医疗是为患者或社会提供整合的便利的医疗保健服务。医师、药师与护理人员的责任是满足绝大部分个人的医疗需求，与患者或服务对象保持长久的关系，在家庭和社区的具体背景下工作。社区医疗机构是预防保健、基本医疗、健康教育、疾病控制等社区卫生服务的主体，社区医疗服务（包括药学服务）也发挥着越来越重要的作用。

（一）社区医疗服务的特点

社区医疗服务与医院工作有相同点，也有不同点。相同点在于根本目的都是为人民的身心健康服务。不同点在于医院工作对象主要是个体患者，其主要任务在于治疗各类、不同程度的疾病；而社区医疗服务的工作对象是社会人群，主要任务是提供"第一线医疗"，解决社区居民常见病、多发病、慢性病的医治。社区医疗服务的对象具有广泛的群众性，也决定了社区医疗服务道德要求的特殊性。

（二）社区医疗（药学）服务工作中的道德责任

1. 开展卫生宣教，普及药学知识　社区医疗机构工作的临床药师应该把社区居民的用药安全作为工作重心，主动走进社区开展宣传活动，这也是最重要的道德责任。宣传和普及卫生常识，宣用药知识，提高安全用药的知晓率，使人们自觉地改掉一些用药不良认知和习惯。比如针对群众家庭储备药品储存不当，过期、失效药品不能及时清理等安全隐患，散包装药品无有效期标志，或避免不必要的药物相互作用和药物与食物之间的相互作用的发生等问题，通过举办讲座、咨询、发放合理用药宣传资料等方式，帮助群众树立正确的用药观念,增加群众安全用药意识。

2. 结合社区实际,落实各项药学服务措施 社区医疗服务不能像大型医疗机构那样追求和发展高、精、尖治疗手段,而是需要结合本社区群众实际情况开展能切实造福居民的普及项目,组织落实各项医疗卫生服务措施,并严格执行药品分类管理制度,保障基本药物供应与使用。

比如药师结合社区老年患者较多,以及这部分人群的常用药类型(包括抗生素、心血管病药、降糖药物等)等情况,在开展药学服务时结合老年人生理特点和用药特点开展针对性用药咨询和服务。另外药师应与医师、护士一起采取上门随访、电话随访、与患者面对面交谈等多种形式,关注和了解患者用药情况,以提高患者药物治疗的依从性。

3. 注重社会效益,节约卫生资源 人类资源是有限的,将有限的资源高效率地利用,是人类可持续发展的需要。加之医药卫生事业的投入永远都无法满足日益增长的人类健康保障的需求,在这种情况下,社区医疗服务人员要充分发挥主观能动性,首先树立"社会效益第一"的医疗成本控制指导思想,既不片面追求最低成本,也要在满足社区居民基本医疗前提下,珍惜每一分卫生资源,比如对医疗、药学服务过程进行科学合理设计,培养医药人员既精通本职工作,必要时也能"多面手",以提高工作效率,既确保社区患者的需求,又避免资源的浪费。

第五节 医药道德评价与修养

一、医药道德评价

医药道德评价(moral assessment of medicine)是指依据一定的医药道德标准对医药行为所作的道德评价。这是促使医药伦理学从观念形态转化为道德实践的重要环节。医药道德评价的作用主要表现在对医务人员的道德激励和道德谴责,促使医务人员明辨是非,正确选择道德行为,有助于医药道德修养的提高和医药道德品质的完善。

(一)医药道德标准

医药道德评价标准,是指衡量医务人员的医药行为的善恶,以及其社会效果优劣的尺度和依据。在现阶段,医药道德评价标准主要有:

1. 有利于缓解和根除患者疾病 防病治病、维护患者的身心健康是医务人员最基本的医药道德责任,也是评价和衡量医务人员行为是否符合道德以及道德水平高低的主要标志。如果医务人员采取某些可以意识到的,对患者疾病的缓解和根除不利的治疗措施,不论主客观原因如何,都是违背医药道德的行为。

2. 有利于发展医学科学技术 面对现代科学技术和临床医学、临床药学发展的挑战,医务人员要认真进行科学研究,不断揭示生命运动的本质规律,探索战胜疾病、增进人类健康的途径和方法,因此有利于医药科学技术发展的行为是道德的;反之,因循守旧,不思进取,或者弄虚作假等不良行为都是不道德的。

3. 有利于保护和改善人类生存环境 除了医治疾病之外,做好预防保健工作,提高社会人口素质和整个人群的健康水平;改善人类的生存环境,推动社会进步,这也是医药道德评价标准之一。

（二）医药道德评价的依据和方式

1. 医药道德评价的依据   是指评价对象（医药行为或医药道德现象）提供给评价主体用以评价的根据。评价标准对于行为者来说是外在的，而评价依据则是内在于行为之中的，是人们行为的构成要素。

（1）动机和效果：人的行为动机是在社会实践中产生，所以有其客观的根据。在进行评价时，既要看动机，又要看效果，以道德实践的全过程为依据，做出正确的判断。

就动机和效果的关系而言，在客观上具有多样性。例如，一般情况下，好的动机产生好的效果，不好的动机引出坏的效果。但是，由于客观的种种原因，动机和效果并不总是一致的。有时良好的动机会产生坏的效果，而违背医药道德的动机却产生好的效果，即所谓"歪打正着"；有时同一动机会产生不同的效果，或同一效果由不同的动机产生。这就要求人们在进行医药道德评价时，必须分析实践的整个过程，进行全面地、辩证地分析，避免只强调动机或只强调效果的片面性。

（2）目的与手段：目的与手段和动机与效果，是密切相连而又有区别的医药道德评价依据。动机转化为效果时必须经过一个目的与手段的中间环节，动机与效果的统一，还必须通过目的与手段的统一来保证实现。

目的与手段的关系也是辩证统一的。一是目的决定手段，手段服从目的并为目的服务。二是手段对目的的反作用。手段本身也有道德和非道德之分，其善恶也就不是一概由目的决定的，还要看手段的善恶，以及影响目的的实现程度。三是目的和手段是可以互相转化的，它们之间没有绝对的界限。所以，在进行医药道德评价时，要坚持从目的与手段相统一的观点进行评价，避免目的与手段相背离而得出片面的结论。

2. 医药道德评价的主要方式

（1）社会舆论：作为医药道德评价的社会舆论，是指人们根据一定的医药道德原则、规范，对医务人员的思想和行为做出肯定或否定、赞扬或谴责的判断议论。医药领域的社会舆论有两种类型，一是全社会的评价，这是一种社会精神力量；另一种是医药领域自身的评价，这是职业范围内善恶判断。它们既有共同性，也有差异性。

（2）传统习俗：医药道德的传统习俗，反映了从事医药职业的人们经过漫长历史发展逐步积累并世代相传的、稳定的道德意识和行为方式。例如：医院环境布局方面的习俗，医务人员与患者交流戒规的习俗，以及一定时期和一定环境下形成的医务人员的某些习惯等。但在这些习俗中，只有那些涉及患者健康利益的习俗，即体现医药职业特定的医药道德价值观念的习俗，才是进行道德评价应当考虑的。

（3）内心信念：是指医务人员发自内心的对医药道德义务的深刻认识和强烈的责任感，是医务人员对自己行为进行善恶评价的精神力量。

前两种属于客观评价，后一种属于主观评价。在进行评价时，社会舆论、传统习俗和内心信念是相辅相成，相互补充的。

（三）医药道德评价的实施

1. 系统学习，明辨道德是非   形成践行医药道德的责任心和自我修养的自觉性来源于正确的医药道德认识，正确的认识又来自于学习和把握正确的医药道德理论，这也是进行医药道德评价的重要前提。

2. 倡导慎独，坚持自我评价   慎独是一种医药道德境界和情操。它是指在个人独处时,自觉地为患者服务,不做任何不利于患者的事。自我评价是实施医药道德评价的主要途径,它使医药道德原则、规范进一步细化,将在复杂的道德关系和伦理冲突中表现出来的善恶、美丑主动地反省,即自我对照、自我解剖、自我调控。

3. 突出重点,分析医药质量　质量与医药道德是密切相关的。医药道德高尚的人,对患者极端负责,作风严谨,技术精湛,差错很少,工作质量上乘。因此,医药道德评价必须联系自己的工作质量实际开展评价,从各个环节的质量指标上衡量人员的责任心强弱。

4. 树立典型,健全激励机制　榜样的力量是无穷的。医药道德高尚的典型事例凝结着医务人员丰富的医药道德思想和内容,它生动具体,真切感人,给人以鼓舞、激励和引导。剖析反面案例,催人猛醒,增强是非观念,吸取经验教训,启发人们主动调节医药道德行为。

5. 着眼群体,完善道德环境　医务人员行为的道德水准,往往反映了所在地的医德医风现状。所以,医药道德评价在考察医务人员为维护职业和团体声誉所表现的专业素质、道德修养的同时,更重要的是要重视群体水准、团体风尚、管理的道德、各级管理人员履行道德规范的情况,把医药道德评价的中心从医务人员个体转移到群体医药道德环境方面。

二、医药道德修养

（一）医药道德修养的涵义

医药道德修养是不断深化医药道德教育和医药道德监督效果的内在因素,医务人员高尚的道德品质不是先天具有的,而是在后天社会实践中形成的。没有医药道德修养,医药道德教育与监督就不能取得应有成效,可见,医务人员在实践中不断塑造自己的举止、仪貌、情操、品德是医药道德活动的重要形式,有利于培养医务人员高尚的医药道德境界,有利于促进医药科学事业的发展。

（二）医药道德修养的途径及方法

1. 在医药实践中加强自我医药道德修养　医务人员在自我医药道德修养的过程中同样应该把握人的自我修养的一般规律,在正确的思想观念和信念指导下,注重实践对自我修养的积极作用,通过"反省"和"内讼"认识自身的不足,从而身体力行;在从认识到实践、从实践到认识的不断循环中得到提高。

2. 在医药道德修养中努力做到"内省"和"慎独"　"内省"即对自我内心的省视,是一种"自律"心理,也是一种自觉地自我反省的精神。人可以通过内省反思自己的言行举止、待人接物等方面的表现,进行自我评价、自我批评、自我调控、自我升华,达到自我完善。"慎独"既是一种修养方法,也是道德修养所要达到的崇高境界。"慎独"强调道德主体内心信念的作用,是一种"理性"自律,是道德主体的"自我立法"和自觉自愿地"自我监督"与"自我育德"。"慎独"作为医药道德修养的途径及方法是指医务人员在个人独处的时候,仍然自觉坚持医药道德信念,遵守医药道德原则和规范,通过"内省"做到"慎独",持之以恒,坚持到底,以达到崇高的医药道德境界。

3. 在医药道德修养中持之以恒　医药道德品质的形成不是一蹴而就,一劳永逸的,而是一个不断深化、不断磨炼的永无止境的过程。这就需要医务人员在修养过程中保持顽强的意志品质,持之以恒,知难而进。

思考题:

1. 医药道德规范有哪些基本内容?

2. 临床药学人员在药物治疗中的道德要求是什么?

3. 临床药师在工作中如何正确处理与病患以及与其他医务人员的关系,使之更符合伦理要求?

4. 如何培养并加强自我医药道德修养?

(贡　庆)

第十六章 临床心理与职业沟通技巧

 学习要求

1. 掌握临床药学实践中与患者交流的目的与作用。
2. 熟悉患者的心理需要。
3. 了解各种沟通技巧及实际应用。

临床心理学(clinical psychology)是将心理学的基本理论和基本技能应用于临床实践领域,研究心理社会因素在人体健康,疾病的发生、发展和转归中的作用,从而探讨临床各科疾病患者的心理行为特点以及与症状消长演变的关系,并作出心理诊断、治疗、咨询等,以促进疾病的康复,保证身心健康的学科。将临床心理学的基本理论和基本技能应用于临床药学服务,可提高患者药物治疗的效果和依从性,也可促进临床药师与相关专业技术人员间的交流沟通。

第一节 患者角色与心理

一、患者的概念与患者角色

(一) 患者

患病包括客观性的组织、器官结构、功能和生化的变化,主观性的病感以及社会功能异常三个方面,但是,这三者并不一定同时出现和具备。客观性变化可以通过科学方法检验出来,但个体主观的病感则不能直接加以验证,而是以一定的症状形式表现出来的主观体验的心身状态。病感的产生,可源于内在的客观病变,也可由心理与社会功能障碍引起。组织器官的结构或功能异常一般伴随有病感,但在疾病早期或病情轻微时,也可以没有病感。社会功能障碍多是因病情或症状较重而不能履行社会角色的职责。

不同的时期,人们对"患者"一词有不同的理解。传统的观点把有求医行为或处在医疗中的人称为患者。一般而言,患病者通常主动寻求医疗帮助,但是并非所有患病者都有求医行为,同时,有求医行为的人并非都是患者。现实生活中,有些人患有某些躯体疾病,如龋齿、皮肤病,但他们不认为自己有病,而同健康人一样照常工作,担负相应的社会责任,社会上也没有把他们列入"患者"行列。另外,有些人由于社会原因而"诈病",为了达到某些不良目的(取得假条、伤残证明或赔偿)而前往医院求诊,临床上常常误将这些人列为"患者"。

有心理障碍的人通常有病感而没有组织器官结构的改变。在生物医学模式下他们大多被认为没有疾病。随着社会的发展,健康观念发生转变,社会已认可心理障碍也是不健康的。由于种种原因,我国患有各种心理障碍的人很少向心理医师求诊,但是他们确实是患者。

无论是躯体病变还是心理障碍,发展到一定程度,都会影响患者的社会功能,因为躯体痛苦和心理痛苦都会影响人的情绪、思维和社会活动。

健康的实质是人体与环境统一,心身统一和机体内环境的相对稳定。因此,较全面的理解是:患者(patient)是患有各种躯体疾病、心身疾病或心理障碍、神经精神性病,有医疗服务需求意向的或潜在需求的对象。

(二) 患者角色

患者角色(patient role)又称患者身份,是与患者行为有关的心理学概念。患者角色是以社会角色为基础的,社会角色是社会规定的、用于表现社会地位的行为模式。每一种社会角色都有一定的特征性,同时必须承担相应的义务和责任。患者角色的特点包括如下四点:

1. 有减免平日"正常"社会角色承担的责任 患者患病后,由于精力和活动的限制,患者可以减免平日社会角色承担的责任。至于减免多少,则视疾病的性质和严重程度而定。

2. 有接受帮助的义务 患者在一定程度上,理所当然的需要依赖他人的帮助、接受必要的帮助,包括家庭、社会的等。

3. 有恢复健康的责任 患病是一种不符合社会需要的状态,也不符合患者的意愿,因此,患者必须有尽快康复的动机和行动。

4. 有寻求医疗帮助的责任 患者必须寻求技术上使自己复原的帮助,必须同医务人员合作,尽快恢复健康。

当一个人被宣布患病之后,角色行为发生变化,随之会引起角色适应方面的问题,其后继行为亦会发生变化,常见的患者后继行为有如下几种:

1. 角色行为缺如 患者虽被确认为患病,但并不放在心上,或根本不愿意承认自己已患病。这常常是由于某些客观因素使患者不能接受其患者角色,或是患者启用否认的心理防卫机制,以"视而不见"的心态来减轻心理压力。这类患者不易与医护人员合作。

2. 角色行为冲突 从正常人变成患者,患者常有挫折感,患者角色的要求与平日行为发生冲突,患者会感到茫然、愤怒、焦虑、烦躁。冲突的程度随患病种类及病情轻重而有不同,正常角色的重要性、紧迫性及个性特征会影响角色转变的进程。

3. 角色行为适应 经过角色行为冲突后,患者逐渐进入患者角色,能较为冷静、客观地面对现实,改变角色行为。有些患者正常社会角色和患者角色之间的冲突可能很激烈,以致迟迟不能进入患者角色。一般情况下,许多患者开始时不安心扮演这样的角色,往往急于求成,不切实际地认为很快应能根除疾病,迅速恢复健康。事实上,患者应在病情的演变和治疗过程中慢慢适应,规范自己的角色行为,如关注自己的疾病,遵行医嘱,采取必要措施减轻自身疾病或症状等。

4. 角色行为减退 患者进入患者角色后,并不意味其社会角色完全丧失。由于社会环境、家庭、工作等因素,以及正常社会角色所担负的责任、义务的吸引,患者行为角色可以减退。此时患者会走出患者角色去承担其正常社会角色的责任和义务,但这常常会使患者的病情出现反复。

5. 角色行为强化 随着病情的好转,患者角色行为也应向正常社会角色行为转化,才能在躯体康复的同时,使正常社会角色行为也得到恢复。如果这种转化发生阻碍,患者角色行为与其躯体症状不相吻合,过分地对自我能力表示怀疑、失望和忧虑,行为上表现出较强的退缩和依赖性,会造成患者角色行为强化。也有些患者惧怕很快回到充满矛盾和挫折的现实角色中去,以退化机制来应对心理上的不平衡,这些都会使患者角色强化。

6. 角色行为异常　指的是患者角色适应中的一种异常类型。患者无法随患病的挫折和压力，表现出悲观、绝望、冷漠，而对周围环境无动于衷。这种异常行为如果不能被有效地疏导，不仅对病情十分不利，而且还可能发生意外事件。

二、患者的求医行为

求医行为（medical help jerking behavior）是指患者因疾病困扰而寻求医疗帮助的行为。按其行为的态度分为主动求医行为和被动求医行为两类。当患者察觉自己患病时，是否有求医行为，取决于许多因素，如：

1. 对疾病或症状的主观感受　不论患者实际所患的疾病性质如何，患者的主观感受都是决定患者行为反应的重要因素。由于认知上的差异、心理耐受程度不同，患者对其所患疾病，可能有正确的看法，也可能会产生误解或歪曲，这些都会影响患者的行为。

2. 症状的质和量的影响　症状对患者行为的影响，取决于该症状在特定人群中出现的频度（常见或罕见），一般人对其是否熟悉与重视，该症状或该疾病的预后是否易于判断，其威胁有多大，由此带来的损失会是怎样，会不会干扰自己有价值的活动或日常生活工作等。例如，体力劳动者普遍存在的"腰腿痛"可能不被认为是疾病，因而不发生求医行为；而"咯血"的症状则是人们不常见、不熟悉、不明预后的，患者因此感到害怕，从而导致求医行为。依靠症状的体验决定求医行为并不可靠，许多慢性疾病早期毫无症状，待发现症状时，常常已经达到某种难以逆转的程度了。同时，由于个体对症状的敏感性和耐受性不同，因此，有些人会"无病呻吟"，也有些人则会忽视症状的危险性。

3. 心理、社会因素的影响　患者知识水平低，缺乏医学常识，对症状的严重性缺乏足够认识，对医院及医疗手段的恐惧或对个人健康持冷漠态度等，都会导致讳疾忌医。社会及经济地位低，难以支付医疗费用等，导致患者被动求医或短期求医。工作繁忙，家务重，或交通不便，也会影响人们的求医行为。

三、患者的心理需求

除了具有一般人所共有的多种心理需要外，作为一个受疾病困扰的特殊群体，患者在被满足各种需要的重要性和迫切性上不同于正常人。

1. 被接纳的需要　患者有伤病，希望能得到及时的诊治；在需要住院时，希望医院接收其入院；入院以后，进入一个生疏的环境，在由医务人员、病友共同组成的新群体里，又希望能成为这个群体中受欢迎的人，渴望能与病友沟通，相互之间关系融洽。

2. 被尊重的需要　满足患者被尊重的需要会令其产生自信，使其感觉有存在的价值。患者往往因丧失部分能力，处于被动地位，增强了对自尊的需要和被人尊敬的渴望。如果患者感到自己在医务人员心目中没有地位，无足轻重，往往会感到伤感，失去自信，降低对医务人员的信任和战胜疾病的勇气。医务人员的重视、赞扬、鼓励和尊敬，是对患者的最高奖赏。

3. 获得诊疗信息的需要　患者住院治疗，进入了一个陌生的环境，初次住院的患者更是茫然。患者要适应这一新的环境，需要了解有关情况，特别是对疾病诊疗的信息尤为关心。及时向患者介绍住院生活制度、有关诊断和治疗的安排、疾病的进展和预后、如何配合治疗等，有助于减轻患者的担心和焦虑，使其心境平稳，积极主动地配合治疗。

4. 安全感的需要　安全感的需要对患者来说是最基本的需要。由于疾病的检查和治疗总是带有一定的探索性,有时可能会有危害性或危险性。患者住院,对于种种检查、抢救设施和措施,既寄予希望又充满恐惧。宁静、稳定、安全、有序的医院环境和医疗措施,能增加患者的安全感,使他们放心地接受治疗。

患者的心理需要常以某种方式反映出来,若得不到满足便会导致一些"越轨"行为:或者表示不满,或者违反院规和医嘱。假如不从患者心理需要的角度去考虑,医护人员仅用让其出院或换病房的方法来解决,这种对抗的处理方式对患者的健康是不利的。

四、患者用药的心理需求及影响因素

(一)患者用药的心理需求

1. 安全用药是患者最重要的心理需求　每个患者都把安全视为最重要的心理需求。对临床用药可能出现的问题如过敏、中毒、成瘾、毒副作用等,不同年龄、不同性别、不同层次的患者心理上有不同程度的担心或疑虑,对用药缺乏安全感。因此,临床药师要十分关注每一个可能影响患者安全感的因素,以亲切的态度、诚恳的语言,及时、准确、全面地向患者解释用药安全相关问题。告诫患者不是每一种药、每个人都会出现用药问题,只要是合理用药,一些不安全的因素是可以避免的;一旦出现某些用药问题,大多数情况是可逆的。临床药师应帮助患者树立健康的用药心态,积极配合,取得满意的疗效。

2. 有效用药是患者最基本的心理需求　有效用药是患者的一种期待心理,也是患者最基本的心理需求。但有些患者用药心切,渴望药到病除,立竿见影,盲目追求"新、贵、洋"药,对药品宣传和广告中的一些虚假和误导不能正确识别,总以为新药、贵重药、进口药有奇效、特效。其实药物的疗效不在于新老,也不在于价格贵贱,更不是进口药都比国产药好。用药的目的在于治病,只要能够对症对因治疗,就能产生明显的疗效。临床药师应当积极引导患者走出用药误区,帮助患者调整用药心理上的偏差,告诫患者药物的疗效是根据疾病的种类、性质、发病时间及既往用药史,选择安全、有效的药物,适当的剂型、给药途径和给药方法。依据药动学、药效学的知识,决定用药的剂量和疗程,通过合理用药,取得药疗效果。当然,在与患者沟通交流的过程中,要注意掌握语言技巧,尽量避免应用让患者难以理解的药学专业术语,力求深入浅出,通俗易懂,使者乐于接受,达成共识。

3. 经济用药的消费心理需求　药品虽是一种特殊商品,但它与其他商品一样,在流通领域里都要遵循商品价值规律,在质量与价格上体现物有所值。患者在用药方面期望价格合理、质量有保证、明明白白消费。在药品消费中用药经济、价格合理也是患者最基本的心理需求。临床药师应运用药物经济学知识,直接为患者服务。因为,在大多数情况下患者对药品的使用处于一种被动状态,需要医务人员选择,因此,临床药师可运用药物经济学原理,对治疗方案进行分析,努力争取实现以最小的付出获得安全、有效的药物治疗。

(二)影响患者心理的用药因素

1. 药品名称对患者心理的影响　同一种药物,不同的名称,对患者的心理可产生不同的效应,治疗效果也有差异。例如,硝酸异山梨酯与消心痛虽为同一种药,但如果在药品瓶签上分别标明的话,患者更乐意选择的是消心痛。又如,甲硝唑用于治疗阴道滴虫,因杀虫效果显著,故取名为灭滴灵,由于人们长期采用灭滴灵商品名,加之有些医药书籍将其列入抗寄生虫药物类,因而人们对其重要功能——抗厌氧菌的作用往往不甚了解,以致许多患者拿到药后顾虑重重而不敢用药。

2. 药品价格对患者心理的影响 药物治疗效果是药物与人体相互作用的表现,药效高低不完全决定于药价的高低,而是能否对症下药。同一种药物,由于产地不同,生产工艺有异,国产与进口渠道不同,药品的价格也可能相差悬殊。但药物的安全性、有效性不在于价格贵贱,只要能够对症对因治疗,就能获得期待的治疗结果。以某种药物对某一具体病原菌来说,如果病原菌对所选的药物敏感,其疗效自然就好,就是好药。此外,药品价格对患者的心理影响还表现为自费购药,或因生活拮据的拒药心理。

3. 药物疗效及副作用对患者心理的影响 患者都盼望能够药到病除。但任何疾病毕竟有一个自身调节、转归的过程,治病要有耐心、有信心。但有的患者则不然,仅服用几次药,不见明显的效果,就产生对原有药物抗拒的心理,不按医嘱服药,这种情况在慢性疾病治疗过程中尤为突出。也有些患者使用某一药物后效果明显就擅自加大剂量,或延长服药时间,盲目相信此药,产生对该药的依赖,而排斥其他药物治疗。每种药物都存在着治疗作用与副作用,一些药物对身体的刺激或损伤明显,如服药后出现恶心、呕吐或者全身不适、脱发、汗多以及诱发过敏反应如皮疹、哮喘等,患者在吃过不良反应的苦头后对某些药有特别的警觉,谨小慎微拒绝用药。

4. 给药途径对患者心理的影响 不同的给药途径,具有不同的心理效应。口服给药临床上应用最为广泛,常用于慢性病或病情较轻、较稳定的患者。所以,接受口服给药的患者常认为自己患的是"小毛病",怀有侥幸心理,认为疾病会不治自愈,对遵医嘱服药不够重视;同时,口服给药的种类多、次数频、疗程长,患者不易做到定时、定量服药。肌内注射局部刺激作用较强,注射部位易产生疼痛、发炎、硬化,这些都会直接影响患者的心理状态。尤其是疼痛致使患者心理紧张,有不少儿童"见针即哭"、"见针色变",形成了"逃避反射"。静脉注射较口服、肌内注射危险性大,易产生不良反应及并发症,损伤患者皮肤、静脉,导致较剧烈的疼痛,且给药时需要一套比较复杂、无菌的器械,常需患者强迫长时间固定某一体位,较多地应用于病情较重的患者。因此,一些自认为患"小毛病"的患者,如果给他们肌内注射,他们可能会接受,如果静脉注射,则易在其心理上引起许多不适,他们可能因此过分地夸大自己的病情,误认为自己得了什么重病甚至是"绝症"。此外,还有一些特殊给药途径如鞘内、直肠给药,操作更复杂,要求更严格,又不符合人们长期形成的生活习惯,容易使患者产生不安全感。一方面会怀疑自己疾病很严重;另一方面,会错误地认为这些给药途径会给机体带来很大损伤,从而抗拒治疗。

5. 其他因素对患者心理的影响 药物的气味、产地、包装、剂型以及频繁播放的药品广告等对于患者心理也有影响。例如,有些患者坚信中药比西药好,副作用小;有些患者则坚信进口药比国产药好、新药比老药好;那些口味好、包装精美、由知名厂家生产、广告宣传较好的药品颇受患者青睐。俗话说"良言胜过良药",临床药师的语言行为也是影响患者心理的重要因素,美好的言行,起到一种良性的暗示作用,增强患者对药物治疗的依从性。当然,患者的年龄、性别、层次、背景、情绪以及所患疾病尤其是精神疾病本身就会对患者治疗过程的心理产生影响。

(三) 患者用药心理所产生的效应

临床试验证实,安慰剂是不具备药理活性的,但对于多种身心疾病却能获得高达30% ~ 50%的疗效,这无疑是通过心理因素取得的,不同的心理状态甚至可使同一药物产生不同的作用。试验证明,在红色和白色胶囊中分别装同一药物,并告诉受试者,红色胶囊中为兴奋药,白色胶囊中为抑制药。结果发现,服用红色胶囊者情绪活跃,脉搏加快,反应敏捷;服用白色胶囊者情绪低落,脉搏减慢,血压下降,反应迟缓。

疾病以及许多内在、外在的因素影响着患者的用药心理,而患者复杂的心理反应又对疾病的治疗产生积极或消极的作用,即生理效应的协同和偏离。

拒药心理是比较突出的一种心理反应,引起拒药心理的原因有以下几点:①给药方法问题。长时间的肌注、静注,药物对血管的刺激作用,增加了患者的痛苦,使患者害怕治疗;②药物本身的不良反应问题;③由于某些药物疗效不明显,患者产生挑选用药和拒药心理;④对疾病完全失去信心亦出现拒绝用药。临床上许多患者常会产生"拒药心理",造成药物未定时、定量服用,从而对药物治疗产生消极作用,延误治疗或者加重病情。而常见的保险心理、速效心理、依赖心理则导致一些患者"闻补则喜"、"唯补是用",盲目用药,造成服用过量,反而事倍功半,欲速而不达。其结果显然与药物的生理效应相偏离。

有这样一个病例:某患者患高血压多年,因邻居高血压致脑梗死,遂担心自己也患上脑梗死,经医师准许,长期服用小剂量阿司匹林,用后心情舒畅,每天户外活动,但从此不能间断,否则头晕甚至头痛难忍,不敢活动。经神经科大夫查询后得知,长期以来,他一直认为小剂量阿司匹林是防治脑梗死的特效药,一停药就担心发病,后经医师解释用药原理,单盲法给素片1周,再用此药2周,停药后上述症状消失。

所谓生理效应的协同,实际就是安慰剂似的作用,这种作用显然也不是药物的生理效应所致,而是借助药物的某种形状、色味和使用方式,加上必要的语言暗示来发挥作用的。它之所以能取得一定的治疗效果,是患者强烈盼望着药物能产生他们所期待的治疗效果的一种良好愿望所产生的心理效应。例如,某患者因下颌骨癌住院待手术,用哌替啶镇痛。某晚疼痛难忍,而药房无哌替啶,在医师的指导下,护士用生理盐水2ml肌内注射,并暗示为特效镇痛剂,患者自我感觉良好,30分钟后入睡,直到天亮。研究表明,患者的情绪直接影响药物的吸收、分布、代谢和排泄等,从而影响药物效应的发挥。患者愉快、乐观,则药物易发挥治疗作用。因为愉快、乐观的情绪能提高机体的功能,如消化道分泌、蠕动和吸收增加,从而促进药物的吸收,使药物迅速到达靶器官发挥效应。心情舒畅,还能提高脑的功能,使呼吸、循环、内分泌、免疫、代谢等功能提高或保持稳定。显然,在此基础上进行药物治疗较易收到良好的效果。相反,忧郁、悲哀、恐惧、焦虑、愤怒等不良情绪,可使患者产生应激性反应,如交感神经兴奋致使内分泌紊乱、血管收缩、血压升高、血小板聚集、血液黏滞性升高,其结果必然影响药物疗效,甚至可诱发或加重病情。

对于临床药师来说,治疗患者疾病时,不仅要关注合理用药,还应重视关乎疗效的心理因素。

第二节　医务人员的心理现状及其影响因素

一、医患问题的历史渊源

早在1700多年前,华佗首创中药全麻剂"麻沸散",精通内、外、妇、儿、针灸各科,尤以外科著称。同时,他医德高尚,医风廉洁。人们对《三国演义》中华佗的故事耳熟能详。关云长手臂中毒箭,华佗看后说,毒已入骨,需用刀刮骨疗毒。关公说任你医治。结果是手到病除。

晚年,华佗被曹操强令征召去专为朝廷官员治病。曹操患"头风"久治不愈,星夜请华佗会诊,华佗建议说病根在脑袋,需先饮麻沸散,然后作开颅手术取出病瘤,方可根治。曹操听后以为华佗要加害于己,大怒,急令拿下,囚禁追拷,一代名医冤死狱中。

华佗与关云长、曹操之间的关系,事实上也就是医患之间的关系,前者融洽,后者冲突。华佗与关云长赤诚以待,互相钦慕对方的人品,医师竭力救治,患者全力配合,成为医患关系的典范。而现代的医患关系也是建立在"信任"二字上,患者信任医务人员,一方面是对其人品的尊重和对医术的承认,另一方面也在无形中起到了不可低估的心理治疗作用,对恢复健康大有益处。华佗虽然从医师的人道出发,大胆提出了根治曹操疾病的方案,但也许厌其为人,态度上较之对关公可能有所不同。以现代医学心理学角度分析,曹操属于偏执型人格障碍,此类人疑心重,主观性强,过分敏感,不愿信任别人。作为医师的华佗应针对其心理特点加以耐心疏导,详尽地解释病情和合理地说明治疗方案,而他却在曹操震怒之际端出了关公:"大王曾闻关公中毒箭,伤其右臂,某刮骨疗毒,关公略无惧色。今大王小可之疾,何多疑焉?"此言更激怒了曹操。曹操本对医师毫无信任感,大臣华歆推荐华佗时已对他讲了不少神医救人的轶事奇闻,他还是半信半疑,待听说要开颅取涎,便认定:"汝必与关公情熟,乘此机会,欲报仇耳!"不分青红皂白地胡乱猜疑,讳医忌医,滥杀无辜,自身也痛失治病的良机。

现代医疗服务要求一名合格的医务人员不仅有过硬的专业素质,还要有良好的心理素质和人际关系协调能力,处理事务才会得体周全,富有人情味又不失原则。面对不同的患者,多一分理解和解释,多一些策略和技巧,再加上快速准确地诊断病情,有效地制定治疗方案,就能取得对方的信任、配合和支持,不少医疗纠纷是可以避免和化解的。

二、影响医务人员心理健康的因素

医患的沟通与交流中,医务人员常起主导作用,其心理健康对沟通效果将产生很大的影响。影响医务人员心理健康的因素包括:医疗技术发展与医学模式转变的压力、市场的压力、医患关系现状、医院级别及医务人员级别等。

(一) 医疗技术发展与医学模式转变的压力

医疗技术是复杂的学科,从事医疗技术工作需要长时间的训练和不断地更新知识,此外,还需要一定的情感投入。这些职业特点决定了医务人员常常处于压力之下。在原有的医学模式下,医务人员所受到的训练不足以使他们在新的医学模式中游刃有余地处理日趋复杂的各种情况,他们遇到的困难又进一步增加了他们所面临的压力,这是他们在工作中不能适应的原因之一。另外,医务人员与患者之间的"心理契约"发生了很大变化,医务人员从主宰治疗的权威变成了患者的合作伙伴,而且这种变化的天平还在继续向着患者一方倾斜。对此,医务人员显然还没有足够的心理准备。

(二) 市场的压力

目前,医院管理者采用了各种各样的考核指标用于考核科室工作绩效,如病床的使用率、周转率和经济指标等。每一个医务人员都在"救死扶伤"和救死扶伤的"经济成本"的两难选择中煎熬着自己的良心、道德操守和职业素养。

(三) 工作自主权与工作责任的矛盾

多年来,政府部门、医院管理者和费用支付者控制医疗费用上涨的种种努力使医务人员的工作自主权越来越小,而承担的责任却越来越大。名目繁多的指南、规章制度、手册以及各种审计、检查,使医务人员觉得无法控制自己的工作,而是否拥有对工作的自主权是决定满意程度高低的一个重要因素。另外,医务人员与患者和社会之间的关系发生了变化。与过去相比,人们对医务人员的信任有较大程度的降低。患者已经从被动的接受治疗者变成了日益主动的医疗消费者。但由于他们对现代医学认识的不足,往往对医务人员有一些不切实际的期望,使得医务人员得不到社会应有的理解和尊重。专业能力受到怀疑,赖以生存的职业基础被否定,医务人员的工作信心受到严重影响。

(四) 工作环境对医务人员心态的影响

大型医院技术水平高,设备齐全,不乏患者来源,医务人员经济收入稳定,但由于是高学历、高智商的精英聚集所在,医务人员间的竞争也非常激烈,无疑产生很大的心理压力。另外,超负荷的工作运转也使得大医院的医务人员苦不堪言。相比较而言,小型医院的技术和设备都无法与大型医院相比,医务人员的心理也缺乏优势,由于患者较少,收入无法保证,因此,生存是他们每天所要面对的客观现实。

(五) 医务人员级别的影响

由于医学是一门实践科学,经验多少对医务人员的临床工作能力起着决定性作用。成熟的医务人员具有临床经验,又有着专家、教授的权威效应,患者往往对其尊敬有加,因此,成熟的医务人员非常自信。比较而言,年轻的医务人员就存在着明显的劣势,患者往往对其信任不够,年轻的医务人员也就难言自信。同时,这也是一名医务人员必须要经历的心理过程,属于正常的"成长的烦恼"。

第三节 临床药师职业沟通技巧

临床药师在临床药学服务的实践中,要求注意技巧性和灵活性,才能充分发挥专业技术特长,提升服务质量。临床药师与患者沟通的职业伦理最基本的原则应该是关注、真诚和尊重。关注对于临床药师来说是认真、重视和负责态度的一种表现。关注是建立信任的前提,临床药师在与患者的沟通中不仅要理解患者语言的口头含义,而且要观察对方的表情、举止等,领悟患者的言外之意,体会患者的心声。关注的一般表现为:①聚精会神地倾听;②目光保持正视;③及时给对方以反馈,如点头、适当地微笑等;④耐心地提出问题和回答问题。真诚的感情基础是爱心,是与人为善。不能简单地与心直口快、"实话实说"等同起来。如果不管患者感觉如何,很随意地表现自己的冲动和过激情绪,甚至无意之中把自己的想法和情感强加于患者。这时,即使讲的是真话,但也并不等于真诚,因为这使患者感到不快,甚至受到伤害。真诚必须从爱心出发,替对方着想,尽最大努力避免伤害患者。真诚便是信任的基础,要做到真诚,首先要建立自信。临床药师和患者交流与沟通中表达真诚时应注意:讲话亲切、自然、不矫揉造作;能设身处地为患者着想;具有与人为善的良好愿望;真实地表达自己的情感和想法;语言表达与表情举止等肢体语言应保持一致。尊重是建立信任关系的基本要素。当一个人受到尊重时,就意味着他受到了平等的对待,他的存在和价值得到了别人的承认和肯定。尊重、关注和真诚是密切相关的。如果一位临床药师与患者或患者家属沟通时既缺乏关注,又缺乏真诚,那么,尊重也就无从谈起。临床药师在交流时尊重对方,就如同向对方传递了这样的信息:我尊重你、你的病情对我很重要等信息,双方便在交流中有了相互信任的关系,沟通就能顺利进行。尊重别人要意识到下面几点:①尊重别人就是尊重自己。尊重别人的同时,会赢得尊重。②换位思考。不光是在药患沟通过程中要这样,在考虑到任何涉及患者的问题时,都要注意换位思考。③对患者的讲话不要急于下结论,尤其是定性的结论。即使有不同看法,也要委婉的提出请患者抉择。

一、临床药师与患者交流的目的与作用

(一) 临床药师与患者交流的目的

临床药学思维是通过收集评价药物、疾病、患者信息,综合分析三者关系对治疗结果的影响,不断优化患者药物治疗方案与药学监护计划的决策思维过程。而患者信息与疾病信息的获取需要与患者进行交流沟通,与患者的交流沟通是临床药学工作的基本方法之一。临床药学要求药师参与药物临床应用,关注药物应用结果,必然要求临床药师与患者有充分的交流沟通。通过交流达到如下目的:①收集患者及其疾病信息,形成治疗决策、优化药学监护计划;②贯彻治疗方案,实施药学监护;③发现用药过程中可能出现的或潜在的问题并予以解决;④宣传与药物应用相关的卫生健康知识;⑤发现药物应用环节的科学问题;⑥开展药物临床研究。

(二) 临床药师与患者交流的作用

在临床药学服务过程中,通过与患者交流,可以了解患者对药物治疗相关信息的需求,讲解药物治疗的注意事项,并介绍与药品和健康相关的知识,提高用药依从性,进而提高药物治疗效果。通过与患者的沟通,及时发现用药问题,防止不良反应和药物相互作用等与用药相关问题的出现,保证用药的安全性与有效性。其具体作用包括:①帮助患者全面理解治疗方案;②指导患者正确使用药品;③提高患者治疗依从性和治疗信心;④宣传合理用药知识;⑤给患者普及药学、健康知识;⑥实施药物监护计划;⑦发现临床用药问题;⑧开展药物临床研究。

二、临床药师应具备的基本沟通素质

临床药师在工作过程中应具备的基本沟通素质有:①诚恳的态度;②学会观察患者,记住患者的年龄、文化背景、职业、健康状况与以前谈话的要点(如果以前交谈过);③对话时应积极主动,采用启发式,对话要轻松;④尽可能地获取信息(健康、疾病、治疗方案、所用药品);⑤向患者交代情况要简洁、清楚;⑥对话时目光要与患者平行,不要居高临下,药师处于指导者的地位会令患者有压力;⑦不要用对孩子讲话的语气对老年人讲话;⑧不要因患者的年龄、性别、容貌等而影响服务态度;⑨诚实的职业道德是基本准则。

三、临床药师与患者交流时的技巧

交往(communication)是人们以交换意见、表达情感、满足需要为目的,彼此间相互了解,认识和建立联系的过程。交往过程是一个人与人之间信息交流的过程,也是交往双方获得心理满足的过程。在这个过程中,任何一个环节出现问题,都会导致交往的偏差或失败。一般认为,交往过程主要是以语言交往和非语言交往两种方式进行。

(一) 语言交往

语言交往是信息交流的一个重要方式,主要指以口头语的交往方式即交谈或称晤谈,而书面语的形式则少用。交谈能准确地表达和传达信息,只要交往双方对语言及语境理解一

致,交往中损失的信息就较少。交谈是医患之间最主要的交往方式,医务人员询问病情、了解病史、进行治疗及健康指导一般都是通过交谈来完成的。

1. 交谈的原则

(1)尊重患者原则:交谈要在平等、和谐的医患关系中进行。在医患关系中,患者一方常处于弱势地位,因而在医疗过程中经常会出现医务人员居高临下,患者被动服从的情形,这时患者信息往往不能很好地表达,产生交往障碍。

(2)平等原则:医务人员要有爱心和同情心,对地位不同、收入不同、职业不同或来源不同的人都应一视同仁,平等对待。

(3)有针对性:医患交往毕竟是医疗活动的一部分,交谈应该有目的、有计划地进行。在交谈之前,应做充分的准备,明确交谈的目的、步骤、方式。在提供药学监护服务时,要求在短时间内重点说明药品的药效、用法、用量,提供药品不良反应、相互作用、饮食注意等重要信息。

(4)及时反馈:在交谈过程中应及时反馈,采用插话、点头肯定、表情等手段对患者的谈话进行应答。及时的反馈有利于交谈过程顺利进行,也有利于双向信息交流。另外,对交谈中获得的信息也应及时整理分析,并将有关内容反馈给患者,如疾病的诊断、病情的进展、治疗方案的实施、疾病的预后等。

(5)机动灵活:同样的事不同的人有不同的处理方法。不同的处理方式,效果不同。临床药师在面对不同的患者时必须因人而异,采用不同的交谈方式。

2. 交谈的技巧

(1)注意倾听:在医患交流中,"听"往往比说更重要。倾听体现的是对患者的注重与关心。倾听的过程,既是获得患者信息与疾病信息的过程,同时又是对这些信息进行归纳、总结的过程。倾听时,也有一定的技巧和需求,比如应与患者有一定的目光接触,而不能一边做其他事一边听。而且倾听的过程,也是让患者表达自己思想感情的过程,患者向医务人员"倾诉"还可以起到消除紧张的作用。

(2)体会患者的感受:患者谈到的许多感受,都是医务人员没有亲身经历过的,如果不能很好体会,容易导致理解偏差。因此,交谈时应学会"心理换位",设身处地从患者的角度去理解、体会他所谈的问题。这样会促进医患双方的认识、情感交流,加强交谈的效果。

(3)善用问句引导话题:交谈过程必须围绕交谈目的,既要充分交流,又要简单明了。运用提问引导话题有利于抓住核心问题,但在提问时切忌生硬地打断患者,而应在恰当的时机比如患者谈话的间隙,礼貌地提出问题,转移话题。

(4)及时和恰当的反应:说与行同行,可以安抚患者的情绪。根据谈话的内容和情景,医务人员可用点头、微笑、沉默、重复患者谈话,使用"是"、"好"、"是吗"等语言来应答患者的谈话。交谈中的反应可以起到鼓励患者交谈的作用,是交谈顺利进行的保障。

(5)抓住主要问题:交谈中应广泛思索,思考患者讲了什么内容,这些内容说明什么问题,并理解患者谈话中的感情色彩、心理倾向等弦外之音。结合交谈目的和提纲,抓住主要问题作进一步深入的了解,以节省时间,提高交谈效率。

(6)要有涵养:对患者无意识的发泄,以同情和理解的平和心态去面对与对待,不要过多地解释与反驳。同时坚持应有的原则,否则出现问题后会导致亲和力化为乌有。

(7)尽量用一些大家熟悉的例子说明问题,使其能更好地理解。作病情说明时留有余地。

(8)与患者交谈时避免使用专业性太强的术语：和患者对话交流时，应了解患者掌握医学知识的水平，以便采取符合患者用语习惯的词语和患者进行交谈，同时促进更深一步交流。在对患者进行服药方法的说明时，尽可能使用普通用语，详细的说明，如说明药效时，要避免使用诸如镇静剂、肌松药、胃黏膜保护剂等专业术语，可以用日常的用语，如胃药、降血压药、外敷药、口服药等说法。

(9)尽量应用开放式提问：开放式的提问(open-ended question)方法能保证临床药师在很短的时间内有效和患者交流，最大程度获取患者的相关信息。如“哪里不舒服?”“觉得哪儿不好?”“现在情况怎么样?”在开放式提问中，患者是主动的，可以把自己最担心的话题拿出来自由诉说，对于患者来说，是一种极大的满足。但应避免患者说起来没完没了，需要控制和掌握节奏。这种提问方式不会让患者轻易地回答“是”或“否”，可以促使患者多说话，临床药师除可以获得想要问到的信息外，患者可能还会提供其他方面的信息，而这些信息属于额外附加的，往往具有重要的价值。

(10)少用或拒绝封闭式提问：在与患者的交流中尽量少用或拒绝封闭式提问(closed-ended question)，对于这类提问，患者只能回答“是”或“不是”，如果还想扩大话题，必须再追加选择项提问，类似“……是吗?”。这种提问方式的优点是收集患者信息快捷，目标准确。缺点是患者回答起来觉得不是很完全，可能会遗漏很多重要信息。

(二）非语言交往

非语言交往在人际交往中亦占有重要地位，因为人们相互交往在许多情况下不可能全部以言语的方式来表达，还可能通过表情动作、目光接触、周围环境信息等手段表达自己的情感，从而达到交往的目的。非言语交往可分为动态与静态两种。动态主要包括面部表情、动作、身段表情、视线、说话的语调和语速、人际距离等；静态包括服装、仪表、沉默、环境信息等。

1. 面部表情　面部表情包括眼、嘴、颜面肌肉的变化。面部表情的变化是医务人员观察患者获得患者变化的一个重要信息来源，同时也是患者了解医务人员心灵的窗口。

2. 身段表情　指以扬眉毛、扩大鼻孔、噘嘴、挥手、耸肩、点头、摇头等外部动作进行的沟通方式。医疗活动中，诚实友善的向患者点头，临走时向患者挥挥手，都能增进与患者的感情。

3. 目光接触　“眼睛是心灵的窗口”，在沟通越来越占据人际交往重要位置的今天，眼神的力量已经远远超出我们用语言可以表达的内容。目光接触是人与人之间建立思想交流的最基本的方式，在沟通中极为重要，专注地望着别人是最明显的“倾听”信号，也是给讲话者的反馈。在医疗活动中，全神贯注的目光让患者感到支持和力量，使患者对医务人员产生好印象。临床上，医务人员与患者交谈，双方往往通过目光接触判断对方的心理状态和信息接受的程度。

4. 人际距离与朝向　两人交往的距离与朝向取决于彼此间会见亲密的程度，这在交往初期就显得十分重要，直接影响到双方继续交往的程度，有人将人际距离分为四种：亲密的，0.5米以内；朋友的，0.5～1.2米；社交的，1.2～3.5米；公众的，3.5～7米。医务人员对孤独自怜的患者、儿童和老年患者，可以适当地缩短人际距离，促进情感间的沟通。与患者当面沟通时，与患者的距离不要太近也不要太远，保持适宜即可。直接面对面的方式患者也很容易有紧张情绪,推荐使用90度角的坐位方式。卧床患者,不要站着与患者进行沟通,最好能够坐在病床旁边,保持视线与患者病床同高的水平为好。

5. 语调表情　语调能传递言语以外的深刻含义,也是很重要的非言语交往方式。

6. 带着爱心交流　患者其实很孤独,如果医务人员带着爱心去沟通,肯定会打开患者的心扉,而患者也一定会仔细听从医务人员的嘱咐和建议。

(三) 案例分析

患者:3岁、女孩。感冒发烧,母亲陪同来医院就诊。

背景:医师开的处方是:抗生素干糖浆、止咳药和祛痰药。由于药物剂型都为粉末剂型,临床药师向母亲确认小孩是否能够服用粉剂。

封闭式对话:临床药师:小孩能服用粉剂吧?

患者的母亲:能,没问题。

分析:临床药师开头的提问"小孩能服用粉剂吧",这句话是一种封闭方式的提问,从患者家属的答案来看,临床药师得到的信息是小孩可以服用粉剂。但得到的信息也就仅此一条。当然,交流也就到此结束了。

开放式对话:临床药师:小孩一般怎样服用粉剂的药物呢?

患者的母亲:我这个小孩喜欢喝牛奶,平时把药粉加到牛奶中喝,如果只冲药粉的话,孩子嫌味道不好,不肯喝。不过,用牛奶服药,不知道行不行,您说呢? 可以吧?

分析:临床药师得到的信息是小孩不喜欢药粉的味道、平常加在牛奶中服用、担心牛奶是否对药效有影响。临床药师有针对性指导和说明,可以消除母亲的顾虑。

四、临床药师与医师及其他医务人员的交流技巧

(一) 具有团队意识和合作精神

医师、药师、护士、营养师等各有所长,各有分工,应谦虚谨慎,团结合作。当发现医疗工作存在错误或不足时,应善意地提醒,并注意提醒的时间、地点、场合及语气、语调。特别应强调的是,临床药师最好不要在患者或家属面前数说医疗团队中其他成员的错误或不足。医疗团队中,各种专业背景的人士相互合作,但团队中领导者也是必不可少的,医师往往承担更多的领导者的角色。作为临床药师,应把自己看作团队的一分子,发挥临床药师应有的作用。

(二) 勤奋学习,谦虚谨慎

临床工作的经验会教会医师很多临床知识和应对方法,但仍然存在一些解决不了的问题。当其他医务人员提出自己当时回答不了的问题时,不能不懂装懂,应诚恳表示抱歉,并且尽快查阅文献,解决问题。

(三) 先学会做人,再谈做事

即先建立感情或交情,再合作事情。一个被别人不信任甚至被憎恶的药师,很难能与人有效沟通,合作也就成了泡影。

(四) 加强交流技巧的学习

了解各级医务人员的心理,带着爱心去沟通。遇到挫折或难以沟通的人,要有耐心和宽容心,多一份理解,保持心态的平和。

第四节 医患关系与处理

一、医患关系及模式

（一）医患关系

医患关系（doctor-patient relationship）是医务人员与患者之间相互联系相互影响的交往过程,是一种特殊的人际关系。

医患关系的实质是医务人员以自己的专业知识和技能帮助患者摆脱病痛,预防疾病,保持健康的过程。和其他人际关系相比,医患关系有以下特征:

1. 医患关系以医疗活动为中心,以维护患者健康为目的 医患关系是一种工作关系,是以治疗疾病、维护健康为目的的医疗活动,是医患交往的核心内容。

2. 医患关系是一种帮助性的人际关系 医务人员具备专业知识和技能,处于帮助的地位,患者因健康问题,处于被帮助的地位。

3. 医患关系是以患者为中心的人际关系 一切医疗过程和医患交往过程都要作用于患者,并以解决患者健康问题为目的,因此,对医患关系的评价应主要以其对患者的作用和影响为标准。

（二）医患关系的作用及意义

传统的医疗活动仅以各种检查和检验数据来诊断疾病,忽视医患关系,造成了许多不良后果。医学模式的转变使现代医学更加重视医患关系的作用,良好医患关系的作用和意义主要体现在以下几个方面:

1. 良好医患关系是医学模式转变的要求 新的医学模式要求医疗活动从生理、心理、社会三个维度,考虑健康和疾病的问题,良好医患关系是促进患者心理和社会适应的必要方式。

2. 良好医患关系是医疗活动顺利开展的前提 良好医患关系可以增强患者对医务人员的信任感,帮助医务人员更好的采集病史资料,还可以提高患者对医嘱的依从性,争取患者在医疗活动中的配合。

3. 良好医患关系可调节患者心理状态,有利于健康恢复 良好医患关系可以消除患者因疾病产生的不良心理反应,调节情绪状态,并通过心理-生理反应提高抗病力,使疾病尽快痊愈。

（三）医患关系模式

根据医患双方在共同建立及发展医患关系过程中所发挥的作用、各自所具有的心理方位、主动性及感受等的不同,可以将医患关系分为以下三种基本模式。

1. 主动-被动型 主动-被动型（active-passive mode）是一种最常见的单向性的、以生物医学模式及对疾病的医疗为主导思想的医患关系模式,其特征为"医务人员为患者做什么"。医务人员在医患关系中占主导地位,其权威不会被患者所怀疑,患者一般也不会提出任何异议。

这种模式主要存在于昏迷、休克、全麻、有严重创伤及精神病这类患者的医疗过程。此类患者一般部分或完全失去了正常的思维能力,需要医务人员有良好的职业道德,高度的工作责任心,以及对患者的关心与同情。

2. 指导-合作型 指导-合作型(guidance-cooperation mode)是一种微弱单向、以生物心理社会模式及疾病治疗为指导的医患关系,其特征是"医务人员教会患者什么"。在这种模式下,医患双方在医疗活动中都是主动的,医务人员在医患关系中仍占主导地位,患者的主动是以执行医务人员的意志为基础,患者可以向医务人员提供有关自己疾病的信息,同时也可以对治疗提出意见。

这种模式主要存在于急性病患者的医疗过程。此类患者神志清楚,但病情重,病程短,对疾病的治疗了解少,需要依靠医务人员的指导以更好的配合治疗。此模式的医患关系需要医务人员有良好的职业道德,高度的工作责任心,良好的医患沟通及健康教育技巧,使患者能够在医务人员指导下早日康复。

3. 共同参与型 共同参与型(mutual participation mode)是一种双向性的、以生物心理社会医学模式及健康为中心的医患关系模式,其特征为"医务人员帮助患者自我恢复"。医患双方的关系建立在平等地位上,医患双方相互尊重,相互学习,相互协商,对医务目标、方法及结果都较为满意。

这种模式主要存在于慢性疾病的医疗过程中。患者不仅清醒,而且对疾病的治疗比较了解。此类疾病的治疗过程常会涉及帮助患者改变以往的生活习惯、生活方式、人际关系等。医务人员要以患者的整体健康为中心,尊重患者的自主权,给予患者充分的选择权,帮助患者树立战胜疾病的信心,使患者在功能受限的情况下有良好的生活质量。

二、医患关系的处理

(一) 建立良好的医患关系必须以良好的医患沟通为基础

目前,国际上广泛引用的萨斯-荷伦德模式中的"指导-合作型"、"共同参与型"是适用于新医学模式的医患关系的基本模式。沟通就是遵循"和患者共同医疗"的规则,将医疗信息相互传递的过程。有效的沟通应是接受者所收到的信息与发出者所表达的相同,并使双方达成共识。医患沟通首先应做到:诚信、尊重、爱心、耐心。沟通时须注意策略和掌握一定的技巧:诊治过程中,应了解患者的病情、治疗、检查、医疗费用情况和家属的社会心理状况;掌握家属的受教育程度以及他们对沟通的感受(是否愿意配合);了解患者及家属对疾病的认知程度;对小儿的询问应直观形象,尽量避免或少用医学专业术语;留意家属的情绪状态,避免使用易刺激对方情绪的语气和语言;注意自己的情绪反应,要学会自我控制,对待情绪不稳定、不配合的患者家属,避免压抑对方情绪,应留有时间和空间让其发泄等。总之,沟通是一门艺术,沟通过程中充分尊重患者的权利,发挥患者的主观能动性,是当前医患关系中值得重视的部分。

(二) 健全的制度和规范化的管理是加强医患沟通的重要保障

医院应把医患沟通纳入质量管理范畴,使之制度化,并将医患沟通作为医疗质量检查的重要部分,定期发放医患沟通意见调查表,进行"医患沟通"实施效果检查和评价。

1. 建立并落实医患沟通制度 建立、完善医患沟通机制,并从领导体制、人员配备、方式方法、信息反馈等方面认真落实,将医患沟通的优劣作为医务人员考核业绩的重要依据。

2. 建立医患沟通组织 建立医院沟通网络。如指定医院相关部门为医患沟通的最高部门,负有监督检查责任;科室作为具体管理医患沟通的中间环节,负有具体组织实施的责任;医疗组向科主任负责,直接与患者沟通,把沟通情况及时向科主任反馈。各科设立医患沟通专家组,在医务人员与患者沟通失败的情况下,由专家组出面,担当起协调沟通角色,避免医患冲突升级,造成医疗纠纷。

3. 加强医务人员的沟通技巧培训　医院应请有经验的学者和专家对医务人员进行培训,提高医务人员沟通能力。

4. 制定医患沟通措施　如召开医患沟通座谈会;进行门诊、住院患者满意度调查;对出院者进行回访;医疗组直接到所管患者床前沟通;意见箱沟通等。

5. 及时反馈医患沟通信息　每次进行医患沟通前,要认真做好准备工作,做到心中有数。医患沟通后,医院把沟通情况汇总,分门别类向主管院领导和有关部门反馈,督促落实,限时完成。

6. 将患者对医务人员的评价作为衡量医务人员工作业绩的重要标准　高度重视通过医患沟通而收集到的患者对医务人员的评价信息。当事人应该分析信息,改进自己的工作。管理者应重视这些信息对医院工作水平的促进作用,利用这些信息开展工作业绩评价,并将信息作为人员晋升依据。

(三) 加强预防指导性沟通

医务人员与患者预防指导性沟通,就是通过考虑整个就医过程,防范可能出现的问题,指导患者按照医嘱所进行的医疗活动。包括了解患者的真实想法;和患者至亲交代病情;接待患者时不要急于开处方;认真告知手术风险;不带情绪上岗等。

(四) 注意对患者教育的方法

患者是否遵从医务人员的医嘱与其个人性格、心理、人际关系及其认知水平有关。调查显示,医务人员与患者交谈时,患者仅能记得医务人员所说内容的50%～60%,而几周后只记得45%～55%。因此,医务人员应从以下几个方面注意对患者的教育:①应用便于患者理解的词汇或短语,用日常化的用语代替医学专业词汇。②考虑问题的具体性和特殊性,以及患者对结果的期待。③询问患者理解了多少,并对其理解给予评判。④鼓励患者提问。

三、患者投诉的处理

医疗服务中总会出现患者的投诉,如何认识投诉、解决投诉对医疗服务中的医患双方都会产生重要作用,进而影响医疗服务的质量。此处将从谁是患者、患者的需求有哪些、患者何时会投诉、患者的投诉率是多少、投诉的患者想要什么、患者的投诉方式有哪些、投诉处理的原则、投诉管理和服务补偿、如何减少患者的投诉等方面进行分析和探讨。

(一) 患者及医疗服务的定义

在谈及患者投诉前,首先应明白"患者"与"医疗服务"。按本章第一节对患者所作定义,患者是患有各种躯体疾病、心身疾病或心理障碍、神经精神性疾病,有医疗服务需求意向的或潜在需求的对象。而对服务(service)的定义和理解则有所不同,美国康奈尔大学的定义是:S:Smile for everyone(微笑待客);E:Excellence in everything you do(精通业务);R:Reaching out to every customer with hospitality(亲切友善);V:Viewing every customer as special(重视每位患者);I:Inviting your customer to return(邀请下次光临);C:Creating a warm atmos-phere(创造温馨的环境);E:Eye contact that shows we care(展现对患者的关心)。ALAN DUTKA 则定义为:S:Sincerity(真诚,指礼貌热情的员工);E:Empathy(移情,设身处地为患者着想）；R：Reliability（可靠，员工具有专业知识和能力）；V：Value（价值，提供超越患者期望的服务）；I：Interaction（互动，主动和良好的沟通）；C：Completeness（全心全意，尽其所能）；E：Empowerment（授权，及时处理问题）。综上，服务是指为有需求的人群提供您的产品及相关信息的过程。服务的最佳境界是达到或超越患者的期望。患者对服务的反应可分为如下五种，即难以置信（极差）、基本满意、达到期望值、没有想到、难以想象（远远超越患者的期望）。

（二）患者的需求

患者不仅关注服务的结果，而且关心服务的过程，在服务过程中对患者感知产生的因素要进行规划和控制，即为了满足患者的需求，我们必须关注服务的全过程，如与患者的交流、服务差错的补救、注重现场气氛（软/硬环境）。完美的服务需要在下面5大层面下功夫，即：①可靠性：有能力准确、可靠地提供所承诺的服务。②保证性：医务人员的经验、礼貌以及传达信任和信心的能力。③真实有形：医疗设施、设备、人员及宣传资料的外观。④情感投入：提供给患者的关心，个体化的关注。⑤反应迅速：愿意帮助患者，并提供快捷服务。

一个卓越的医疗机构应包含卓越的医疗服务产品、卓越的运作系统和卓越的服务心态。

（三）患者何时会产生投诉

医疗服务质量的好坏决定医疗服务成功与否。医疗服务质量有以下三个特点：①医疗服务质量较难评价；②医疗服务质量是患者的主观评价；③医疗服务质量是患者预期与实际所得的比较。因此，患者感知医疗服务质量的好坏决定了患者投诉。

产生患者投诉的原因可以归纳为以下五个方面：①患者期望与医务人员对患者期望认识之间的差距；②医务人员对患者期望的认识与医疗服务质量标准与规范之间的差距；③医疗服务质量规范与实际落实之间的差距；④提供的医疗服务与对外沟通之间的差距；⑤患者感知服务与预期医疗服务质量之间的差距。

（四）患者的投诉率

根据调查，在不满的患者中只有4%抱怨；在不抱怨的患者中，有25%相当不满；如果问题得到解决，抱怨的患者中将有60%会继续光顾；如果尽快解决，比例可上升到95%；不满意的患者会把他的经历告诉10~20人；抱怨得到解决的患者会向5人讲述他的经历。

（五）患者表达不满的方式

并不是所有不满的患者都会投诉，不同的患者对不满有不同的反应。通常，不满的患者采取两种方式，一种采取行动，行动又分为公开的行动和隐蔽的行动，前者包括：寻求从医院直接获得补偿、诉之法律、向医院或相关部门提出投诉；后者则包括：停止来该院看病或告知朋友，或采取沉默的方式。

（六）患者投诉的目的

患者投诉的目的主要包括以下几方面：得到认真地对待和尊重；获得赔偿或补偿；让侵犯了患者权益的人得到惩处和惩罚；消除问题不让它再发生。

（七）处理患者投诉的原则

通常医疗服务补救的措施包括：建立医疗服务补救计划、鼓励患者抱怨、搜集信息、纠正导致失败的行为、在服务补救上投入资源等。

医疗服务补救的步骤通常包括：道歉、紧急解决问题、移情（即换位思考，富有同情心）、象征性赎罪、跟踪。

处理患者抱怨的八项原则为:礼貌原则、倾听原则、同情原则、说理原则、权威性原则、严把政策原则、处理宽松原则、诚心诚意原则、不轻易揽责任原则、不轻易推卸责任原则。

(八) 减少患者投诉的方法

要减少患者的投诉,须对症施治。减少患者投诉的关键在于提高患者的满意度,因为,所有的患者都希望得到满意的服务,患者忠诚仅仅是因为他们没有更好的选择,而给予患者额外的价值,超越他们的预期,提高他们的满意度,可以保证留住患者。除技术层面的问题外,应在以下几个方面加以改进。

1. 真正认识到医务人员的重要性　没有满意的医务人员,不可能创造满意的患者。医务人员和患者满意度之间、患者满意与医院绩效之间均存在正相关。医务人员的服务行为＝医院门面＝服务的意愿×服务能力。Carla Paonerssa 说"只有让员工满意,员工才会让顾客满意"。医务人员必须受到激励,产生满意,他们才会满足患者期望、尊重患者需求、处理患者要求、使患者感到惊喜、对服务失败进行补救、指导患者,使其也成为服务提供者。

在医疗服务利润链中,医务人员、患者、医院存在如下关系:医院内部质量好→医务人员满意;医务人员满意→医务人员忠诚;医务人员忠诚→生产率提高;医务人员效率提高→服务价值增加;服务价值增加→患者满意;患者满意→患者忠诚;患者忠诚→医院利润增加和发展。

2. 重视服务环境对患者满意度的影响　对患者而言,医疗服务环境决定患者的看病决策、期望及对医疗服务质量的评价。由医疗服务氛围所产生的行为包括:趋向行为、回避行为、追求刺激者、规避刺激者、环境刺激的过滤者、环境刺激的漠视者。医疗服务环境的优化包括:确定医院的经营场所、确定恰当的医疗服务氛围定位、明确由医疗服务氛围所激发的期望行为、明确医疗服务氛围中能激发期望行为的因素。

3. 切实重视患者的多种角色,利用患者的多重能力　患者不仅是服务的购买者,他还有三种特殊的角色——患者是一种人力资源、患者是领导者、患者是医院的顾问。拥有最好的患者是取得竞争优势的基本条件之一。患者参与度越高,就越有一种"伙伴"的感觉。在设计和提供医疗服务时经常有患者参与,可以将患者视为合作者,考虑如何在服务的参与过程中实施对患者的激励。认识到上述问题,对患者的观点会发生变化:不仅仅有患者需求和患者期望,还有患者激励和患者能力。

患者对医疗服务质量的贡献包括:

患者作为一种资源:提供信息/财富/时间。

患者作为购买方:检查医疗服务质量。

患者作为使用方:评价满意程度/信息反馈。

患者作为服务的一部分:医疗服务效果的连续体。

患者作为服务的一部分会影响其他人光顾,当患者遇到如下情况时会更明显:相互之间很接近,参加各种医疗活动,必须等待医疗服务,需要分享时间、空间和服务,参与以提供舒适性为主的医疗服务。

4. 对患者等待给予管理　为此,必须了解患者等待心理,以减少等待造成的不满和投诉。应该了解的患者等待心理,如聚精会神时,时间过得更快;正在办理中的等候时间要比尚未办理前的等候时间过得快;焦虑感会延长心理等候时间;未知信息下的等候时间要长于已知确定信息时的等候时间;知道原因的等候时间要快于未知原因时的等候时间;不平等排队下的等候时间要长于公平下的等候时间；医疗服务价值越高,患者愿意等候的时间越长；独立等候的时间长于集体等候的时间。

 思考题：

1. 如何通过促进医务人员心理健康提高临床服务质量？
2. 了解患者的心理需要是否有助于建立良好的医患关系？
3. 如何理解"以患者为中心"与患者的需求之间的关系？

（高 晨）

［1］蒋学华. 临床药学导论. 北京：人民卫生出版社,2007

［2］蒋学华. 药学概论. 北京：清华大学出版社,2013

［3］杨世民. 药事管理学. 第5版. 北京：人民卫生出版社,2011

［4］尤启冬. 药物化学. 第7版. 北京：人民卫生出版社,2011

［5］崔福德. 药剂学. 第7版. 北京：人民卫生出版社,2011

［6］杨宝峰. 药理学. 第7版. 北京：人民卫生出版社,2012

［7］朱依谆,殷明. 药理学. 第7版. 北京：人民卫生出版社,2011

［8］蒋新国. 生物药剂学与药物动力学. 北京：高等教育出版社,2009

［9］蒋学华. 临床药动学. 北京：高等教育出版社,2007

［10］陈东生,黄璞. 临床药代动力学与药效动力学. 第4版. 北京：人民卫生出版社,2012

［11］王怀良,陈凤荣. 临床药理学. 北京：人民卫生出版社,2013

［12］李俊. 临床药理学. 第5版. 北京：人民卫生出版社,2013

［13］陆再英,钟南山. 内科学. 第7版. 北京：人民卫生出版社,2008

［14］陈立,赵志刚. 临床药物治疗学. 北京：清华大学出版社,2012

［15］姜远英. 临床药物治疗学. 第3版. 北京：人民卫生出版社,2013

［16］宋立刚. 药品不良反应与药源性疾病. 北京：人民卫生出版社,2012

［17］焦泉,王进. 药业伦理学. 北京：人民卫生出版社,2010

［18］魏来临,张岩. 临床医患沟通与交流技巧. 济南：山东科学技术出版社,2005

［19］蒋学华. 药物现代评价方法. 北京：人民卫生出版社,2007

［20］李焕德,程泽能. 临床药学. 北京：人民卫生出版社,2007

［21］国家卫生和计划生育委员会：http://www.nhfpc.gov.cn

［22］国家食品药品监督管理总局：http://www.sda.gov.cn

［23］中国医院协会药事管理专业委员会：http://www.cha.org.cn

［24］中国药学会医院药学专业委员会：http://www.cpahp.org.cn

［25］美国卫生系统药师协会（ASHP）：http://www.ashp.org

［26］临床药师网：http://www.clinphar.cn

［27］丁香园：http://www.dxy.cn

［28］World Health Organization：http://www.who.int

［29］Pharmacotherapy：http://www.pharmacotherapy.org

［30］The Cochrane Collaboration：http://www.cochrane.org

［31］中国医师协会药物经济学评价中心：http://www.pe-cn.org

［32］全国中毒控制中心网：http://npcc.org.cn